全国高等医药院校规划教材

职业卫生与职业医学实践教程

主　编　刘玉梅　赵　容

主　审　李朝林　余善法　李智民

副主编　李秋香　杜会芳　何丽华　燕　贞　陈青松

编　委 （以姓氏笔画为序）

于德娥　王　辉　王小舫　王晓霞　冯文艇

光在省　朱德香　刘玉梅　汤蜀琴　杜会芳

杜建伟　李红环　李秋香　李朝林　李智民

杨　璇　何丽华　余善法　谷桂珍　陈青松

周　静　赵　容　胡　泊　钟国天　娜扎开提·买买提

徐国勇　徐金平　郭美琼　黄红英　崔　爽

雷荣辉　燕　贞

科 学 出 版 社

北 京

内 容 简 介

职业卫生与职业医学是预防医学的重要分支,其主要任务是识别、评价、预测、控制不良劳动条件对职业人群健康的影响。本书结合职业卫生与职业医学主要任务,从实际应用出发,培养学生的创新精神和实践能力,增强学生分析问题与解决问题的能力,涵盖了职业卫生与职业医学领域的核心技能,适用于大专院校的教学实践。

本书在内容及示例选取上突出我国职业卫生与职业医学实践特点,也吸取了国外先进经验,目的是提高学生实践技能及发现问题、分析问题、解决问题的能力。

图书在版编目(CIP)数据

职业卫生与职业医学实践教程 / 刘玉梅,赵容主编. —北京:科学出版社,2019.11
全国高等医药院校规划教材
ISBN 978-7-03-062922-7

Ⅰ.①职… Ⅱ.①刘… ②赵… Ⅲ.①劳动卫生–高等学校–教材②职业病–高等学校–教材 Ⅳ.①R13

中国版本图书馆 CIP 数据核字(2019)第 247181 号

责任编辑:张天佐 胡治国 / 责任校对:郭瑞芝
责任印制:赵 博 / 封面设计:陈 敬

科 学 出 版 社 出版
北京东黄城根北街 16 号
邮政编码:100717
http://www.sciencep.com

北京市金木堂数码科技有限公司印刷
科学出版社发行 各地新华书店经销
*

2019 年 11 月第 一 版 开本:787×1092 1/16
2025 年 1 月第三次印刷 印张:14 1/2
字数:355 000

定价:65.00 元
(如有印装质量问题,我社负责调换)

前　言

职业卫生与职业医学是预防医学的重要分支，其主要任务是识别、评价、预测、控制不良劳动条件对职业人群健康的影响。编写组经过反复酝酿、讨论，在总结实际工作经验的基础上，编写了《职业卫生与职业医学实践教程》一书。本书结合职业卫生与职业医学主要任务，从实际应用出发，培养学生的创新精神和实践能力，增强学生分析问题与解决问题的能力，涵盖了职业卫生与职业医学领域的核心技能，适用于大专院校的教学实践。

本书共分为十章，分别为职业卫生调查、工作场所职业病危害因素检测、生物材料中有害物质及其代谢产物检测、职业生理学与职业工效学相关测量方法、职业紧张调查与评价、职业健康监护、职业病诊断与鉴定、职业病防护设施检测、职业病危害评价及工作场所健康促进。

第一章职业卫生调查主要包括职业卫生调查的类型及内容、职业卫生调查方法与步骤、职业卫生基本情况调查示例；第二章工作场所职业病危害因素检测主要包括工作场所职业病危害因素检测历史沿革、检测程序及工作场所空气中化学有害物质检测、工作场所空气中生产性粉尘检测、工作场所物理因素检测示例等；第三章生物材料中有害物质及其代谢产物检测主要包括生物材料中有害物质及其代谢产物检测历史沿革及生物材料样品采集、保存和检测的基本要求及示例；第四章职业生理学与职业工效学相关测量方法主要包括职业生理学相关测量方法及职业工效学相关测量方法；第五章职业紧张调查与评价主要包括概述、职业紧张问卷简介、职业紧张调查研究与数据处理方法及职业紧张相关调查评价示例；第六章职业健康监护主要包括职业健康监护发展、目的、内容及示例等；第七章职业病诊断与鉴定主要包括职业病诊断与鉴定管理制度的发展、基本方法、职业病诊断与鉴定案例等；第八章职业病防护设施检测主要包括职业病防护设施检测的主要内容、职业病防护设施检测示例及职业病防护设施技术参数检测报告格式与内容；第九章职业病危害评价主要包括分类、依据、原则、内容、方法、程序，职业病危害评价示例等；第十章工作场所健康促进主要包括工作场所健康促进的概念、历史沿革，并结合实践实例阐述如何开展工作场所健康促进。

本书在内容及示例选取上突出我国职业卫生与职业医学实践特点，也吸收了国外先进经验，目的是提高学生实践技能及发现问题、分析问题、解决问题的能力。由于篇幅有限，尚有一些实践技能未能囊括。同时，新技术、新方法不断涌现，建议各院校酌情增加并丰富实践课程内容。

本书在编写过程中得到中国疾病预防控制中心职业卫生与中毒控制所李朝林研究员、河南医学高等专科学校余善法主任医师、深圳市职业病防治院李智民主任医师的热情支持，对本书稿件进行了审定，在此表示衷心感谢。

由于水平有限，不足之处在所难免，敬请读者批评指正。

刘玉梅　赵　容

2019 年 3 月

目　　录

第一章 职业卫生调查

职业卫生调查是职业卫生与职业医学领域最常用的方法之一。生产过程、劳动过程、生产环境中存在的各种职业病危害因素，在一定条件下可对劳动者的身体健康产生不良影响，职业卫生调查是识别、评价工作场所职业病危害因素及其对劳动者健康的影响的重要手段。

职业卫生调查属于横断面调查，是职业卫生研究和实际工作的基础，通过职业卫生调查，可以掌握调查对象职业卫生现状与职业健康损害的情况，便于了解职业健康损害发生和发展规律，职业卫生调查广泛应用于职业病危害因素识别、评价和控制的各个领域，如职业卫生基础研究、职业接触评估、职业健康风险评估、职业病诊断、职业流行病学研究、职业卫生政策制定、职业卫生监督管理、工作场所职业卫生评价、职业病防护设施效果评价等。

第一节 职业卫生调查的类型及内容

职业卫生调查是以职业环境和职业人群为研究对象，通过周密的调查设计，采用口头询问、资料查阅、工作场所职业病危害因素监测、生物监测、职业健康监护等方法，获得职业病危害因素种类、性质、来源、分布特征以及职业人群接触状况与健康损害等资料，以了解职业病危害及其对职业人群健康的影响，为预防、控制、消除职业病危害因素提供客观、真实的依据。

一、职业卫生调查的主要分类

职业卫生工作的有效开展，需要实施各类职业卫生调查，根据调查目的的不同，职业卫生调查可分为三大类：职业卫生基本情况调查、职业卫生专题调查和职业卫生事故调查。

（一）职业卫生基本情况调查

职业卫生基本情况调查对用人单位概况、职业病危害因素分布、职业人群健康的影响、职业病防护设施、职业病危害应急救援设施、个体防护用品、辅助用室、职业卫生管理措施等情况进行调查分析。目的是了解用人单位职业病危害及其对职业人群健康的影响，为预防、控制、消除职业病危害因素提供客观、真实的依据。

（二）职业卫生专题调查

职业卫生专题调查是针对某地区、某系统（行业）、某特定人群、某特殊的职业病危害因素等进行的有计划、有目的的职业卫生专项调查。目的是了解某地区、某系统（行业）、某特定人群、某特殊的职业病危害因素的职业病危害及其对职业人群健康的影响，解决职业卫生工作中的某专项问题。

（三）职业卫生事故调查

职业卫生事故调查是针对职业病危害因素造成的职业病危害事故进行的职业卫生应急调查。目的是尽快调查了解事故发生的时间、地点、原因、经过、危害类型、程度及职业病防护设施运行和职业卫生操作规程执行情况等，尽快采取切实可行的应急救援措施，减少事故造成的健康危害。

一旦发生急性职业中毒等职业卫生事故，应立即启动职业病危害应急预案，及时报告，及时采取救援控制措施，及时组织事故调查，查明事故发生的原因，提出抢救和预防对策，防止类似事故再次发生，必要时可采取临时控制措施。在现场未清理的情况下，迅速组织对事故现场进行职业病危害因素检查，对遭受或可能遭受急性职业病危害的劳动者，及时组织救治、进行职业健康检查和医学观察。

二、职业卫生调查的内容

（一）职业卫生基本情况调查主要内容

1. 用人单位基本情况 单位名称、法人代表、单位注册地址、单位性质、用人单位规模、行业分类、主要产品、年产量、生产规模、职业卫生主要负责人、联系人、联系电话、生产班制、日工作时间、年生产时间、注册/在岗职工总数、接触职业病危害因素人数（含外委和外协人员情况）、职业卫生管理机构、职业卫生管理人员数量、人员培训、职业健康检查、职业病发病情况等。

2. 原辅材料、产品、副产品、中间品（分解物）、**废弃物** 产品、副产品、中间品（分解物）、原料、辅料、废弃物等的化学名称、主要成分、纯度（杂质）、理化特性、用量或产量、性状、储存/运输方式、储存位置和储量以及物料的类别等。

3. 生产工艺 生产工艺简介和工艺流程图及职业病危害因素分布图，包括外包、检维修及施工工程情况。

4. 生产设备 主要生产设备的名称、规格型号、数量、主要作用、安装位置、平面布局和该设备处存在或产生的主要职业病危害因素。

5. 职业病危害因素及其接触水平情况 接触职业病危害因素的工种/岗位、接触环节、接触人数、日接触时间、接触频度、接触方式、可能对人体健康产生的影响及导致的职业病等，同时需要对劳动者的工作日进行工时调查。

6. 职业病工程防护设施 采取的防尘、防毒、防噪、防振、防暑、防寒、防湿、防非电离辐射、防电离辐射、防生物危害等卫生工程技术防护设施设置位置、技术参数、台数、维护情况及台账。

7. 职业病危害应急救援设施 包括正压式空气呼吸器、喷淋洗眼装置、事故通风装置、报警装置、泄险区及应急通道等职业病危害应急救援设施设置位置、技术参数、台数、维护情况及台账。

8. 个人防护用品 配置的个人防护用品情况调查应结合各接触职业病危害因素的作业岗位及其相关工作地点接触职业病危害因素的情况等，了解各接触职业病危害因素的作业岗位配备的个体防护用品的种类、数量、性能参数、适用条件以及使用管理制度的执行情况等。

9. 生产辅助用室情况 辅助用室包括车间卫生用室（浴室、更/存衣室、盥洗室以及在特殊作业、工种或岗位设置的洗衣室），生活室（休息室、就餐场所、厕所），妇女卫生室等。

10. 总体布局 包括总平面布局和竖向布局情况。

11. 生产车间布局 包括生产车间内生产工艺与设备布局。

12. 建筑卫生学 包括采暖、通风、采光照明等建筑卫生学情况。

13. 职业卫生管理措施 包括职业卫生管理组织机构设置及人员配置情况、职业病防治计划与实施方案及执行情况、职业卫生管理制度与操作规程及执行情况、职业病危害因素定期检测制度及执行情况、职业病危害告知情况、职业卫生培训情况、职业健康监护制度及执行情况、职业病危害事故应急救援预案及演练情况、职业病危害警示标识及中文警示说明设置情况、职业病危害申报情况、职业卫生档案管理和职业病危害防治经费等内容。

14. 职业健康监护 接触职业病危害因素的劳动者职业健康检查以及职业健康监护档案的建立和管理等。

15. 职业病危害因素检测与监测 职业病危害因素检测主要是指职业卫生技术服务机构定期为用人单位工作场所进行的检测情况；职业病危害因素监测是指用人单位由专人负责的自行监测系统，需要定期汇总，存入职业卫生档案中。

16. 职业病危害警示标识 明确存在职业病危害因素的工作场所警示标识及中文警示说明的设置情况，包括公告栏、警示标识、告知卡、警示说明、区域警示线等。

17. 职业病事故情况 该用人单位及同行业发生职业病事故及职业病情况。

职业卫生基本情况调查通常采用"听、看、问、查、记"的方法进行。"听"即听取介绍；"看"即现场观察；"问"即口头询问；"查"即查阅资料；"记"即记录信息。

（二）职业卫生专题调查主要内容

职业卫生专题调查根据调查项目的需要加以选择：

1. 职业病危害因素调查。

2. 职业病调查。

3. 职业病危害因素与健康关系的调查 揭示接触水平-剂量反应关系。

4. 工作有关疾病调查 探讨某些职业病危害因素与导致非特异性疾患高发或加剧的因果关系。

5. 职业病危害因素职业接触限值的研制 通过流行病学调查，提出制定或修订职业病危害因素职业接触限值。

6. 工作场所有害因素检测方法研究 确定检测方法的灵敏度、特异度及质量控制要求。

7. 生物检测方法研究 阐明指标的敏感性、特异性、预示值、符合率以及在早期职业性病损中的意义。

8. 职业病危害预评价。

9. 职业病危害控制效果评价。

（三）职业卫生事故调查主要内容

1. 基本情况调查 重点调查事故发生的时间、地点、原因、经过、危害类型及程度、职业病防护设施运行及职业卫生操作规程执行情况，对事故发生的工作场所进行职业病危害因素检测。

2. 临床资料分析 重点调查事故患者临床表现和可能病因，及时采集患者生物标本进行生物检测，全面了解事故患者职业病危害因素接触机会、接触途径、病程经过、症状体征以及事故导致的发病率、死亡率等资料信息。

3. 事故调查总结 调查者应尽快将调查过程整理成书面材料，记录好事故处置经过、调查步骤和所采取的控制措施及其效果等。

第二节 职业卫生调查方法与步骤

一、职业卫生调查方法

常用的职业卫生调查方法有以下几种：

1. 普查 即对列为调查对象的所有用人单位进行调查，一般应用于了解某一特定"时点"的总体情况，如全国用人单位职业卫生状况普查、全国用人单位职业病危害因素普查、全国尘肺病普查等，由于调查成本较高，除非十分必要，一般不宜采用。

2. 抽样调查 即只抽取列为调查对象的一部分单位进行调查，用样本指标来估计总体参数，因而节省人力、物力和时间，并可获得较为深入细致和准确的资料。但抽样调查的设计、实施和资料分析较为复杂，样本重复和遗漏不易被发现，也不适用于变异过大的资料。设计抽样方案时，一方面应对研究对象的相关信息有详细的了解，另一方面根据研究目的与研究对象的性质，确定抽样方法、样本含量、抽样地点、抽样时间等。随机抽样的方法很多，一般常用的方法有：单纯随机抽样、系统抽样、整群抽样、阶段抽样和时序抽样等。可根据研究设计的要求及人力、物力等情况加以选择。

3. 典型调查 职业卫生调查中，有时要对个别单位和个体进行典型调查，如急性事故调查等应当应用典型调查的方法。

二、职业卫生调查步骤

除职业卫生事故调查外，职业卫生基本情况调查与专项调查的工作步骤基本相似，但专项调查的安排更周密。完整的专项调查可分为准备、实施和总结三个阶段。

（一）准备阶段

1. 制订计划 包括调查目的、调查对象、调查方法、调查队伍、调查经费、时间安排、预期结果、统计方法、资料整理、分析和总结等。

2. 查阅文献 围绕调查目的和内容，查阅国内外文献资料，使调查工作有的放矢。

3. 制订表格 根据调查目的、内容和统计方法，周密设计调查表格的内容及形式，每一项调查内容都应目的明确，调查表格最好先进行试点调查。调查表一般包括：①调查表名称；②填表注意事项；③一般项目，根据调查对象确定；④调查项目，根据调查目的确定；⑤调查人签字及调查日期等。

4. 选择对象 根据调查目的选择不同调查对象，一般的原则是：①根据调查目的确定样本大小和抽样方法；②接触职业病危害因素的劳动者为调查对象，必要时设置对照组；③当评价检测指标反映工作场所浓度/强度或机体反应的灵敏度和可靠性时，应尽可能选择接触高、中、低浓度/强度的接触者为调查对象；④凡同时接触可干扰效应的其他因素者，不应列为调查对象；⑤慢性职业病调查应注意潜伏期，现有接触人群和曾经接触者均应列为调查对象；⑥对照组的选择应注意可比性，即性别、年龄、工龄等应符合统计学要求。

5. 试点调查 在正式调查全面开展之前，最好先进行一次完全按照计划进行的小型试点调查，其目的是：①检查调查计划是否完善、可行；②及时发现问题；③锻炼和考核调查队伍，积累经验，提高工作效率和质量。

（二）实施阶段

在试点调查的基础上总结经验，按照计划全面开展调查工作，尤其注意调查的质量控制。专项调查要建立各级分工负责的组织机构，调查中随时抽查原始记录，及时复核补漏，汇总和整理调查资料。此外，还需掌握调查进度，注意调查工作中的密切配合和协调，保质保量按期完成调查任务。

（三）总结阶段

1. 资料整理与统计

（1）资料检查：检查调查表中的原始资料。包括：①资料的完整性，即全部项目应符合调查设计的要求逐项填齐；②资料的可靠性，即调查方法正确、检测数据准确、疾病诊断明确等；③资料筛选的原则性，即资料剔除不能带有主观性，取舍要有一定的原则。

有下列情况之一者应剔除：①项目填写不全；②记录不正确；③对照人群曾接触被调查的职业病危害因素；④接触人群曾接触足以影响调查结果的其他因素。

（2）资料整理：按以下步骤进行资料的整理和分析，①在同质基础上按调查设计分组；②按分组要求拟定整理表，对资料进行归并、组合；③资料分析按统计学原则，根据资料特征及分析目的，选用合适的统计方法和参数，探讨各自变量与因变量之间的联系及其强度，并阐明混杂效应及其程度。

2. 调查汇总 根据调查结果写出全面总结报告，报告应针对所发现的问题做出卫生学评价，提出切实可行的干预措施建议，力争把通过调查得到的客观、真实结论应用到职业卫生工作中。

3. 论文撰写 撰写论文时，应结合调查结果，进一步查阅相关国内外文献，深化感性认识，把调查报告提炼成一篇或几篇论文。论文一般由以下几部分组成：①论文题目，尽可能反映出研究的对象、方法、内容；②摘要和关键词，在摘要中简明扼要地介绍调查的目的、方法、结果和结论。关键词要简单明了，其目的是为了介绍论文的主要内容；③前言，说明该项研究内容的国内外概况、该项调查研究的目的与主要内容；④调查对象和方法；⑤结果，描述观察到的事实、现象和所获得的调查数据；⑥讨论，对观察到的事实和现象进行综合分析、解释、论证和概括，说明事实和现象之间的联系，并与已报道的文献进行比较，将调查结果提高到理论高度；⑦参考文献，目的是指出论证资料和论点的出处，为读者进一步阅读提供线索。

第三节　职业卫生基本情况调查示例

本节以某机械工厂的涂装车间职业卫生基本情况为例，阐述职业卫生基本情况调查的主要内容。

用人单位的基本情况：某机械厂主要生产汽车起重机和混凝土泵车，采用结构件自制与外协相结合的生产方式，整个生产过程有钢材预处理、结构件焊接、涂装、装配、测试（调试）、精饰等生产环节，以及配套的储运工程、辅助工程、公用工程等，分为钢材库、1号联合厂房、2号厂房、丙烷气化站、气体储罐站、化学品库、废水处理站、压缩空气站、锅炉房和10kV变电站。其中1号联合厂房包括备料结构车间、涂装车间、装配车间；2号厂房包括精饰车间和调试车间，生产班制采取一班生产制，工作时间8：30—17：30，午间休息1小时，每天工作8小时，全厂共有从业人员451人，其中生产工人339人。厂内设有职业卫生管理机构和专职职业卫生管理人员1名，建立了完善的职业卫生管理体系，制定了12项职业卫生管理制度和相应的急性职业病危害事故应急救援预案以及现场处置方案；在存在职业病危害因素的工作场所设有相应的防尘、防毒、防噪声、减振等卫生工程防护设施；在可能发生急性职业病危害事故的工作场所配备了担架、应急电源、防毒面具、正压式空气呼吸器等职业病危害应急救援设施；定期组织员工进行职业卫生知识培训，组织接触职业病危害因素的劳动者进行上岗前、在岗期间和离岗时的职业健康检查；在工作场所设置职业病危害警示标识和检测结果告知牌。

涂装车间生产工人为10人，包括2名打磨工、2名清洗工、2名调漆工、2名喷漆工、2名烘干工。涂装包括打磨、清洗、调漆、喷漆、烘干等工序。

一、用人单位的基本信息

用人单位的基本信息主要包括：单位名称、法人代表、单位注册地址、单位性质、用人单位规模、行业分类、主要产品、年产量、生产规模、职业卫生主要负责人、联系人、联系电话、生产班制、日工作时间、年生产时间、注册/在岗职工总数、接触职业病危害因素人数（含外委和外协人员情况）、职业卫生管理机构、职业卫生管理人员数量、人员培训、职业健康检查、职业病发病情况等。用人单位基本信息详见表1-1。

表1-1 用人单位基本信息表

单位名称	某机械工厂		法定代表人及联系电话	
单位注册地址	省市（县）区 路 号		工作场所地址	省市（县）区 路 号
单位性质	□个体工商户 □个人合伙 □个人独资企业 □有限责任公司 □股份有限公司 □外资企业		企业规模	□ 大型 □ 中型 □ 小型 □ 微型
			行业分类	汽车制造业
主要产品	混凝土泵车、汽车起重机		生产规模	年产：124台混凝土泵车 164台汽车起重机
职业卫生主要负责人			联系电话	
职业卫生联系人			联系电话	
生产班制	一班制	日工作时间	8小时	年生产时间	280天
从业人员数（人）	451	接触职业病危害因素人数（人）	339	合同危害告知人数（人）	339

续表

女职工人数（人）	107	外协工人数（人）	—	农民工人数（人）	—	
职业卫生管理机构	☑有 □无			职业卫生管理人员数量（人）	专职	1
					兼职	—
主要负责人职业卫生培训	☑已培训 □未培训			职业卫生管理人员培训	☑已培训 □未培训	
应职业卫生培训人数（人）	339			实际职业卫生培训人数（人）	339	
应职业健康检查人数（人）	岗前	47	实际职业健康检查人数（人）		岗前	47
	在岗	298			在岗	298
	离岗	6			离岗	6
累计职业病病例数（人）	—	尘肺：___；职业中毒：___；噪声聋___； 职业性皮肤病：___；其他：___。				

二、原辅材料、产品、副产品、中间品等

产品、副产品、中间品主要调查主要化学成分、年产量/用量、存在的性状、出/入厂的方式和储存方式及地点等。涂装车间主要原辅材料调查表见表1-2。

表1-2 主要原辅材料调查表

物料名称	主要化学成分	年产量/用量（吨）	性状	出/入厂方式	储存方式	存放位置	备注
钢材	—	550	固态	汽车运输	堆放	钢材库	原料
环氧树脂底漆	环氧树脂、聚酰胺树脂、二甲苯、丁醇	5.05	液态	汽车运输	桶装	化学品库	辅料，20kg/桶，添加稀释剂调和
丙烯酸聚氨酯中涂漆	羟基丙烯酸树脂、丙二醇单甲醚醋酸酯（PMA）、2-乙氧基乙基乙酸酯、乙酸丁酯	3.8	液态	汽车运输	桶装	化学品库	辅料，20kg/桶，用二甲苯稀释后喷涂
丙烯酸树脂面漆	羟基丙烯酸树脂、丙烯酸树脂、甲苯、二甲苯等	1.48	液态	汽车运输	桶装	化学品库	辅料，20kg/桶，添加稀释剂调和
底漆稀释剂	甲苯、二甲苯、丁醇、甲基异丁基酮	3.57	液态	汽车运输	桶装	化学品库	辅料，13kg/桶
中涂稀释剂	甲苯、二甲苯	0.85	液态	汽车运输	桶装	化学品库	辅料，15kg/桶
面漆稀释剂	甲苯、二甲苯	8.51	液态	汽车运输	桶装	化学品库	辅料，16.7kg/桶
固化剂	乙酸丁酯	5	液态	汽车运输	桶装	化学品库	辅料，5kg/桶，底漆、中涂和面漆都需要添加固化剂
脱脂剂（清洗剂）	三氯乙烷等	6.03	液态	汽车运输	桶装	化学品库	辅料，20kg/桶
喷枪清洗剂	甲苯、二甲苯	0.6	液态	汽车运输	桶装	化学品库	辅料，20kg/桶

三、生产工艺及职业病危害因素分布

涂装是将涂料涂覆在物体表面形成完整的膜，并使其与物体表面黏合的工艺，涂装包

括打磨、清洗、调漆、喷漆、烘干等工序。喷涂过程分为底漆、中涂和面漆三层，底漆、中涂和面漆喷涂后均用200℃左右的温度烘干。喷涂前需要进行调漆，即对油漆进行稀释。油漆喷涂完成后，每班需要对喷枪进行清洗，喷枪清洗剂主要成分为甲苯和二甲苯，喷枪清洗过程中喷枪残留的油漆的主要成分也可能挥发出来。因此在职业病危害因素的识别过程中，需要根据喷枪喷涂的油漆的种类进行识别。生产工艺流程及职业病危害因素分布见图1-1。

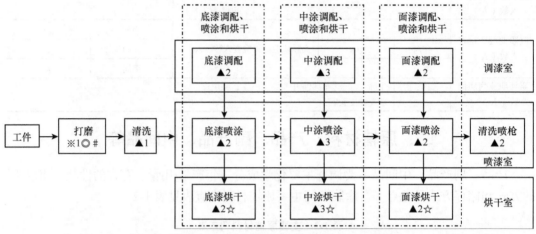

图 1-1 涂装车间生产工艺流程及职业病危害因素分布

注：※1为砂轮磨尘产生点；◎为噪声产生点；#为手传振动产生点；▲1为三氯乙烷产生点；▲2为甲苯、二甲苯、丁醇、乙酸丁酯产生点；▲3为甲苯、二甲苯、丁醇、乙酸丁酯、2-乙氧基乙基乙酸酯产生点；☆为高温产生点。

四、生 产 设 备

涂装工序主要生产设备为打磨室、清洗室、调漆室、喷漆室和烘干室等。主要设备见表1-3。

表 1-3 主要生产设备表

车间/部门	主要工作场所/设备名称	型号/规格	数量	产生的主要职业病危害因素	
	打磨室/手持砂轮打磨机	17 500mm×5500mm×4600mm	1	砂轮磨尘、稳态噪声、手传振动	
	清洗室/清理机	9500mm×5500mm×4600mm	1	三氯乙烷	
	调漆室	9500mm×5500mm×6940mm	1	调底漆	甲苯、二甲苯、丁醇、乙酸丁酯
				调中涂	甲苯、二甲苯、丁醇、乙酸丁酯、2-乙氧基乙基乙酸酯
				调面漆	甲苯、二甲苯、丁醇、乙酸丁酯
	喷漆室/喷枪	9500mm×5500mm×6940mm	1	喷底漆	二甲苯、丁醇、三氯乙烷、乙酸丁酯
				喷中涂	甲苯、二甲苯、丁醇、乙酸丁酯、2-乙氧基乙基乙酸酯
				喷面漆	甲苯、二甲苯、丁醇、乙酸丁酯
				清洗喷枪	甲苯、二甲苯、丁醇、乙酸丁酯
	烘干室/烘干换热器	22 500mm×4000mm×4600mm	1	烘干底漆	二甲苯、丁醇、三氯乙烷、乙酸丁酯、高温

续表

车间/部门	主要工作场所/设备名称	型号/规格	数量	产生的主要职业病危害因素
			烘干中涂	甲苯、二甲苯、丁醇、乙酸丁酯、2-乙氧基乙基乙酸酯、高温
			烘干面漆	二甲苯、丁醇、三氯乙烷、乙酸丁酯、高温

五、职业病危害因素及其接触水平情况

涂装车间生产过程中主要可能产生砂轮磨尘等生产性粉尘,甲苯、二甲苯、丁醇、乙酸丁酯、2-乙氧基乙基乙酸酯、三氯乙烷等有毒物质;稳态噪声、手传振动、高温等物理因素。涂装车间生产工人为 10 人,其中打磨工 2 人,清洗工 2 人,调漆工 2 人,喷漆工 2 人、烘干工 2 人。打磨工的主要工作内容为在打磨室内使用手持式砂轮打磨机对工件进行打磨,接触的主要职业病危害因素为砂轮磨尘、稳态噪声、手传振动。清洗工主要工作内容为在清洗室内清洗工件,除油等,接触的主要职业病危害因素为三氯乙烷。调漆工的主要工作内容为在调漆室内调配底漆、中涂和面漆;接触的主要职业病危害因素为甲苯、二甲苯、丁醇、乙酸丁酯、2-乙氧基乙基乙酸酯。喷漆工的主要工作内容为在喷漆室内对工件进行油漆喷涂和每天下班前半小时在喷漆室内使用喷枪清洗剂对喷枪进行清洗,接触的主要职业病危害因素为甲苯、二甲苯、丁醇、乙酸丁酯、2-乙氧基乙基乙酸酯。烘干工的主要工作内容为在烘干室内对喷好油漆的工件进行烘干,接触的主要职业病危害因素为甲苯、二甲苯、丁醇、乙酸丁酯、2-乙氧基乙基乙酸酯、高温等。

涂装车间工人可能接触的主要职业病危害因素、工作地点、接触人数、日接触时间、接触方式和接触频次详见表 1-4。

表 1-4 各岗位接触的主要职业病危害因素

评价单元	岗位	可能接触的主要职业病危害因素	工作地点	接触人数（人）	接触时间（h）	接触方式	接触频次
涂装车间	打磨工	砂轮磨尘	打磨室	2	4	手工操作	其余 4h 摆放工件和查看打磨质量、工间休息和午休
		稳态噪声					
		手传振动					
	清洗工	三氯乙烷	清洗室	2	4	手工操作	其余 4h 为放置工件和查看清洗质量、工间休息和午休
	调漆工	甲苯	调漆室	2	4.5	手工操作	调漆工每天调漆时间为 4.5h,底漆、中涂和面漆各 1.5h,其余 3.5h 为调漆前准备和查看调漆质量、工间休息和午休
		二甲苯					
		丁醇					
		乙酸丁酯					
		2-乙氧基乙基乙酸酯			1.5		
	喷漆工	甲苯	喷漆室	2	5.0		喷漆工每天喷漆时间为 4.5h,底漆、中涂和面漆各 1.5h,下班前 0.5h 为清洗喷枪的时间,其余 3h 为喷漆前准备和查看喷漆质量、工间休息和午休
		二甲苯					
		丁醇					
		乙酸丁酯					
		2-乙氧基乙基乙酸酯			1.5		

续表

评价单元	岗位	可能接触的主要职业病危害因素	工作地点	接触人数（人）	接触时间（h）	接触方式	接触频次
涂装车间	烘干工	甲苯	烘干室	2	4.5	手工操作	烘干工每天烘漆时间为4.5h，底漆、中涂和面漆各1.5h，其余3.5h为烘干前准备和查看烘干质量、工间休息和午休
		二甲苯					
		丁醇					
		乙酸丁酯					
		2-乙氧基乙基乙酸酯			1.5		
		高温			4.5		

注：调（喷和烘干）底漆、中涂和面漆都在调漆室、喷漆室和烘干室内进行，只设一个调漆室、喷漆室和烘干室。

六、职业病工程防护设施

用人单位涂装车间存在的主要职业病危害因素有稳态噪声、手传振动、砂轮磨尘以及有毒物质，用人单位在涂装车间采取了相应的防尘、防毒和降噪减振的工程防护措施。除尘工程措施主要为打磨室设有机械排风；通风排毒工程措施有：喷涂在喷漆室中进行，喷漆室采用上送下回机械送排风系统，漆雾被来自喷漆室上方经过净化后的强风压入带有漆雾絮凝剂的旋流水中使漆雾得到净化；选择具有减振功效的打磨器。职业病防护设施的调查见表1-5。

表1-5　采取的卫生工程技术防护设施一览表

工作场所	生产设备	可能产生的主要职业病危害因素	采取的卫生工程技术防护设施
打磨室	气动打磨器	砂轮磨尘	局部排风装置
		手传振动	—
		稳态噪声	—
清洗室	清洗机	三氯乙烷	
调漆室	—	苯、甲苯、二甲苯、丁醇、乙酸丁酯、2-乙氧基乙基乙酸酯	密闭，机械排风
底漆喷漆室	喷枪	甲苯、二甲苯、丁醇、乙酸丁酯、2-乙氧基乙基乙酸酯	喷漆室采用上送下回机械送排风系统，漆雾被来自喷漆室上方经过净化后的强风压入带有漆雾絮凝剂的旋流水中使漆雾得到净化
底漆烘干室	烘干换热器	甲苯、二甲苯、丁醇、乙酸丁酯、2-乙氧基乙基乙酸酯、高温	密闭，机械排风

七、职业病危害应急救援设施

应急救援设施的调查主要针对可能发生急性职业病危害，导致突发急性职业中毒的工作场所进行调查，主要调查应急救援的组织机构及人员、应急救援预案、事故通风装置及事故排风系统、自动报警或检测系统、冲洗喷淋设备、应急撤离通道、必要的泄险区和风向标等，以及气体防护柜、个体防护用品、急救包或急救箱、急救药品、转运患者的担架和装置、急救处理的设施、应急救援通讯设备等。

用人单位从公司层面设立有应急救援的组织机构及人员，配备担架、应急电源、防毒面具、自给式呼吸器等应急物。涂装车间可能发生职业病危害事故的工作场所主要有喷漆室、调漆间等。涂装车间采取的应急救援设施措施主要有以下几个方面。

（一）职业病危害事故应急救援预案

涂装车间制订了喷漆室安全应急预案，还制订了甲苯、二甲苯急性职业中毒专项应急预案和现场的处置方案，预案中明确规定相应的防护设备及措施，并针对专项应急预案每年至少组织 1 次应急演练。

（二）冲淋及洗眼设施

涂装车间存在甲苯、2-乙氧基乙基乙酸酯经皮肤吸收的毒物，同时 2-乙氧基乙基乙酸酯对皮肤和黏膜有刺激作用，因此，在调漆室和喷漆室之间设有一个不断水的喷淋洗眼装置，工人能在 15 秒内得到冲洗。

（三）有毒气体检测报警装置

调漆室和喷漆室分别设置了固定式甲苯、二甲苯等有毒气体报警仪，报警限值参照《工作场所有毒气体检测报警装置设置规范》的要求进行了设置，警报值按照短时间接触容许浓度（PC-STEL）分别设定为 100 mg/m^3、100 mg/m^3，高报值综合考虑了有毒气体毒性、作业人员情况、事故后果、工艺设备等各种因素后分别设定为 200 mg/m^3、200 mg/m^3。

（四）事故通风

调漆室和喷漆室等设置事故通风装置及与事故排风系统相连锁的泄漏报警装置，事故通风换气次数为 15 次/小时，事故通风风机控制开关分别设置在室内、室外便于操作的地点。

（五）正压式呼吸器

涂装车间配备 2 套正压式呼吸器。

（六）急救箱

涂装车间设有急救箱，急救箱按照《工业企业设计卫生标准》的要求配备了医用酒精、2%碳酸氢钠溶液、2%醋酸溶液或 3%硼酸溶液、解毒药品、纱布、云南白药等。

（七）其他

涂装车间还设有应急撤离通道，在车间顶部的醒目位置设有一个风向标。

八、个人使用的职业病防护用品

根据《中华人民共和国职业病防治法》《用人单位劳动防护用品管理规范》《劳动防护用品配备标准（试行）》《个体防护装备选用规范》《个体防护装备配备基本要求》《呼吸防护用品的选择、使用与维护》等法律、法规、标准及规范，涂装车间为涂装工配备了相应个人使用的职业病防护用品。涂装车间个人使用的职业病防护用品配置见表 1-6。

表 1-6   涂装车间个人防护用品配备一览表

车间/部门	岗位	接触的主要职业病危害因素	主要进入人体的途径	配备的个体防护用品	个人使用的职业病防护用品主要参数	发放周期
涂装车间	打磨工	砂轮磨尘	呼吸道	防尘口罩	KN90 级别的防颗粒物呼吸器，3M8210	4 个/月
		稳态噪声	—	耳塞	SNR 为 29dB 的耳塞或耳罩 3M 1100	随用随换
		手传振动	—	防护手套	减振手套	以废换新
	清洗工	三氯乙烷	呼吸道	防毒面具、防护手套	3 号 A 型防有机溶剂滤毒罐的自吸过滤半面罩防毒面具，面具：3M6200	以废换新
	调漆工	甲苯、二甲苯、丁醇、乙酸丁酯、2-乙氧基乙基乙酸酯	呼吸道	防毒面具、防护手套	配有相应的防有机溶剂滤毒罐的自吸过滤半面罩防毒面具，面具：3M6200	以废换新
	喷漆工	甲苯、二甲苯、丁醇、乙酸丁酯、2-乙氧基乙基乙酸酯	呼吸道	防毒面具、防护手套	配有相应的防有机溶剂滤毒罐的自吸过滤半面罩防毒面具，面具：3M6200	以废换新
	烘干工	甲苯、二甲苯、丁醇、乙酸丁酯、2-乙氧基乙基乙酸酯	呼吸道	防毒面具、防护手套	配有相应的防有机溶剂滤毒罐的自吸过滤半面罩防毒面具，面具：3M6200	以废换新
		高温	—	—	—	—

九、生产辅助用室

根据职业病危害因素识别与评价，按照《工业企业设计卫生标准》中的车间卫生特征分级规定，对涂装车间卫生特征分级。涂装车间存在的主要职业病危害因素为砂轮磨尘、甲苯、二甲苯、丁醇、2-乙氧基乙基乙酸酯、乙酸丁酯、稳态噪声、手传振动等，车间卫生特征分级为 3 级。生产辅助用室配置情况见表 1-7。

表 1-7   生产辅助用室一览表

生产/部门	卫生学特征	位置/地点	辅助用室名称	面积（m²）	卫生设施名称	数量（个）
涂装车间	3 级		淋浴室	10	淋浴器	2
		车间东侧	男厕所	10	蹲位	2
					小便器	2
			女厕所	10	蹲位	2
					存衣柜	4
		车间西侧	休息室	20	盥洗水龙头	2
					电水壶	1
—	—	厂区西侧	餐厅	500	—	—

十、总　体　布　局

总体布局的调查包括总平面布置和竖向布置。

（一）总平面布置

总平面布置主要根据《工业企业设计卫生标准》的要求，结合厂区所在地的全年最小频率风向，以及功能分区情况进行调查。调查生产区是否布置在全年最小频率风向的上风侧；产生并散发化学和生物等有害物质的车间是否位于相邻车间有害全年最小频率风向的上风侧；非生产区是否位于全年最小频率风向的下风侧；产生严重职业性有害因素的设施是否远离产生一般职业性有害因素的其他设施；车间是否按照有无危害，危害的类型及其危害程度（强度）分开；产生职业病危害车间、设施与其他车间及生活区是否设有一定的卫生防护绿化带；存在职业病危害因素的生产车间和设备是否设置职业病危害警示标识；高温车间的纵轴是否与当地夏季主导风向相垂直，高温热源是否布置在车间外当地夏季主导风向的下风侧等。

（二）竖向布置

竖向布置主要调查放散大量热量或有害气体的厂房是否采用单层建筑。当厂房是多层建筑物时，放散热和有害气体的生产过程是否布置在建筑物的高层。如必须布置在下层时，是否采取有效措施防止污染上层工作环境；噪声与振动较大的生产设备是否安装在单层厂房内。在多层厂房内时，是否将其安装在底层，并采取有效的隔声和减振措施；含有挥发性气体、蒸气的各类管道是否从仪表控制室和劳动者经常停留或通过的辅助用室的空中和地下通过；是否采取有效措施防止有害气体或蒸气逸散至室内等。

涂装车间为产生并散发化学有害物质的车间，车间为单层建筑物。涂装车间位于厂区东北侧，位于其他车间的北侧，其他辅助车间位于厂区的东南角。

总体布局调查见表1-8。

表1-8 总体布局调查

布局要求	依据	布局情况
工业企业厂区总平面布置应明确功能分区，可分为生产区、非生产区、辅助生产区。其工程用地应根据卫生要求，结合工业企业性质、规模、生产流程、交通运输、场地自然条件、技术经济条件等合理布局	GBZ1—2010 5.2.1.1	本项目各区功能区分明确，西侧部分以办公、协调、管理为主，东侧部分以加工、装配、调试为主
工业企业厂区总平面功能分区的原则应遵循：分期建设项目宜一次整体规划，使各单体建筑均在其功能区内有序合理，避免分期建设时破坏原功能分区；行政办公用房应设置在非生产区；生产车间及与生产有关的辅助用室应布置在生产区内；产生有害物质的建筑（部位）与环境质量较高要求的有较高洁净要求的建筑（部位）应有适当的间距或分隔	GBZ1—2010 5.2.1.3	本项目一次整体规划，使各单体建筑均在其功能区内有序合理按生产服务功能的不同划分为两个部分，行政办公用房设置在非生产区
工业企业的总平面布置，在满足主体工程需要的前提下，宜将可能产生严重职业性有害因素的设施远离产生一般职业性有害因素的其他设施，应将车间按有无危害、危害的类型及其危害浓度（强度）分开，在产生职业性有害因素的车间与其他车间及生活区之间宜设一定的卫生防护绿化带	GBZ1—2010 5.2.1.5	涂装车间主要废气污染源相对集中布局
可能发生急性职业病危害的有毒、有害的生产车间的布置应设置与相应事故防范和应急救援相配套的设施及设备，并留有应急通道	GBZ1—2010 5.2.1.7	涂装车间设置有机械排风设施
噪声与振动较大的生产设备宜安装在单层厂房内。当设计需要将这些生产设备安置在多层厂房内时，宜将其安装在底层，并采取有效的隔声和减振措施	GBZ1—2010 5.2.2.2	建（构）筑物均为单层厂房

十一、生产车间布局

涂装车间按照涂装的工艺流程和功能分区由东向西布置有打磨室、清洗室、调漆室、喷漆室、烘干室等。生产工艺和设备布局情况见表 1-9。

表 1-9　关于生产工艺和设备布局调查

布局要求	依据	布局情况
产生粉尘、毒物的生产过程和设备，应优先采用机械化和自动化，避免直接人工操作。为防止物料跑、冒、滴、漏，其设备和管道应采取有效的密闭措施	GBZ1—2010 6.1.1.2	喷漆室为一体式建筑，内设上送下回排风装置
在满足工艺流程要求的前提下，宜将高噪声设备相对集中，并采取相应的隔声、吸声、消声、减振等控制措施	GBZ1—2010 6.3.1.4	手持砂轮打磨机等产生噪声的设备布置在独立的房间，采取了减振措施，打磨机集中布置
产生噪声的车间，应在控制噪声发生源的基础上，对厂房的建筑设计采取减轻噪声影响的措施，注意增加隔声、吸声措施	GBZ1—2010 6.3.1.6	打磨室为独立房间

十二、建筑卫生学

建筑卫生学主要包括采暖、通风、采光与照明等。

（一）采暖

涂装车间采暖热媒为 95～70℃ 热水，采暖形式均采用散热器加热风采暖形式。涂装车间的劳动强度为 Ⅱ 级，冬季车间内的温度 ≥16℃，辅助用室的风速控制在 ≤0.3m/s，温度控制标准见表 1-10。

表 1-10　生产辅助用室的冬季温度控制要求

辅助用室名称	采暖温度（℃）
办公室、休息室、就餐场所	≥18
浴室、更衣室、妇女卫生室	≥25
厕所、盥洗室	≥14

（二）通风

涂装车间采用机械通风及自然通风相结合的通风方式。

自然通风，主要是房顶通风口以及四侧面的窗户、卷帘门；机械通风，在车间屋面上设计屋顶排风机加强通风，冬季关闭部分或全部天窗，利用屋顶排风机进行排风，由门窗自然进风。

喷漆室采用上送下回机械送排风系统，漆雾被来自喷漆室上方经过净化后的强风压入带有漆雾絮凝剂的旋流水中使漆雾得到净化。

（三）采光与照明

涂装车间内选用隔爆型照明灯，其他辅助用室环境采用普通灯。喷漆的 0.75m 水平面照度不低于 300lx，照度均匀度不低于 0.6。

十三、职业卫生管理措施

厂内设有职业卫生管理机构和专职职业卫生管理人员 1 名，建立了完善的职业卫生管理体系，制定了 12 项职业卫生管理制度和相应的急性职业病危害事故应急救援预案以及现场处置方案；定期组织员工进行职业卫生知识培训，组织接触职业病危害因素的劳动者进行上岗前、在岗期间和离岗时的职业健康检查；在工作场所设置职业病危害警示标识和检测结果告知牌。详细的职业卫生管理制度及执行情况见表 1-11。

表 1-11　职业卫生管理制度及执行情况一览表

管理制度名称	制度建立	制度完善	制度落实	档案建立	备注
职业病防治计划与实施方案	符合	符合	符合	符合	—
职业病危害防治责任制度	符合	符合	符合	符合	—
职业病危害警示与告知制度	符合	符合	部分符合	符合	现场未设置职业病危害因素检测结果告知
职业病危害项目申报制度	符合	符合	符合	符合	—
职业病防治宣传教育培训制度	符合	符合	部分符合	符合	缺1名新上岗员工岗前培训记录
职业病防护设施维护检修制度	符合	符合	符合	符合	—
职业病防护用品管理制度	符合	符合	符合	部分符合	缺少防护用品的发放使用记录
职业病危害监测及评价管理制度	符合	符合	部分符合	符合	未建立自行监测系统
建设项目职业卫生"三同时"管理制度	符合	符合	符合	符合	—
劳动者职业健康监护及其档案管理制度	符合	符合	符合	符合	—
职业病危害事故处置与报告制度	符合	符合	—	—	未发生职业病危害事故
职业病危害应急救援与管理制度	符合	符合	符合	符合	—
喷漆岗位职业卫生操作规程	符合	符合	符合	符合	—

十四、职业健康监护

涂装车间接触职业病危害因素的人员为 10 人，所有的人员均有上岗前和在岗期间的职业健康检查，在岗期间职业健康检查的项目有：内科常规检查、血常规、尿常规、血清丙氨酸氨基转移酶（ALT）、血糖、心电图、肺功能、高千伏 X 射线胸片、肝脾 B 超、纯音听阈测试等。2017 年有 1 个喷漆工离岗，有离岗时职业健康体检资料，职业健康检查未发现职业禁忌证、疑似职业患者和职业病患者。

职业健康监护检查情况见表 1-12，职业健康检查结果汇总表见表 1-13。

表 1-12　职业健康检查结果汇总表

生产/部门	岗位	主要的职业病危害因素	体检类别	体检机构能力		体检项目		体检周期	异常结果处理情况	
				有	否	齐全	不齐		是	否
涂装车间	打磨工	粉尘、噪声、手传振动	上岗前	/	/	/	/	/	/	/
			在岗期间	√	/	√	/	√	/	/
			离岗	/	/	/	/	/	/	/
	清洗工	三氯乙烷	上岗前	/	/	/	/	/	/	/
			在岗期间	√	/	√	/	√	/	/
			离岗	/	/	/	/	/	/	/

续表

生产/部门	岗位	主要的职业病危害因素	体检类别	体检机构能力		体检项目		体检周期	异常结果处理情况	
				有	否	齐全	不齐		是	否
	调漆工	甲苯、二甲苯、丁醇、乙酸丁酯、2-乙氧基乙基乙酸酯	上岗前	/	/	/	/	/	/	/
			在岗期间	√	/	√	/	√	/	/
			离岗	/	/	/	/	/	/	/
	喷漆工	甲苯、二甲苯、丁醇、乙酸丁酯、2-乙氧基乙基乙酸酯	上岗前	/	/	/	/	/	/	/
			在岗期间	√	/	√	/	√	/	/
			离岗	√	/	√	/	/	/	/
	烘干工	甲苯、二甲苯、丁醇、乙酸丁酯、2-乙氧基乙基乙酸酯、高温	上岗前	/	/	/	/	/	/	/
			在岗期间	/	/	/	/	√	/	/
			离岗	√	/	√	/	/	/	/

表 1-13 职业健康检查结果汇总表

检查日期	检查机构	体检种类[①]	应检人数（人）	实检人数（人）	检查结果（人）					备注
					未见异常	复查	疑似	禁忌证	其他疾患	
×××	×××	上岗前	1	1	1	0	0	0	0	
×××	×××	在岗期间	10	10	10	0	0	0	0	
×××	×××	离岗时	1	1	1	0	0	0	0	

①体检种类：指上岗前、在岗期间、离岗时和应急健康检查。

十五、职业病危害因素检测与监测

涂装车间建立、健全工作场所职业病危害因素监测及评价制度，按照国务院安全生产监督管理部门的规定，定期对工作场所进行职业病危害因素检测、评价。检测、评价结果存入企业职业卫生档案，定期向所在地安全生产监督管理部门报告并向劳动者公布。职业病危害因素检测与监测情况见表1-14。

表 1-14 职业病危害因素检测与监测情况一览表

调查内容	调查情况
职业病危害因素监测及评价制度	有 ☑　无 □
职业病危害检测机构资质	有 ☑　无 □
职业病危害因素识别全面	是 ☑　否 □
职业病危害因素检测报告	有 ☑　无 □
职业病危害因素检测结果上报	是 ☑　否 □
职业病危害因素监测与评价档案	有 ☑　无 □
工作场所设有高毒物品告知卡	是 ☑　否 □
工作场所设检测结果告知牌	是 □　否 ☑
建立职业病危害因素自行监测系统	是 □　否 ☑

十六、职业病危害警示标识

调查涂装车间警示标识及中文警示说明的设置状况。涂装车间设置的职业病危害警示标识见表 1-15。

表 1-15　职业病危害警示标识

生产车间	现场调查与评价				
	告知栏	警示标识	告知卡	警示说明	区域警示线
涂装车间	2	12	2	2	3
……					

十七、职业病事故情况

涂装车间建立了职业病危害事故处置与报告制度，自运行以来未发生急性职业中毒等职业病危害事故。

（李秋香　汤蜀琴　赵　容　刘玉梅　雷荣辉　崔　爽）

第二章 工作场所职业病危害因素检测

第一节 概　　述

职业病危害因素，又称职业性有害因素，是指在职业活动中产生和（或）存在的、可能对职业人群健康、安全和作业能力造成不良影响的因素或条件，包括化学、物理、生物等因素。

职业病危害因素的检测主要包括工作场所物理因素测量、工作场所空气中有害物质的检测以及有害物质的生物检测等。其中工作场所物理因素的测量是指依据我国职业卫生标准及其他相关标准，利用仪器设备对工作场所的物理因素的强度进行测量，如利用声级计对工作场所噪声进行的定点测量或对工人接触的噪声强度进行的个体测量。空气检测是指利用采样介质对空气中的有害物质进行采样，然后经过样品处理后进行仪器分析，从而检测工作场所空气中有害物质的浓度。生物检测是指在一段时期内，通过检测人体生物材料（血、尿、呼出气等）中有害物质或其代谢物的含量（浓度）或生物效应水平，以评价工作场所的职业卫生状况及劳动者接触有害物质的程度和可能的健康影响。

工作场所有害物质的空气检测标准方法是与工作场所有害因素职业接触限值标准相配套的检测标准，随着我国职业接触限值标准的变化而发生变化。1979 年，卫生部、国家基本建设委员会、国家计划委员会、国家经济委员会及国家劳动总局等五部委颁布了《工业企业设计卫生标准》（TJ36—1979），其中车间空气中有害物质的最高容许浓度包括 111 项有毒物质和 9 项生产性粉尘限值要求。我国职业卫生科研工作者自 1975 年系统开展工作场所有毒物质检测标准方法研究，至 1991 年研制了与当时职业接触限值 MAC 相配套的检测方法和采样规范，并分别于 1980 年、1986 年和 1990 年出版了三版《车间空气监测检验方法》，发布了《车间空气中有毒物质监测采样规范》（试行草案）和《采集空气中有毒物质监测研究规范》（试行草案），逐渐形成了一整套车间空气有毒物质检测方法体系，并在此基础上形成工作场所空气检测标准方法。1995～1999 年，卫生部批准了 204 个车间空气有毒物质检测方法，加上原有卫生标准附录中的标准方法 81 个，共计 285 个标准方法。1992 年，全国卫生标准技术委员会劳动卫生标准分委会提出研制和实施时间加权平均容许浓度限值（PC-TWA），为更好地适应新限值的要求，开始了对 PC-TWA 配套的监测方法以及采样和监测规范的研制，探索将原有与 MAC 配套的检测方法转化成可以与 PC-TWA 配套的检测方法。

2002 年，我国职业卫生限值标准体系发生了变化，在卫生部发布的《工作场所有害因素职业接触限值》（GBZ 2—2002）中关于化学有害因素首次提出了新的职业接触限值类型，正式将时间加权平均容许浓度（PC-TWA）和短时间接触容许浓度（PC-STEL）作为我国工作场所化学有害因素的职业接触限值类型，我国工作场所化学有害因素职业接触限值标准由原来的单一的最高容许浓度限值（MAC）变化成时间加权平均容许浓度（PC-TWA）、短时间接触容许浓度（PC-STEL）和最高容许浓度（MAC）的三值标准体系，其名称也由车间空气统一为工作场所空气。因此为适应新的职业接触限值检测和评价要求，工作场所空气中有害物质检测标准方法也发生了变化，修订成为与新的职业接触限值相配套的检测标准方法，并研制了一些新的检测方法。方法研制和验证完成后，2004 年 5 月，卫生部发布了新的《工作场所空气中有毒物质监测的采样规范》（GBZ159—2004）和工作场所空气有毒物质测定标准系列（GBZ/T 160—2004），并于 2004 年 12 月 1 日起实施。新的工作场所空气有毒物质检测标准包含了 81 类约 250 多项有毒物质检测标准方法，本次发布的工作场所空气检测标准方法与原标准方法相比，其编排和分类方法发生了重大变化，化合物按类别分类排列，检测方法按类编号，一类化合物为一个标准编号。如将金属铅、氧化铅、硫化铅、四乙基铅等的检测均归到《工作场所空气中铅及其化合物的测定方法》（GBZ/T160.10—2004）中，将苯、甲苯、二甲苯、乙苯和苯乙烯等的检测都归到 GBZ/T 160.42—2004 芳香烃类化合物中，便于查找。该系列标准于 2007 年进行了修订，其中职业接触限值标准（GBZ 2）将化学有害因素和物理因素职业接触限值分为《工作场所有害因素职业接触限值第 1 部分：化学有害因素》（GBZ2.1—2007）[①]和《工作场所有害因素职业接触限值 第 2 部分：物理因素》（GBZ2.2—2007）两个标准；GBZ/T 160—2004 检测标准中也增加了醇醚类化合物、铟及其化合物、碘及其化合物等化合物类别，将标准类别增加为 85 个，原有的芳香烃类化合物、烷烃类化合物等 12 类化合物标准方法中增加了新的检测方法，也重新进行了修订。至此，我国工作场所空气中有毒物质检测标准方法体系已经基本成形并得到完善。

2017 年，国家卫生和计划生育委员会发布了新的工作场所空气检测标准，即 GBZ/T 300—2017 系列工作场所空气有毒物质检测标准，该标准代替了 2004 年和 2007 年发布的 GBZ/T 160—2004 各部分标准。目前我国工作场所空气中化学有害因素职业接触限值标准包括时间加权平均容许浓度（PC-TWA）、短时间接触容许浓度（PC-STEL）和最高容许浓度（MAC），检测方法以 2017 年国家卫生和计划生育委员会发布的《工作场所空气有毒物质测定》（GBZ/T 300—2017）为标准方法。

一、职业病危害因素检测程序

职业病危害因素检测程序如图 2-1。

（一）项目委托、合同评审、签订技术服务合同

检测机构根据检测项目的来源、性质、检测对象和检测范围等，结合自身资质和技术能力，进行项目合同评审，接受来自企业客户、评价机构或者行政机关等的委托，双方签订技术服务合同。

（二）现场调查

为了解工作场所空气中有害物质浓度变化情况及劳动者接触情况，必须在采样前对工作场所进行现场卫

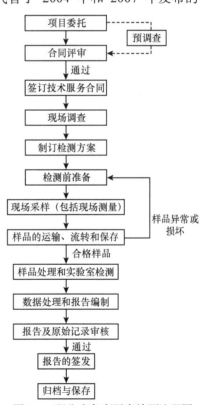

图 2-1　职业病危害因素检测流程图

[①] 2019 年 8 月 27 日，国家卫生健康委员会发布 GBZ 2.1—2019《工作场所有害因素职业接触限值 第 1 部分：化学有害因素》代替 GBZ 2.1—2007，自 2020 年 4 月 1 日起施行。

生学调查，必要时进行预采样。现场调查应当至少包括以下内容：

1. 用人单位基本情况，包括单位名称、地址、劳动定员、岗位划分、工作班制。

2. 生产过程中使用的原辅材料，生产的产品、副产品和中间产物等的种类、数量、纯度、杂质及其理化性质。

3. 生产工艺和设备，包括设备类型、数量及其布局；主要工艺参数，生产方式，生产状态。

4. 各岗位（工种）作业人员的工作状况，包括作业人数、工作地点及停留时间、工作内容和工作方式；接触职业病危害的程度、频度及持续时间。

5. 工作场所空气中有害物质的产生和扩散规律、存在状态、估计浓度。

6. 工作场所卫生状况和环境条件、职业病防护设施及运行情况、个人防护用品及使用情况。

（三）制订检测方案（采样时检测计划）

根据现场调查的情况以及相关标准规范，结合工作场所生产工艺流程以及劳动者接触有害物质的情况，选择有代表性的采样点、采样时段制订检测方案。

（四）检测前准备

检测前应做好人员、设备、材料、现场采样检测记录及相关辅助和安全防护设施等方面的准备工作，如任务分工、准备现场采样所需的空气收集器、相关滤料和试剂、采样流量校准等。

（五）现场采样（包括现场测量）

在正常生产状况下，按照上述现场采样和检测计划开展工作，采样或检测前观察和了解工作现场卫生状况和环境条件，确保现场采样的代表性和有效性，如实填写现场采样记录单相关信息，采样结束后采样记录单应经被检测单位相关陪同人员的签字确认。

（六）样品的运输、流转和保存，样品处理和实验室检测

现场采集的空气中有害化学物质样品大多需要通过实验室高精度仪器和设备进行含量分析。样品到达实验室前，需要进行现场采集样品的交接、采样记录单的交接、样品的编号和保存、实验室内样品的流转后才进行分析检测。

（七）数据处理和报告编制

数据处理工作也是对原始采样记录和原始检测记录分析整理的过程，包括检测分析仪器产出的原始数据和原始图谱的计算整理、质控数据计算、采样时间和采样体积的计算、标准采样体积的计算、空气中有害物质浓度的换算、数字修约等方面。

检测报告是对工作现场职业病危害因素存在浓度或强度及分布的归纳总结和结论，检测报告一旦签发盖章生效后将具有法律效力。因此，检测报告编制工作的相关人员必须严肃认真对待，保证检测报告中相关信息和结果真实、准确、可靠。同时，检测报告内容应清晰、整洁，便于查看结果。

（八）报告及原始记录的审核，报告的签发

报告编制完成后，经过检测人员、审核人员逐级核对确认后，由授权签字人签发，加

盖资质印章和检测机构检测专用印章并发送给委托方。

（九）归档与保存

报告签发盖章后，相关原始记录和报告应归档管理，检测档案一般包括以下内容：①技术服务合同（或协议）。②合同评审记录。③现场调查、工作日写实等相关原始记录。④现场采样和检测计划及审核记录。⑤现场采样记录、现场测量记录、样品接收流转保存记录、实验室分析记录、原始谱图及计算过程记录等相关原始记录。⑥技术服务过程影像资料。⑦检测所需的技术资料。⑧检测报告及审核记录。⑨其他与检测相关的记录、资料。

二、职业病危害因素检测方案的制订

（一）制订依据

在进行采样前，应先根据现场调查结果，按照《工作场所空气中有害物质监测的采样规范》《工作场所物理因素测量》《工作场所空气中粉尘测定》和《工作场所空气有毒物质测定》等标准要求，确定有代表性的采样点和采样对象、采样数量、采样时段，根据职业病危害因素的职业接触限值类型确定采样方法，绘制现场采样点设置示意图。

（二）检测方案编制

检测方案主要包括用人单位名称、检测类别、检测任务编号、检测项目名称（职业病危害因素名称）、岗位（工种）、采样点或采样对象、采样方式（个体采样或定点采样）、采样时段、采样时间、样品数量、采样日期、仪器设备、空气收集器、采样流量、样品保存期限和保存条件、编制人、审核人、批准人、编制日期等信息。

1. 岗位（工种）　岗位是指企业根据生产的实际需要而设置的工作位置或工作类别，既可以指地点，也可以指人。工种是根据劳动管理的需要，按照生产劳动的性质、工艺技术的特征或者服务活动的特点而划分的工作种类，一般指人。检测方案的制订应以人为主线，选择空气中有害物质浓度最高的工作地点，有害物质浓度最高的时段，接触有害物质浓度最高和接触有害物质时间最长的作业人员。

2. 职业病危害因素　通过职业卫生调查、工程分析、资料分析、检测检验等方法，对建设项目（用人单位）生产工艺过程、生产环境、劳动过程中可能存在的职业病危害因素的种类、来源、分布及其影响人员进行全面、客观、准确的识别，职业病危害因素应包含：

（1）列入《职业病危害因素分类目录》的：国卫疾控发〔2015〕92号《职业病危害因素分类目录》将职业病危害因素分为六大类：粉尘52个、化学因素375个、物理因素15个、放射性因素8个、生物因素6个、其他因素3个，其中前五种因素各含1个开放性条款；

（2）国家（或国外）已颁布职业接触限值的；

（3）国家已颁布相关职业卫生检测标准方法的；

（4）其他可能危害劳动者身体健康的。

3. 采样方式 职业接触限值为最高容许浓度（MAC）、短时间接触容许浓度（PC-STEL）的有害物质，可选用定点或个体的采样方法进行采样，同时应当选择接触有害物质浓度最高的作业人员或有害物质浓度最高的工作地点，在有害物质浓度最高的时段进行采样。当现场浓度波动情况难以确定时，应当在1个工作班内不同时段进行多次采样。

职业接触限值为时间加权平均容许浓度（PC-TWA）的有害物质，应根据工作场所空气中有害物质浓度的存在状况，或采样仪器的操作性能，可选用个体采样或定点采样，长时间采样或短时间采样方法，一般应以个体采样和长时间采样为主。应优先采用个体长时间采样（采样介质为液体的除外），采样时间尽可能覆盖整个工作班；采用定点、短时间采样方法采样的，应在有害物质不同浓度的时段分别进行采样。作业人员在不同工作地点工作或移动工作时，应当根据工作情况在每个工作地点或移动范围内分别设置采样点。

4. 采样点 根据检测需要和工作场所状况，选定具有代表性、用于空气样品采集的工作地点，其中应包括空气中有害物质浓度最高、劳动者日接触时间最长的工作地点。采样点应设在工作地点的下风向，应远离排气口和可能产生涡流的地点。

5. 采样对象 当进行职业接触限值符合性检测时，根据现场调查的情况或有害物质检测情况，在分析工艺过程、工作类型和有害物质种类的基础上，进行相似接触组划分；再根据影响有害物质接触水平的其他因素相同或相近的原则，进行同质接触组划分；根据现场调查情况和综合分析，将同一有害物质的同质接触组按照接触浓度由高到低进行排序，将接触风险可能最高的同质接触组作为采样对象。当开展职业危害暴露评估时，根据现场调查的情况或有害物质检测情况，在分析工艺过程、工作类型和有害物质种类的基础上，进行相似接触组划分。将所有的相似接触组作为采样对象，当组内劳动者数量低于6名时，全部作为采样对象；当组内劳动者数量大于或等于6名时，按照规范的要求确定采样数目；当相似接触组内接触某种有害物质浓度较高的劳动者约占劳动者的比例达到30%及以上时，选择不少于6名劳动者作为采样对象。

6. 采样时段

（1）采样必须在正常工作状态和环境下进行，避免人为因素的影响。

（2）空气中有害物质浓度随季节发生变化的工作场所，应将空气中有害物质浓度最高的季节选择为重点采样季节。

（3）在一个工作周内，应将空气中有害物质浓度最高的工作日选择为重点采样日。

（4）在一个工作日内，应将空气中有害物质浓度最高的时段选择为重点采样时段。

7. 采样时间

（1）职业接触限值为最高容许浓度的有害物质的采样：采样时间一般不超过15min；当劳动者实际日接触时间不足15min时，一般按实际日接触时间进行采样。

（2）职业接触限值为短时间接触容许浓度的有害物质的采样：当劳动者接触有害物质高浓度时间小于或等于15min时，样品采集时间与劳动者日接触时间一致；当劳动者接触有害物质高浓度时间大于15min时，应根据有害物质的特点，在劳动者接触职业病危害浓度高的时间段进行样品采集，每个样品的采集时间一般不大于15 min。

（3）职业接触限值为时间加权平均容许浓度的有害物质的采样：样品采集时间原则上100%覆盖劳动者接触有害物质的时间；当劳动者接触有害物质时间内的浓度变化不大时，采集样品时间至少应覆盖不少于70%劳动者接触有害物质的时间；当劳动者的接触有害物质为周期性巡检作业时，样品采集时间应覆盖不少于2个典型的周期性巡检接触时间段；当采用现场直接瞬时检测方法时，应在劳动者接触有害物质的不同时段进行不少于8次的现场瞬时检测。

8. 采样天数 对于化学因素，评价检测应至少连续采样3个工作日，定期检测应至少采样1个工作日。对于物理因素，应至少测量1个工作日。

9. 样品数量

（1）个体采样：采样对象数量的确定原则按照采样策略和采样规范的要求进行。

（2）定点采样：工作场所按产品的生产工艺流程，凡逸散或存在有害物质的工作地点，至少应设置1个采样点。作业人员在不同工作地点工作或移动工作时，应当根据工作情况在每个工作地点或移动范围内分别设置采样点。当现场浓度波动情况难以确定时，应当在1个工作班内不同时段进行多次采样。

10. 采样介质和采样流量 不同种类的职业病危害因素对应不同的采样介质，根据采样方法的要求选择合适的采样介质和采样流量。采样流量可在一定范围内调整。采样前后应校正空气采样器的采样流量。在校正时，必须串联与采样相同的采样介质。

11. 保存条件和保存时限 按照不同种类职业病危害因素检测方法的要求以及化合物的理化性质的差异，样品的稳定期限各有不同，一般以下降不超过10%为样品可保存的期限。

（三）检测方案格式

检测方案应包含检测依据、用人单位情况介绍、职业病危害因素接触情况、职业病防护设施情况、个体防护用品情况以及现场采样与检测计划。检测方案格式（参考）见下页。

×××项目
职业病危害因素检测方案

检测任务（或项目）编号：

项目名称：

检测类别：

用人单位名称：

用人单位地址：

计划采样时间：

1. 检测依据 列出本次检测工作所依据的标准名称以及所涉及职业病危害因素的职业接触限值。

2. 用人单位情况介绍 用人单位基本情况介绍，包括单位地址、单位性质、行业类型、主要产品及产量等。

3. 职业病危害因素接触情况

（1）说明任务来源、检测范围。

（2）对检测范围内的主要生产工艺及设备、使用原辅材料、产品及副产品、岗位（工种）设置及作业人员数量、职业病防护设施及运行情况、个人防护用品及使用情况等现场调查内容，汇总岗位（工种）作业人员职业病危害因素接触情况（表2-1）。

表 2-1　作业人员职业病危害因素接触情况

岗位/工种	作业人数	工作班制	工作人数/班	工作时间/班	工作地点	接触职业病危害因素	日接触时间	接触频次	职业病防护设施及运行情况	个人防护用品及使用情况

4. 现场采样及检测计划　根据现场调查情况,结合职业病危害因素职业接触限值类型制订现场采样及检测计划（表 2-2）。

表 2-2　现场采样及检测计划

车间/单元	岗位	职业病危害因素	采样方式	采样点/采样对象	采样时间	采样时段	采样介质	采样流量	采样及检测设备	样品数量	采样天数	样品保存要求

编制人：　　年　月　日　　　审核人：　　年　月　日　　　批准人：　　年　月

（杜会芳　刘玉梅　周　静）

第二节　工作场所空气中化学有害物质检测

一、样品采集技术

工作场所空气中有害物质存在状态有气体、蒸气和气溶胶三种,其中气溶胶根据存在形式,可分为雾、烟和粉尘。有害物质的存在状态不同,其采样方法也不相同。工作场所空气有害物质的采样方法主要有以下几种:

1. 固体吸附剂法　当空气样品通过固体吸附剂管时,空气中的气态和蒸气态待测物被多孔性固体吸附剂吸附而采集。固体吸附剂都是多孔性物质,有大的比表面积,其吸附作用有物理性和化学性两种。物理性吸附是靠分子间的作用力,吸附力比较弱,容易在物理作用下发生解吸。化学性吸附是靠化学亲和力（原子价力）的作用,吸附比较强,不易在物理作用下解吸。

用于空气采样的理想固体吸附剂应具有良好的机械强度、稳定的理化性质、足够强的吸附能力、容易解吸和价格较低等特性。

常用的固体吸附剂有活性炭、硅胶等。标准溶剂解吸型吸附管和热解吸型吸附管如图 2-2。

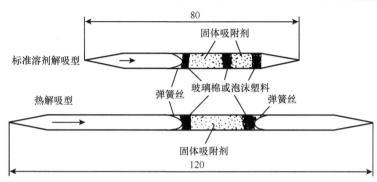

图 2-2　标准溶剂解吸型吸附管和热解吸型吸附管

（1）活性炭：属于非极性吸附剂，吸附非极性和弱极性的有机气体和蒸气，吸附容量大，吸附力强。沸点高于 0℃的各种物质蒸气，常温下可以被有效地吸附。

（2）硅胶：是一种极性吸附剂，对极性物质有着强烈的吸附作用，吸附大量的水后会降低其甚至失去它的吸附性能。所以，硅胶只适宜在较干燥的环境中采样，采样时间不宜长。硅胶管分为普通硅胶管、酸性硅胶管、碱性硅胶管三种。

固体吸附剂法的优点是：固体吸附剂管体积小，重量轻，便于携带和操作；适用范围广，大部分有机和无机、极性和非极性化合物的气体和蒸气都适用；既能用于短时间定点采样，也能用于个体及长时间采样。固体吸附剂法的缺点是：对不同的有害物质有不同的穿透容量；硅胶管容易吸湿，不适宜在湿度大的工作场所过长时间持续采样，长时间或个体采样时，应 3h 左右更换一只，或发现硅胶管变色后立即更换。

固体吸附法在使用时应注意：防止穿透、防止污染、防止假穿透。固体吸附剂法采集的样品应在稳定期内检测，既防止假穿透，又避免浓度下降。

2. 滤料采样法　滤料采样法是利用气溶胶颗粒在滤料上发生直接阻截、惯性碰撞、扩散沉降、静电吸引和重力沉降等作用采集在滤料上。用于空气样品采集的常用滤料有微孔滤膜、超细玻璃纤维滤纸和过氯乙烯滤膜（测尘滤膜）等。微孔滤膜是由合成纤维素基质交联成筛孔的滤料，孔径比较均匀，可以根据采样的要求选择不同孔径的滤料。理想的滤料需具备机械强度好、理化性质稳定、通气阻力低、采样效率高、空白值低、处理容易等特点。

采样滤料通常要放置在合适的采样夹中进行样品采集。滤料采样法的优点：适用于各种气溶胶的采样，采样效率高；采样流量范围宽，适用于短时间采样、长时间采样、定点采样和个体采样；操作简便，使用的设备材料便宜，不易破损；易于保存，携带方便，保存时间长；可根据分析的需要选择合适的滤料、抽气动力、采样流量和滤料大小等。

注意事项：①选择合适的滤料，采集金属性烟尘首选微孔滤膜，采集有机化合物气溶胶选用玻璃纤维滤纸，采集粉尘时首选过氯乙烯滤膜（测尘滤膜）；②选择质量好的滤料，孔径和厚度要均匀；③采样过程中要防止污染；④在高浓度的情况下采样时要防止滤料的过载。

3. 液体吸收法　将装有吸收液的吸收管作为样品收集器，当样品气流通过吸收液时，吸收液气泡中的有害物质分子迅速扩散入吸收液内，由于溶解或化学反应很快地被吸收液吸收。常用的采样吸收管有大型气泡吸收管、小型气泡吸收管、多孔玻板吸收管、冲击式吸收管。常用的采样吸收管的使用要求和适用范围列于表 2-3。

表 2-3　采样吸收管的技术要求

吸收管	吸收液用量（ml）	采样流量（L/min）	性能要求	规格	适用范围	备注
大型气泡吸收管	5～10	0.5～2.0	内、外管接口为标准磨口，内管出气口内径（1.0±0.1）mm，管间距外管不大于 5mm	优质无色或棕色玻璃	气态和蒸气态	—
小型气泡吸收管	2	0.1～1.0	同上	同上	气态和蒸气态	—
多孔玻板吸收管	5～10	0.1～1.0	玻板及孔径应均匀、细致、不产生特大气泡	同上	气态和蒸气态；雾态气溶胶	管内装 5ml 液，0.5L/min 抽气，气泡上升 40～50mm 且均匀，无特大气泡，阻力 4～5kPa
冲击式吸收管	5～10	0.5～2.0；3（气溶胶）	内、外管接口为标准磨口，内管垂直于外管，底出气口内径（1.0±0.1）mm，管间距外管（5.0±0.5）mm	同上	气态和蒸气态；气溶胶	采气溶胶时以 3L/min 采样

常用的液体吸收管如图 2-3～图 2-5 所示。

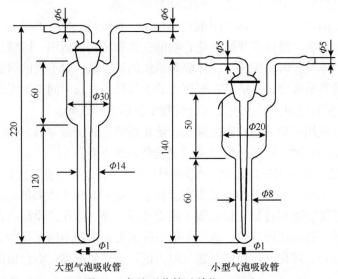

图 2-3　气泡吸收管（单位：mm）

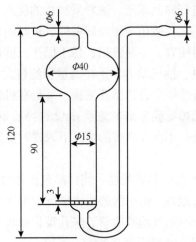

图 2-4　多孔玻板吸收管（单位：mm）

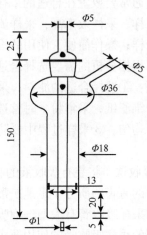

图 2-5　冲击式吸收管（单位：mm）

液体吸收法的使用注意事项如下：

（1）根据待测物的理化性质及在空气中的存在状态，正确选择吸收管和吸收液。

（2）空气采样器和吸收管应正确连接，以防错误连接将吸收液吸入采样器中损坏抽气泵。

（3）要正确和准确地使用采样流量。

（4）采样时间要准确适当，使用易挥发的吸收液在高温下采样时，采样时间不宜长。

（5）吸收液用量要准确，采样过程中若有损失，采样后要补充到原来用量。

（6）采样前后要密闭进出气口，直立放置，防止吸收管破碎。

（7）采样后检测前，要用管内吸收液洗涤吸收管的进气管内壁 3～4 次，混匀后供检测。

（8）有的吸收液需要避光保存，应注意使用条件和要求，保证吸收液的有效性。

4. 直接采样法　直接用采样容器如 100ml 注射器、采气袋或其他容器采集一定量体积的空气样品，供检测用。该方法适用于空气中挥发性强、吸附性小的待测物，待测物浓度较高或检测方法的灵敏度高，只需要少量空气样品就可满足检测要求的情况。在不宜采用有泵型采样法时，如在需要防爆的工作场所，可使用此法。

5. 无泵型采样法　对于气态和蒸气态的有害物质，可采用无泵型采样器进行样品采集。无泵型采样法又叫扩散采样法，是指在采集空气中化学物质时，不需要抽气动力和流量装置，而是利用化学物质在空气中的扩散作用来完成采样。其特点是无泵型采样器体积小，重量轻，携带方便，特别适合于个体采样和长时间采样。

二、实验室分析技术

根据化学有害物质的类别，工作场所空气中有害物质检测的实验室常用的分析技术主要有原子吸收光谱法、紫外-可见分光光度法、气相色谱法等。

（一）原子吸收光谱法

1. 原理　原子吸收光谱法是利用气态原子可以吸收一定波长的光辐射，使原子中外层的电子从基态跃迁到激发态的现象而建立的。由于各种原子核外电子的能级不同，将有选择性地共振吸收一定波长的辐射光，这个共振吸收波长恰好等于该原子受激发后发射光谱的波长，由此可作为元素定性的依据，而吸收辐射的强度在一定的浓度范围中遵循朗伯-比尔定律，作为定量的依据进行元素的定量分析。

原子吸收光谱仪由光源、原子化器、分光器、检测器组成。最常用的原子化器有火焰原子化器和石墨炉原子化器。

2. 特点

（1）优点：①检出限低，灵敏度高。火焰原子吸收法的检出限可达到 ppb 级，石墨炉原子吸收法的绝对灵敏度可达到 10^{-14}～10^{-10}g。②分析精度好。火焰原子吸收法检测中等和高含量元素的相对标准偏差小于 1%，石墨炉原子吸收法的分析精度一般为 3%～5%。③选择性好，在大多数情况下，共存元素对被测元素不产生干扰。④应用范围广，可检测 70 多种元素。⑤分析速度快，操作方便。仪器比较简单常见，一般实验室可配备，目前原子吸收光谱法已成为一种常规的分析测试手段，得到广泛的应用。

（2）缺点：检测一些难熔金属元素，如稀土元素锆、铪、铌等以及非金属元素不能令人满意；通常情况下一种元素对应一个空心阴极灯，不能同时分析多个元素。

3. 适用范围 在职业病危害因素检测中适用于绝大多数金属元素以及部分类金属的检测，如铅、铜、锰、铬等。

4. 定量方法 配制一系列标准溶液，在同样的检测条件下，检测标准溶液和样品溶液的吸光度，绘制吸光度与标准溶液浓度间的标准曲线，然后依据样品的吸光度计算待测元素的浓度或含量。

为确保分析准确，应注意以下几点：

（1）所配制标准溶液的浓度范围应符合朗伯-比尔定律，最佳分析范围的吸光度应在0.1～0.5之间。除溶液空白外，绘制标准曲线的应不少于4个。

（2）标准溶液与样品溶液应用相同的试剂处理，且应具有相似的组成。因此，在配制标准溶液时，应加入与样品组成相同的基体。使用与样品具有相同基体且不含待测元素的空白溶液将仪器调零，或从样品的吸光度中扣除空白值。

（3）应使操作条件在整个分析过程中保持不变。

（二）紫外-可见分光光度法

1. 原理 根据被测物质在紫外-可见光的特定波长处或一定波长范围内对光的吸收特性而对该物质进行定性定量分析的方法称为紫外-可见分光光度法。将不同波长的单色光依次通过一定浓度的同一溶液，分别检测吸光度，然后以吸光度为纵坐标，波长为横坐标画图可得到一条吸收曲线即吸收光谱。曲线上吸收值最大处所对应的波长称为最大吸收波长，最大吸收波长在定量分析中常用作检测波长。紫外-可见分光光度法的定量依据是朗伯-比尔定律，即在一定条件下溶液对单色光吸收的强弱与吸光物质的浓度和厚度成正比关系。

常用的紫外-可见分光光度计的工作波长范围为190～900nm。主要仪器构成包括光源、单色器、吸收池、检测器和信号显示系统五部分。

紫外-可见分光光度法具有灵敏度高、精密度好、操作简便等优点，几乎所有的无机离子和有机化合物均可以采用分光光度法检测微量组分。若采用灵敏度高、选择性好的有机显色剂，并加入适当的掩蔽剂，一般不经过分离即可直接进行分光光度法检测，其方法的相对误差为5%～10%。

2. 适用范围 紫外-可见分光光度法是工作场所化学危害因素检测中的常用方法，主要用于非金属无机化合物及部分金属及其化合物、有机物的检测。

3. 分析方法

（1）目视比色法：用眼睛观察、比较溶液颜色深度以确定物质含量的方法称为目视比色法。将一系列不同量的标准溶液依次加入各比色管中，再分别加入等量的显色剂和其他试剂，并控制其他实验条件相同，最后稀释至同样体积，配成一套颜色逐渐加深的标准色阶。将一定量的被测溶液置于另一个比色管中，在同样条件下进行显色，并稀释至同样体积，从管口垂直向下（有时由侧面）观察颜色。如果被测溶液颜色介于相邻两种标准溶液之间，则试液浓度就介于这两个标准溶液浓度之间。

（2）标准曲线法：配制一系列已知不同浓度的标准溶液，分别在选定波长处检测其吸光度，然后以标准溶液的浓度为横坐标，以相应的吸光度为纵坐标，绘制出吸光度-浓度关系曲线，该曲线则为标准曲线。在相同条件下测量样品溶液的吸光度，就可通过标准曲线计算出待测样品浓度。

（三）气相色谱法

1. 原理　以气体为流动相的色谱法叫气相色谱法，它是利用物质的沸点、极性及吸附性质的差异来实现混合物的分离分析方法。气相色谱分离是利用试样中各组分在色谱柱中的流动相和固定相间的分配系数不同，当气化后的试样被载气带入色谱柱中运行时，组分就在其中的两相间进行反复多次的分配（吸附-脱附-放出）。由于固定相对各种组分的吸附能力不同（即保存作用不同），因此各组分在色谱柱中的运行速度就不同，经过一定的柱长后，便彼此分离，按顺序离开色谱柱进入检测器，产生的离子流信号经放大后，在记录器上描绘出各组分的色谱峰。

2. 组成　气相色谱仪主要由气路系统、进样系统、分离系统、温控系统、检测器、数据处理系统等组成。

（1）气路系统：主要包括气源、气体净化装置、气流压力和流速的控制装置等。

（2）进样系统：进样系统的作用是将液体或固体试样瞬间气化，然后快速定量地转入到色谱柱中，包括进样器和气化室两部分。

（3）分离系统：通常由毛细管色谱柱组成。毛细管色谱柱渗透性好，传质阻力小，通常长达几十米，具有分离效率高（理论塔板数可达 10^6）、分析速度快、样品用量小的特点，但柱容量低、要求检测器的灵敏度高。

（4）温控系统：主要是对柱箱、气化室、检测器的温度进行控制。色谱柱的温控方式主要有恒温和程序升温两种，对于沸点范围较宽的混合物，一般采用程序升温法进行分析。程序升温指在一个分析周期内柱温随时间由低温向高温作线性或非线性变化，以达到用最短时间获得最佳分离效果的目的。

（5）检测器：把载气里被分离的各组分的浓度或质量转换成电信号的装置。一个优良的检测器应具有以下几个性能指标：灵敏度高、死体积小、响应迅速、线性范围宽、稳定性好等。

目前气相色谱检测器的种类多达数十种，根据检测原理的不同可将其分为质量型检测器和浓度型检测器。质量型检测器测量的是载气中所携带的样品进入检测器的速度变化，即检测器的相应信号正比于单位时间内组分进入检测器的质量，如氢火焰离子化检测器（hydrogenflame ionization detector，FID）、火焰光度检测器（flame photometric detector，FPD）、氮磷检测器（nitrogen phosphorus detector，NPD）。浓度型检测器测量的是载气中组分浓度的瞬间变化，即检测器的响应值正比于组分的浓度，如热导检测器（thermal conductivity detector，TCD）、电子捕获检测器（electron capture detector，ECD）。

职业卫生检测用中用到最多的是氢火焰离子化检测器（FID），它是典型的质量型检测器，具有结构简单、灵敏度高、死体积小、响应快、稳定性好的特点，但它仅对含碳的有机化合物有响应，对永久气体、水、一氧化碳等不产生信号或信号很弱。

火焰光度检测器（FPD）又叫硫磷检测器。它是一种对含硫、磷的有机化合物具有高选择性和高灵敏度的检测器。主要由火焰喷嘴、滤光片、光电倍增管构成。根据硫、磷化合物在富氢火焰中燃烧时，生成化学发光物质，并能发射出特征频率的光，记录这些特征光谱，即可检测硫、磷化合物。

　　氮磷检测器（NPD）是一种质量型检测器，对含氮、磷的化合物具有高选择性和高灵敏度。它与 FID 结构相似，是将一种涂有碱金属盐的陶瓷珠放置在燃烧的氢火焰和收集极之间，当试样蒸气和氢气流通过陶瓷珠表面时，含氮、磷的化合物便会从被还原的碱金属蒸气上获得电子，失去电子的碱金属形成盐再沉积到陶瓷珠的表面上。

　　热导检测器（TCD）是根据不同的物质具有不同的热导系数原理制成的。热导检测器结构简单、性能稳定、线性范围宽，对无机、有机物都有响应，但与其他检测器相比灵敏度较低。

　　电子捕获检测器（ECD）是一个具有高灵敏度和高选择性的浓度型检测器。它只对具有电负性的物质，如含有卤素、硫、磷的物质有响应，且电负性越强，检测器灵敏度越高，对大多数烃类没有响应。其线性范围较窄，在定量分析时应特别注意。

　　（6）数据处理系统：首先取得检测器输出的信号（此信号的幅值对时间作图得到的是色谱图）；其次根据色谱图找出色谱峰的起点、最大值点和终点等，求出色谱峰的保留时间、峰面积（或峰高），通过保留时间进行组分的定性推断，从峰面积（或峰高）依定量计算方法算出组分定量的结果。

　　3. 特点

　　（1）分离效能高：长达 30m 的毛细管色谱柱，在 2h 内，可以完成含有上百种组分的混合物的分离和分析。

　　（2）选择性高：通过选择合适的色谱分析条件，可将物理、化学性质非常相近的组分加以分开，如恒沸混合物、沸点相近的物质、各种异构体等。

　　（3）样品用量少，依次分析通常只需要几微升的溶液样品。

　　（4）灵敏度高：氢火焰离子化检测器（FID）可达 10^{-2}g/s，电子捕获检测器（ECD）达 10^{-3}g/s；检测限为 10^{-9}g/L 和 10^{-12}g/L。

　　（5）应用范围广：几乎可用于所有化合物的分离和检测，包括有机物、无机物、低分子或高分子化合物，甚至是生物大分子。

　　（6）分析操作简便、快速：几分钟到几十分钟就可以完成一次复杂样品的分离和分析。

　　气相色谱法的不足之处是没有待测物的纯品或相应的色谱定性数据作对照时，不能从分离峰给出定性结果，需要与质谱联用才能达到定性目的。

　　4. 适用范围　适用于沸点低于 450℃ 且不易发生热裂解的化合物，在我国现有职业卫生检测标准中，采用气相色谱法检测的有害物质有大部分的有机化合物及部分无机化合物。

　　5. 定量分析　职业病危害因素检测中气相色谱定量分析一般采用标准曲线法。用纯物质配制一系列不同浓度的标准试样，在一定的色谱条件下准确定量进样，测量峰面积（或峰高），绘制标准曲线。进行样品检测时，要在与绘制标准曲线完全相同的色谱条件下准确进样，根据所得的峰面积（或峰高），通过标准曲线计算出被测组分的含量。

三、工作场所空气中有害物质检测结果计算

　　（一）计算工作场所空气中有害物质浓度

　　在结果计算时，首先要计算所采集样品代表的空气浓度：

$$C = \frac{m}{V} \tag{2.1}$$

式中，C：通过采样介质采集计算的空气浓度（mg/m^3）；m：测得的采样介质中目标化合物的总质量（μg）；V：标准采样体积 V_0（当不需要换算时可直接用采样体积 V_t 代替）（L）。

（二）采样介质中目标化合物的总质量 m

m 是实验室检测通过标准曲线计算得到的待测物溶液浓度和定容体积求得，当样品中待测物浓度较高需要稀释时，计算时要乘以稀释倍数。对于解吸法和洗脱法对样品进行预处理时，计算时要除以解吸效率或洗脱效率。

1. 滤膜样品

$m =$ 实验室测得的样品溶液化合物浓度（$\mu g/ml$）×定容体积（ml）

2. 吸附剂管样品

$m =$ 实验室测得的样品溶液化合物浓度（$\mu g/ml$）×解吸体积（ml）

3. 吸收液样品

（1）以质量数绘制标准曲线：$m =$ 实验室测得的化合物质量数（μg）×采样时吸收液体积（ml）/分析时取吸收液体积（ml）。

（2）以质量浓度数绘制标准曲线时：$m =$ 实验室测得的化合物质量浓度数（$\mu g/ml$）×定容体积（ml）×采样时吸收液体积（ml）/分析时取吸收液体积（ml）。

（三）不同职业接触限值类型的结果计算方法

1. 最高接触浓度结果的计算　根据样品检测结果和采样体积计算每个样品所代表的空气浓度，在评价时取最大的值进行评价，不需要进行换算。即 $C_M = C_{max}$。

2. 短时间接触浓度结果的计算

（1）计算所采集的样品得到的浓度（C）

（2）根据不同情况计算 C_{STEL}

1）一次短时间，日接触时间超过 15min

①采样时间为 15min 时，$C_{STEL} = C$。

②一次采样时间不足 15min，进行 1 次以上采样时，按 15min 时间加权平均浓度计算，计算方法如式（2.2）：

$$C_{STEL} = \frac{C_1 T_1 + C_2 T_2 + \cdots + C_n T_n}{15} \tag{2.2}$$

式中，C_{STEL}：短时间接触浓度（mg/m^3）；C_1、C_2、C_n：测得空气中有害物质浓度（mg/m^3）；T_1、T_2、T_n：劳动者在相应的有害物质浓度下的工作时间（min）；15：短时间接触容许浓度规定的 15min。

2）一次短时间，日接触时间不足 15min，一般按实际日接触时间采样，按下式进行计算：

$$C_{STEL} = \frac{CT}{15} \tag{2.3}$$

式中，C_{STEL}：短时间接触浓度（mg/m^3）；C：测得空气中有害物质浓度（mg/m^3）；T：劳动者在相应的有害物质浓度下的工作时间（min）；15：短时间接触容许浓度规定的 15min。

3. 时间加权平均接触浓度结果的计算

（1）根据式（2.1）计算所采集的样品得到的浓度（C）

（2）根据样品浓度、采样方式以及所代表的时间计算 C_{TWA}。C_{TWA} 结果应按岗位进行计算。

1）全工作日连续一次采样，采集一个工作班，工人一个工作班时间为 8h，$C_{TWA} = C$。

2）全工作日连续一次采样，采集一个工作班，工人一个工作班时间为 T 小时，计算方法如下：

$$C_{TWA} = \frac{CT}{8} \qquad (2.4)$$

式中，C_{TWA}：空气中有害物质 8h 时间加权平均浓度（mg/m^3）；C：测得空气中有害物质浓度（mg/m^3）；T：劳动者在相应的有害物质浓度下的工作时间（h）；8：时间加权平均容许浓度规定的 8h。

3）全工作日连续分次采样按下式计算：

$$C_{TWA} = \frac{C_1 T_1 + C_2 T_2 + \cdots + C_n T_n}{8} \qquad (2.5)$$

式中，C_{TWA}：空气中有害物质 8h 时间加权平均浓度（mg/m^3）；C_1、C_2、C_n：测得空气中有害物质浓度（mg/m^3）；T_1、T_2、T_n：劳动者在相应的有害物质浓度下的工作时间（h）；8：时间加权平均容许浓度规定的 8h。

4）短时间不连续分次采样，C_{TWA} 按照式（2.5）计算。但应注意的是如果是短时间不连续分次采样，计算时公式中的 T（时间）为该样品所代表的时间段，而不是采样时间 15min。

四、工作场所空气中常见有毒物质检测方法示例

（一）工作场所空气中氨检测的纳氏试剂分光光度法（GBZ/T 160.29—2004 工作场所空气有毒物质检测 无机含氮化合物）

1. 原理 空气中氨用大型气泡吸收管采集，在碱性溶液中，氨与纳氏试剂反应生成黄色；于 420nm 波长下测量吸光度，进行检测。

2. 仪器

（1）大型气泡吸收管。

（2）空气采样器，流量为 0～3L/min。

（3）具塞比色管，10ml。

（4）分光光度计，420nm。

3. 试剂 实验用水为无氨蒸馏水，试剂为分析纯。

（1）硫酸，$\rho_{20} = 1.84g/ml$。

（2）吸收液：0.005mol/L 的硫酸水溶液。

（3）纳氏试剂：将 17g 氯化汞溶解于 300ml 水中；另将 35g 碘化钾溶解于 100ml 水中；将前液慢慢加入后液中至生成红色沉淀为止。加入 600ml 氢氧化钠溶液（200g/L）和剩余的氯化汞溶液，混匀。贮存于棕色瓶中，于暗处放置数日，取出上清液置于另一个棕色瓶中，用胶塞塞紧，避光保存。

（4）标准溶液：准确称取 0.3879g 硫酸铵（优级纯于 80℃，干燥 1h），溶于吸收液中，定量转移入 100ml 容量瓶中，用吸收液稀释至刻度。此溶液为 1.0mg/ml 氨标准贮备液。临用前，用吸收液稀释成 20.0μg/ml 氨标准溶液。或用国家认可的标准溶液配制。

4. 样品的采集、运输和保存　现场采样按照 GBZ 159—2004 执行。

（1）短时间样品采集：在采样点，串联两只各装有 5.0ml 吸收液的大型气泡吸收管，以 0.5L/min 流量采集 15min 空气样品。

（2）样品空白：将装有 5.0ml 吸收液的大型气泡吸收管带至采样点，除不采集空气样品外，其余操作同样品。采样后，立即封闭吸收管进出气口，置清洁的容器内运输和保存。样品尽量在当天检测。

5. 分析步骤

（1）对照试验：将装有 5.0ml 吸收液的大型气泡吸收管带至采样点，除不采集空气样品外，其余操作同样品，作为样品的空白对照。

（2）样品处理：将采过样的吸收液洗涤吸收管内壁 3 次。前后管分别取出 1.0ml 样品溶液于具塞比色管中，加吸收液至 10ml，摇匀，供检测。若浓度超过检测范围，用吸收液稀释后检测，计算时乘以稀释倍数。

（3）标准曲线的绘制：取 7 只具塞比色管，分别加入 0、0.10、0.30、0.50、0.70、0.90、1.20ml 氨标准溶液，各加吸收液至 10.0ml，配成 0、2.0、6.0、10.0、14.0、18.0、24.0μg 氨标准系列。向各标准管加入 0.5ml 纳氏试剂，摇匀；放置 5min，于 420nm 波长下测量吸光度；每个浓度重复检测 3 次，以吸光度均值对氨含量（μg）绘制标准曲线。

（4）样品检测：用检测标准系列的操作条件检测样品溶液和样品空白溶液。样品吸光度减去样品空白对照吸光度后，由标准曲线得氨含量（μg）。

6. 计算

（1）按式（2.6）将采样体积换算成标准采样体积：

$$V_0 = V_t \times \frac{293}{273+t} \times \frac{P}{101.3} \tag{2.6}$$

式中，V_0：标准采样体积（L）；V_t：实际采样体积（L）；t：采样点的温度（℃）；P：采样点的大气压（kPa）。

（2）按式（2.7）计算空气中氨的浓度：

$$C = \frac{5(m_1 + m_2)}{V_0} \tag{2.7}$$

式中，C：空气中氨的浓度（mg/m³）；m_1，m_2：测得前后样品管中氨的含量（μg）；V_0：标准采样体积（L）。

（3）时间加权平均接触浓度按 GBZ159—2004 规定计算。

7. 说明　本法的检出限为 0.2μg/ml；最低检出浓度为 0.13mg/m³（以采集 7.5L 空气样品计）。检测范围为 0.2～2.4μg/ml；相对标准偏差为 2.4%。本法前管的采样效率＞80%，甲醛和硫化氢对检测有干扰，在吸收管前加醋酸铅棉花管可消除硫化氢的干扰。

（二）工作场所空气中苯、甲苯、二甲苯和乙苯检测的溶剂解吸-气相色谱法（GBZ/T 300.66—2017 工作场所空气有毒物质检测 第 66 部分：苯、甲苯、二甲苯和乙苯）

1. 原理 空气中的蒸气态苯、甲苯、二甲苯和乙苯用活性炭采集，二硫化碳解吸后进样，经气相色谱柱分离，氢火焰离子化检测器检测，以保留时间定性，峰高或峰面积定量。

2. 仪器

（1）活性炭管，溶剂解吸型，内装 100mg/50mg 活性炭。

（2）空气采样器，流量范围为 0～500ml/min。

（3）溶剂解吸瓶，5ml。

（4）微量注射器。

（5）气相色谱仪，氢火焰离子化检测器（FID），仪器操作参考条件：①色谱柱：30m×0.32mm×0.5μm，FFAP；②柱温：80℃；③气化室温度：150℃；④检测室温度：200℃；⑤载气（氮）流量：1ml/min；⑥分流比：10∶1。

3. 试剂

（1）二硫化碳，色谱鉴定无干扰峰。

（2）标准溶液：容量瓶中加入二硫化碳，准确称量后，分别加入一定量的一种或多种待测物，再准确称量，用二硫化碳定容。由称量之差计算溶液的浓度，为待测物的标准溶液。或用国家认可的标准溶液配制。

4. 样品的采集、运输和保存 现场采样按照 GBZ 159—2004 执行。

（1）短时间采样：在采样点，用活性炭管以 100ml/min 流量采集 15min 空气样品。

（2）长时间采样：在采样点，用活性炭管以 50ml/min 流量采集 2～8h 空气样品。

（3）采样后，立即封闭活性炭管两端，置清洁容器内运输和保存。样品在室温下可保存 7d，置 4℃冰箱内可保存 14d。

（4）样品空白：在采样点，打开活性炭管两端，并立即封闭，然后同样品一起运输、保存和检测。每批次样品不少于 2 个样品空白。

5. 分析步骤

（1）样品处理：将前后段活性炭分别放入两支溶剂解吸瓶中，各加入 1.0ml 二硫化碳，封闭后，解吸 30min，不时振摇。样品溶液供检测。

（2）标准曲线的制备：取 4～7 个容量瓶，用二硫化碳稀释标准溶液成表 2-4 所列的浓度范围的标准系列。参照仪器操作条件，将气相色谱仪调节至最佳检测状态，进样 1.0μl，分别检测标准系列各浓度的峰高或峰面积。以测得的峰高或峰面积对相应的苯、甲苯、二甲苯和乙苯浓度（μg/ml）绘制标准曲线或计算回归方程，其相关系数应≥0.999。

表 2-4 标准系列的浓度范围

浓度范围（μg/ml）	化学物质					
	苯	甲苯	邻二甲苯	对二甲苯	间二甲苯	乙苯
	0.0～878.7	0.0～866.9	0.0～880.2	0.0～864.2	0.0～861.1	0.0～870.0

（3）样品检测：用检测标准系列的操作条件检测样品溶液和样品空白溶液，测得的峰高或峰面积值由标准曲线或回归方程得样品溶液中苯、甲苯、二甲苯和乙苯的浓度（μg/ml）。

若样品溶液中待测物浓度超过检测范围，用二硫化碳稀释后检测，计算时乘以稀释倍数。

6. 计算

（1）按 GBZ159—2004 的方法和要求将采样体积换算成标准采样体积。

（2）按式（2.8）计算空气中苯、甲苯、二甲苯和乙苯的浓度：

$$C = \frac{(c_1 + c_2)v}{V_0 D} \qquad (2.8)$$

式中，C：空气中苯、甲苯、二甲苯和乙苯的浓度（mg/m³）；c_1、c_2：测得的前后段样品溶液中苯、甲苯、二甲苯和乙苯的浓度（减去样品空白）（μg/ml）；v：样品溶液的体积（ml）；V_0：标准采样体积（L）；D：解吸效率（%）。

（3）空气中的时间加权平均接触浓度（C_{TWA}）按 GBZ 159—2004 规定计算。

7. 说明　本法按照 GBZ/T 210.4—2008 的方法和要求进行研制。本法的检出限、定量下限、定量检测范围、最低检出浓度、最低定量浓度（以采集 1.5L 空气样品计）、相对标准偏差、穿透容量（100mg 活性炭）和解吸效率等方法性能指标见标准方法。

（三）工作场所空气中铅及其化合物检测的酸消解-火焰原子吸收光谱法（GBZ/T 300.15—2017 工作场所空气有毒物质检测 第 15 部分：铅及其化合物）

1. 原理　空气中气溶胶态铅及其化合物（包括铅尘和铅烟等）用微孔滤膜采集，酸消解后，用乙炔-空气火焰原子吸收分光光度计，在 283.3nm 波长下检测吸光度，进行定量。

2. 仪器

（1）微孔滤膜，孔径 0.8μm。

（2）大采样夹，滤料直径为 37mm 或 40mm。

（3）小采样夹，滤料直径为 25mm。

（4）空气采样器，流量范围为 0～2L/min 和 0～10L/min。

（5）烧杯，50ml。

（6）控温电热器。

（7）具塞刻度试管，5ml。

（8）容量瓶，50ml。

（9）原子吸收分光光度计，乙炔-空气火焰燃烧器和铅空心阴极灯。

3. 试剂

（1）实验用水为去离子水，用酸为优级纯。

（2）消解液：1 体积高氯酸（$\rho_{20} = 1.67$ g/ml）与 9 体积硝酸（$\rho_{20} = 1.42$ g/ml）混合。

（3）硝酸溶液，1%（体积分数）。

（4）标准溶液：用硝酸溶液稀释国家认可的铅标准溶液成 100.0μg/ml 标准应用液。

4. 样品的采集、运输和保存

（1）现场采样按照 GBZ159—2004 执行。

（2）短时间采样：在采样点，用装好微孔滤膜的采样夹，以 5.0 L/min 流量采集 15min 空气样品。

（3）长时间采样：在采样点，用装好微孔滤膜的采样夹，以 1.0 L/min 流量采集 2～8h

空气样品。

（4）采样后，打开采样夹，取出微孔滤膜，接尘面朝里对折两次，放入清洁的塑料袋或纸袋中，置清洁容器内运输和保存。样品在室温下可长期保存。

（5）样品空白：在采样点，打开装好微孔滤膜的采样夹，立即取出滤膜，放入清洁的塑料袋或纸袋中，然后同样品一起运输、保存和检测。每批次样品不少于2个样品空白。

5. 分析步骤

（1）样品处理：将采过样的微孔滤膜放入烧杯中，加入5ml消解液，盖上表面皿，在控温电热器上以200℃左右缓缓消解至溶液近干为止。取下，稍冷，用硝酸溶液将残液定量转移入具塞刻度试管中，并稀释至5.0ml，样品溶液供检测。若样品溶液中铅浓度超过检测范围，用硝酸溶液稀释后检测，计算时乘以稀释倍数。

（2）标准曲线的制备：取5～8个50ml容量瓶，分别加入0～10.0ml铅标准应用液，用硝酸溶液定容，配成0～20.0μg/ml浓度范围的铅标准系列。将原子吸收分光光度计调节至最佳检测状态，在283.3nm波长下，用乙炔-空气贫燃气火焰分别检测标准系列各浓度的吸光度。以测得的吸光度对相应的铅浓度（μg/ml）绘制标准曲线或计算回归方程，其相关系数应≥0.999。

（3）样品检测：用检测标准系列的操作条件检测样品溶液和样品空白溶液，测得的吸光度值由标准曲线或回归方程得样品溶液中铅的浓度（μg/ml）。

6. 计算

（1）按GBZ159—2004的方法和要求将采样体积换算成标准采样体积。

（2）按式（2.9）计算空气中铅的浓度：

$$C = \frac{5C_0}{V_0} \tag{2.9}$$

式中，C：空气中铅的浓度（mg/m³）；5：样品溶液的体积（ml）；C_0：测得的样品溶液中铅的浓度（减去样品空白）（μg/ml）；V_0：标准采样体积（L）。

（3）空气中的时间加权平均接触浓度（C_{TWA}）按GBZ159—2004规定计算。

7. 说明

（1）本法按照GBZ/T210.4—2008的方法和要求进行研制。本法的检出限为0.06μg/ml，定量下限为0.2μg/ml，定量检测范围为0.2～20μg/ml；以采集75L空气样品计，最低检出浓度为0.004 mg/m³，最低定量浓度为0.013 mg/m³；平均相对标准偏差为4.0%，平均采样效率98.5%。

（2）微孔滤膜在使用前应检测其空白，若空白高，可用硝酸溶液洗涤、晾干后使用。

（3）本法测得的是总铅，不能分别检测铅尘和铅烟及其他铅化合物。

（4）样品也可采用微波消解法。

（5）样品溶液中含有100μg/ml Sn⁴⁺或Zn²⁺会产生一定的正干扰；在微酸性溶液中，W⁶⁺也有干扰，加入酒石酸可消除。

（6）在检测低浓度铅时，本法也可使用217.0nm进行检测，但要注意共存物的干扰。

（杜会芳　刘玉梅　周　静）

第三节　工作场所空气中生产性粉尘检测

一、概　　述

生产性粉尘是指能较长时间悬浮在生产环境空气中的固体微粒。劳动者长期反复接触一定量的生产性粉尘可导致肺纤维化，对人体健康产生危害。工作场所空气中粉尘的检测要遵循《工作场所空气中粉尘测定》（GBZ/T 192—2007）。主要包括以下方法：

（1）总粉尘浓度的检测——滤膜称量法（GBZ/T192.1—2007）

（2）呼吸性粉尘浓度的检测——预分离-滤膜称量法（GBZ/T 192.2—2007）

（3）粉尘分散度的检测（GBZ/T 192.3—2007）

粉尘分散度检测可采用滤膜溶解涂片法和自然沉降法。

（4）粉尘中游离二氧化硅含量的检测（GBZ/T 192.4—2007）

粉尘中游离二氧化硅含量的检测可选择使用焦磷酸法、红外分光光度法或 X 射线衍射法。

（5）石棉纤维粉尘计数浓度的检测——滤膜/相差显微镜法（GBZ/T 192.5—2007）

对于工作场所空气中粉尘浓度检测，应遵循以下要求：

（1）必须检测粉尘的时间加权平均接触浓度（C_{TWA}）。PC-TWA 是粉尘浓度的主体性限值，是评价工作场所、生产环境和劳动者在劳动过程接触水平的主要指标。

（2）测量时应以个体采样为主，因为个体采样是检测 C_{TWA} 比较理想的采样方法，尤其适用于评价劳动者实际接触状况。

（3）对制订了总粉尘和呼吸性粉尘的 PC-TWA 的粉尘，应同时检测总粉尘和呼吸性粉尘的时间加权平均浓度。

（4）必要时检测粉尘短时间接触浓度，用超限倍数评价其短时间波动水平。粉尘的短时间超限接触浓度应≤其 PC-TWA 的 2 倍。

二、工作场所空气中粉尘检测方法示例

（一）工作场所空气中总粉尘浓度检测（GBZ/T 192.1—2007 工作场所空气中粉尘测定 第 1 部分：总粉尘浓度）

1. 原理　空气中的总粉尘用已知质量的滤膜采集,由滤膜的增量和采气量计算出空气中总粉尘的浓度。

2. 仪器

（1）滤膜：过氯乙烯滤膜或其他测尘滤膜。空气中粉尘浓度≤50mg/m³ 时，用直径 37mm 或 40mm 的滤膜；粉尘浓度＞50mg/m³ 时，用直径为 75mm 的滤膜。

（2）粉尘采样器：包括采样夹和采样器两部分，性能和技术要求如下：

1）粉尘采样夹：可安装直径为 40mm 和 75mm 的滤膜，用于定点采样。

2）小型塑料采样夹：可安装直径≤37mm 的滤膜，用于个体采样。

3）采样器：需要防爆的工作场所应使用防爆型粉尘采样器。

用于个体采样时，流量范围为 1～5L/min；用于定点采样时，流量范围为 5～80L/min。用于长时间采样时，连续运转时间应≥8h。

（3）分析天平：感量为 0.1mg 或 0.01mg。

（4）秒表或其他计时器。

（5）干燥器：内装变色硅胶。

（6）镊子。

（7）除静电器。

3. 样品的采集

（1）滤膜的准备

1）干燥：称量前，将滤膜置于干燥器内 2h 以上。

2）称量：用镊子取下滤膜的衬纸，将滤膜通过除静电器，除去滤膜的静电，在分析天平上准确称量，记录滤膜的质量 m_1。在衬纸上和记录表上记录滤膜的质量和编号。将滤膜和衬纸放入相应容器中备用，或将滤膜直接安装在采样夹上。

3）安装：滤膜毛面应朝进气方向，滤膜放置应平整，不能有裂隙或褶皱。用直径为 75mm 的滤膜时，做成漏斗状装入采样夹。

（2）采样：现场采样按照 GBZ159—2004 执行，并参照其附录 A。

1）定点采样：根据粉尘检测的目的和要求，可以采用短时间采样或长时间采样。

短时间采样：在采样点，将装好滤膜的粉尘采样夹，在呼吸带高度以 15～40L /min 流量采集 15min 空气样品。

长时间采样：在采样点，将装好滤膜的粉尘采样夹，在呼吸带高度以 1～5L/min 流量采集 1～8h 空气样品（由采样现场的粉尘浓度和采样器的性能等确定）。

2）个体采样：将装好滤膜的小型塑料采样夹，佩戴在采样对象的前胸上部，进气口尽量接近呼吸带，以 1～5L/min 流量采集 1～8h 空气样品（由采样现场的粉尘浓度和采样器的性能等确定）。

3）滤膜上总粉尘的增量（Δm）要求：无论定点采样或个体采样，要根据现场空气中粉尘的浓度、使用采样夹的大小、采样流量及采样时间，估算滤膜上总粉尘的 Δm。滤膜粉尘 Δm 的要求与称量使用的分析天平感量和采样使用的测尘滤膜直径有关。采样时要通过调节采样流量和采样时间，控制滤膜粉尘 Δm 在表 2-5 要求的范围内，否则有可能因过载造成粉尘脱落。在采样过程中，若有过载可能，应及时更换采样夹。

表 2-5　滤膜总粉尘的增量要求

分析天平感量	滤膜直径（mm）	Δm 的要求（mg）
0.1mg	≤37	$1 \leqslant \Delta m \leqslant 5$
	40	$1 \leqslant \Delta m \leqslant 10$
	75	$\Delta m \geqslant 1$，最大增量不限
0.01mg	≤37	$0.1 \leqslant \Delta m \leqslant 5$
	40	$0.1 \leqslant \Delta m \leqslant 10$
	75	$\Delta m \geqslant 0.1$，最大增量不限

4. 样品的运输和保存　采样后，取出滤膜，将滤膜的接尘面朝里对折两次，置于清洁容器内运输和保存。运输和保存过程中应防止粉尘脱落或污染。

5. 样品的称量　称量前，将采样后的滤膜置于干燥器内 2h 以上，除静电后，在分析天平上准确称量，记录滤膜和粉尘的质量 m_2。

6. 结果计算　空气中总粉尘的浓度按式（2.10）计算：

$$C = \frac{m_2 - m_1}{F \times t} \times 1000 \qquad (2.10)$$

式中，C：空气中总粉尘的浓度（mg/m³）；m_2：采样后的滤膜质量（mg）；m_1：采样前的滤膜质量（mg）；F：采样流量（L/min）；t：采样时间（min）。

空气中总粉尘的时间加权平均浓度按 GBZ159—2004 规定计算。

7. 说明

（1）本法的最低检出浓度为 0.2mg/m³（以感量 0.01mg 天平，采集 500L 空气样品计）。

（2）当过氯乙烯滤膜不适用时（如在高温情况下采样），可用超细玻璃纤维滤纸。

（3）采样前后，滤膜称量应使用同一台分析天平。

（4）测尘滤膜通常带有静电，影响称量的准确性，因此，应在每次称量前除去静电。

（二）工作场所空气中呼吸性粉尘浓度检测（GBZ/T 192.2—2007 工作场所空气中粉尘测定　第 2 部分：呼吸性粉尘浓度）

1. 原理　空气中粉尘通过采样器上的预分离器，分离出的呼吸性粉尘颗粒采集在已知质量的滤膜上，由采样后的滤膜增量和采气量，计算出空气中呼吸性粉尘的浓度。

2. 仪器

（1）滤膜：过氯乙烯滤膜或其他测尘滤膜。

（2）呼吸性粉尘采样器：主要包括预分离器和采样器。

预分离器：对粉尘粒子的分离性能应符合呼吸性粉尘采样器的要求，即采集的粉尘的空气动力学直径应在 7.07μm 以下，且直径为 5μm 的粉尘粒子的采集率不低于 50%。

采样器：性能和技术指标应符合相关的规定。需要防爆的工作场所应使用防爆型采样器。

（3）分析天平：感量 0.01mg。

（4）秒表或其他计时器。

（5）干燥器：内盛变色硅胶。

（6）镊子。

（7）除静电器。

3. 样品的采集

（1）滤膜的准备

1）干燥：称量前，将滤膜置于干燥器内 2h 以上。

2）称量：用镊子取下滤膜的衬纸，除去滤膜的静电；在分析天平上准确称量。在衬纸上和记录表上记录滤膜的质量 m_1 和编号；将滤膜和衬纸放入相应容器中备用，或将滤膜直接安装在预分离器内。

3）安装：安装时，滤膜毛面应朝进气方向，滤膜放置应平整，不能有裂隙或褶皱。

（2）预分离器的准备：按照所使用的预分离器的要求，做好准备和安装。

（3）采样：现场采样按照 GBZ159—2004，并参照 GBZ/T192.1—2007 附录 A 执行。

1）定点采样：根据粉尘检测的目的和要求，可以采用短时间采样或长时间采样。

短时间采样：在采样点，将装好滤膜的呼吸性粉尘采样器，在呼吸带高度以预分离器要求的流量采集 15min 空气样品。

长时间采样：在采样点，将连接好的呼吸性粉尘采样器，在呼吸带高度以预分离器要求的流量采集 1～8h 空气样品（由采样现场的粉尘浓度和采样器的性能等确定）。

2）个体采样：将连接好的呼吸性粉尘采样器，佩戴在采样对象的前胸上部，进气口尽量接近呼吸带，以预分离器要求的流量采集 1～8h 空气样品（由采样现场的粉尘浓度和采样器的性能等确定）。

3）滤膜上总粉尘的增量（Δm）要求：无论定点采样或个体采样，要根据现场空气中粉尘的浓度、使用采样夹的大小和采样流量及采样时间，估算滤膜上 Δm。采样时要通过调节采样时间，控制滤膜粉尘 Δm 数值在 0.1～5mg 的要求。否则，有可能因滤膜过载造成粉尘脱落。采样过程中，若有过载可能，应及时更换呼吸性粉尘采样器。

4. 样品的运输和保存　采样后，从预分离器中取出滤膜，将滤膜的接尘面朝里对折两次，置于清洁容器内运输和保存。运输和保存过程中应防止粉尘脱落或污染。

5. 样品的称量　称量前，将采样后的滤膜置于干燥器内 2h 以上，除静电后，在分析天平上准确称量。记录滤膜和粉尘的质量（m_2）。

6. 浓度的计算　按式（2.10）计算空气中呼吸性粉尘的浓度。空气中呼吸性粉尘的时间加权平均浓度按 GBZ159—2004 规定计算。

7. 说明

（1）本法的最低检出浓度为 $0.2mg/m^3$（以感量 0.01mg 天平，采集 500L 空气样品计）。

（2）采样前后，滤膜称量应使用同一台分析天平。

（3）测尘滤膜通常带有静电，影响称量的准确性，因此，应在每次称量前除去静电。

（4）要按照所使用的呼吸性粉尘采样器的要求，正确应用滤膜和采样流量及粉尘增量，不能任意改变采样流量。

（三）粉尘中游离二氧化硅含量检测—— 焦磷酸法（GBZ/T 192.4—2007 工作场所空气中粉尘测定 第 4 部分：游离二氧化硅含量）

1. 原理　粉尘中的硅酸盐及金属氧化物能溶于加热到 245～250℃的焦磷酸中，游离二氧化硅几乎不溶，而实现分离。然后称量分离出的游离二氧化硅，计算其在粉尘中的百分含量。

2. 仪器

（1）采样器：同 GBZ/T192.1—2007 和 GBZ/T192.2—2007。

（2）恒温干燥箱。

（3）干燥器，内盛变色硅胶。

（4）分析天平，感量为 0.1mg。

（5）锥形瓶，50ml。

（6）可调电炉。

（7）高温电炉。

（8）瓷坩埚或铂坩埚，25ml，带盖。

（9）坩埚钳或铂尖坩埚钳。

（10）玛瑙研钵。

（11）慢速定量滤纸。

（12）玻璃漏斗及其架子。

（13）温度计：0~360℃。

3. 试剂　实验用试剂为分析纯。

（1）焦磷酸，将85%（W/W）的磷酸加热到沸腾，至250℃不冒泡为止，放冷，贮存于试剂瓶中。

（2）氢氟酸，40%。

（3）硝酸铵，结晶。

（4）盐酸溶液，0.1mol/L。

（5）硫酸溶液，9mol/L。

4. 样品的采集　现场采样按照GBZ159—2004执行。本法需要的粉尘样品量一般应大于0.1g，可用直径为75mm滤膜大流量采集空气中的粉尘，也可在采样点采集呼吸带高度的新鲜沉降尘，并记录采样方法和样品来源。

5. 检测步骤

（1）将采集的粉尘样品放在105℃±3℃的烘箱内干燥2h，稍冷，贮存于干燥器备用。如果粉尘粒子较大，需用玛瑙研钵研磨至手捻有滑感为止。

（2）准确称取0.1000~0.2000g（m）粉尘样品于25ml锥形瓶中，加入15ml焦磷酸搅拌，使样品全部湿润。将锥形瓶放在可调电炉上，迅速加热到245~250℃，同时用带有温度计的玻璃棒不断搅拌，保持15min。

（3）若粉尘样品含有煤、其他碳素及有机物，应放在瓷坩埚或铂坩埚中，在800~900℃下灰化30min以上，使碳及有机物完全灰化。取出冷却后，将残渣用焦磷酸洗入锥形瓶中。若含有硫化矿物（如黄铁矿、黄铜矿、辉铜矿等），应加数毫克结晶硝酸铵于锥形瓶中。再按照检测步骤（2）加焦磷酸及数毫克硝酸铵加热处理。

（4）取下锥形瓶，在室温下冷却至40~50℃，加50~80℃的蒸馏水至40~45ml，一边加蒸馏水一边搅拌均匀。将锥形瓶中内容物小心转移入烧杯，并用热蒸馏水冲洗温度计、玻璃棒和锥形瓶，洗液倒入烧杯中，加蒸馏水至150~200ml。取慢速定量滤纸折叠成漏斗状，放于漏斗口并用蒸馏水湿润。将烧杯放在电炉上煮沸内容物，稍静置，待混悬物略沉降，趁热过滤，滤液不超过滤纸的2/3处。过滤后，用0.1mol/L盐酸溶液洗涤烧杯，并移入漏斗中，将滤纸上的沉渣冲洗3~5次，再用热蒸馏水洗至无酸性反应为止（用pH试纸试验）。如用铂坩埚时，要洗至无磷酸根反应后再洗3次。上述过程应在当天完成。

（5）将有沉渣的滤纸折叠数次，放入已称至恒量（m_1）的瓷坩埚中，在电炉上干燥、炭化；炭化时要加盖并留一小缝。然后放入高温电炉内，在800~900℃灰化30min；取出，室温下稍冷后，放入干燥器中冷却1h，在分析天平上称至恒量（m_2），并记录。

（6）计算：按式（2.11）计算粉尘中游离二氧化硅的含量

$$w = \frac{m_2 - m_1}{m} \times 100 \qquad (2.11)$$

式中，w：游离二氧化硅含量（%）；m_1：坩埚质量数值（g）；m_2：坩埚加游离二氧化硅质量数值（g）；m：粉尘样品质量数值（g）。

（7）焦磷酸难溶物质的处理：若粉尘中含有焦磷酸难溶的物质时，如碳化硅、绿柱石、电气石、黄玉等，需用氢氟酸在铂坩埚中处理。方法如下：将带有沉渣的滤纸放入铂坩埚内，如步骤（5）灼烧至恒量（m_2），然后加入数滴9mol/L硫酸溶液，使沉渣全部湿润。

在通风柜内加入 5～10ml 40%氢氟酸，稍加热，使沉渣中游离二氧化硅溶解，继续加热至不冒白烟为止（要防止沸腾）。再于 900℃下灼烧，称至恒量（m_3）。氢氟酸处理后游离二氧化硅含量按式（2.12）计算：

$$w = \frac{m_2 - m_3}{m} \times 100 \qquad (2.12)$$

式中，w：游离二氧化硅含量（%）；m_2：氢氟酸处理前坩埚加游离二氧化硅和焦磷酸难溶物质的质量数值（g）；m_3：氢氟酸处理后坩埚加焦磷酸难溶物质的质量数值（g）；m：粉尘样品质量数值（g）。

6. 注意事项

（1）焦磷酸溶解硅酸盐时温度不得超过 250℃，否则容易形成胶状物。

（2）酸与水混合时应缓慢并充分搅拌，避免形成胶状物。

（3）样品中含有碳酸盐时，遇酸产生气泡，宜缓慢加热，以免样品溅失。

（4）用氢氟酸处理时，必须在通风柜内操作，注意防止污染皮肤和吸入氢氟酸蒸气。用铂坩埚处理样品时，过滤沉渣必须洗至无磷酸根反应，否则会损坏铂坩埚。

（杜会芳　刘玉梅　周　静）

第四节　工作场所物理因素检测

一、概　　述

工作场所物理因素是三大职业性有害因素之一，广泛存在于人们的工作和生活中。随着生产技术发展，劳动者接触物理因素的种类和机会越来越多。在工作环境中，与劳动者健康密切相关的物理因素主要包括：气象条件，如气温、气湿、气流、气压；噪声、超声、次声；振动；电磁辐射，常分为电离辐射和非电离辐射，电离辐射包括 X 射线、γ 射线等，非电离辐射包括紫外线、可见光、红外线、激光、微波和射频辐射、工频电磁场等。

物理因素包含许多独立的因素，每一种因素都是一个领域，相互之间有很大的区别。在职业卫生领域，与化学因素相比，物理因素具有以下一些共同的特点：

1. 相比化学因素，物理因素是以能量状态存在于工作场所。

2. 工作场所常见的物理因素中，除了激光是由人工产生之外，其他因素均存在于自然界中，且正常情况下不但对人体无害，反而是人体生理活动或从事生产劳动所必须的，如气温、可见光。

3. 每一种物理因素都具有特定的物理参数，如表示噪声的声压、气温的温度、振动的加速度、非电离辐射的电场强度等。这些参数决定了该物理因素对人体是否造成危害以及危害程度的大小。

4. 工作场所中的物理因素的来源较明确，当产生物理因素的装置或设备运行时，其产生的物理因素可能造成健康危害。一旦装置或设备停止运行，则相应的物理因素便消失。

5. 工作场所环境中物理因素的强度一般是不均匀的，多以发生装置或设备为中心，向四周传播。如果没有阻挡，则随距离的增加呈指数或倍数关系衰减，如噪声、工频电磁场、微波辐射等。

6. 在许多情况下，物理因素对人体的损害效应与物理参数之间不呈直线相关关系。常表现为在某一强度范围内对人体无害，高于或低于这一范围才对人体产生不良影响，并且影响的部位和表现形式可能完全不同。例如，正常气温与气压对人体生理功能是必需的，而高温可引起中暑等。

7. 人体在脱离物理因素接触后，体内不再残留。因此对物理因素所致损伤或疾病的治疗，主要是针对损害的组织器官和病变特点采取相应的治疗措施。

8. 有些物理因素，如噪声、微波等，可有连续波和脉冲波两种传播形式。不同的传播形式使得这些因素对人体危害的程度会有较大差异，因此在制定相关标准时需要分别加以考虑。

目前，我国现行的作业场所物理因素职业卫生标准包括 GBZ/T189—2007《工作场所物理因素测量》和 GBZ 2.2—2007《工作场所有害因素职业接触限值 第 2 部分：物理因素》。涉及的物理因素包括噪声、高温、振动、非电离辐射等。物理因素的测量主要由技术人员操作测量仪器在现场直接读数，其测量方法主要包括测量仪器的要求、测点的选择、测量部位、测量数据读取方式以及注意事项。

1. 由于每种物理因素都具有特定的物理参数，因此不同物理因素项目间测量仪器几乎均不相同，如测量噪声使用声级计，测量高温使用热指数计，测量手传振动使用振动仪等。不同项目对仪器的要求也各不相同，如声级计等应在 2 型以上，热指数计应满足一定的温度要求，振动仪应满足一定的频率要求等。部分测量仪器为强检仪器，因此每年需送计量院检定，如声级计、振动仪等；部分测量仪器非强检仪器，每年需送计量院进行校准，如温度计、电磁场仪等。测量前大部分仪器均应按仪器说明书进行校准。

2. 测量前均需进行现场调查，调查资料主要包括工作场所的面积、空间、工艺区划、设备布局，劳动定员、工作路线、工作方式、停留时间，接触危害因素的方式、特征、变化规律等。依据调查资料进行现场布点，选择测量位置。现场设备布点原则主要为相同工艺、相同型号及防护的设备可选择有代表性的进行布点测量。设备数量为 1 至 3 台时测量 1 台，4 至 10 台时测量 2 台，10 台以上至少测量 3 台。不同工艺、不同型号或防护的设备应分别测量，其中应包括危害最大、防护效果最差、作业人员接触时间最多的设备。

3. 物理因素测量部位的确定主要依据危害因素的靶器官，如噪声的测量部位主要是人耳附近；高温的测量部位主要为头部，如受热不均匀时分别测量头部、腹部和踝部；手传振动的测量部位主要为手部；激光辐射、紫外辐射的测量部位主要为眼部和皮肤；微波辐射和射频辐射等无明确的靶器官，但其对神经系统、心血管系统、生殖系统等均可能产生危害，测量部位主要为头部、胸部和腹部。

4. 测量数据读取方式主要考虑作业人员接触的物理因素的特征及规律。如接触的噪声、微波等稳定，可直接读取 3 个值取其平均值。如接触的物理因素有规律变化，则应读取一段时间的测量值，如噪声读取等效值，手传振动、微波辐射等读取均方根值。如全天接触的危害因素不规律变化，应根据其变化规律划分为不同时间段，在各个时间段内分别测量读取一段时间的值，根据相关公式进行全天接触的计算，或如噪声有个体剂量计可直接测量全天的值。另外，由于物理因素对人的健康影响主要以慢性健康影响为主，其职业接触限值大部分均为长时间加权值，因此测量结果均需通过公式换算成全天或者一周的加权值。如噪声需计算全天等效声级或 8 小时等效声级或一周 40 小时等效声级，手传振动需计算 4h 等能量频率计权振动加速度等。

5. 不同项目有不同的注意事项，且个别项目可能有较多注意事项。如噪声测量时，应尽量避免电磁场的干扰，同时工作场所风速超过 3m/s 时，传声器应戴风罩；手持声级计测量时应保持测试者与传声器的间距＞0.5m。手传振动测量时，应按照生物力学坐标系，分别测量三个轴向振动的频率计权加速度，取三个轴向中的最大值作为被测工具或工件的手传振动值。高温测量时，应在夏季最热月测量；如不定期接触高温作业，在工期内最热月测量；从事室外作业，在最热月晴天有太阳辐射时测量。测量期间避免受到人为气流影响。微波辐射测量时，仪器探头应避免红外线及阳光的直接照射及其他干扰。

总之，不同物理因素的测量各不相同，每一项物理因素的测量均有各自的要求，测量前需认真掌握相应的测量方法，以便开展准确、可靠、可比性的测量及评估。

二、工作场所物理因素检测示例

（一）噪声

1. 现场调查 调查表内容主要包括：工作场所的面积、空间、工艺区划、噪声设备布局等，绘制略图；工作流程的划分、各生产工序的噪声特征、噪声变化规律等；用人单位的劳动定员，包括工作人员的数量、工作路线、工作方式、停留时间等。

2. 检测方案制订

（1）工作场所检测点的布置：对于噪声源密集、噪声分布较均匀的作业场所，如发电厂主厂房、石油化工厂反应区等，如工作场所声场分布均匀[测量范围内 A 声级差别＜3dB（A）]，即为稳态噪声，选择 3 个检测点，每个检测点测量 3 次，取平均值；工作场所声场分布不均匀时，应将其以噪声源为中心划分若干声级区，同一声级区内声级差＜3dB（A），每个区域内，选择 2 个检测点，取平均值。

对于很多工作场所噪声区域往往局限且分布不均匀，很难进行声区划分。这时可对工作场所典型的噪声监测位置进行布点测量，包括：劳动者操作位的听力带；噪声源附近；工作区域的入口；劳动者可能经过或停留的噪声区域。

对于噪声设备、工艺相同或相似的作业点，如各作业点噪声变化小于 3dB（A），可对现场噪声作业点进行抽样检测。

（2）检测点补充和个体噪声检测对象的确定：工作场所噪声检测点确定后，还需从评估作业岗位噪声暴露的角度出发，进行检测点补充并确定个体噪声检测对象，如巡检作业岗位。

个体噪声抽样人数需满足：每种工作岗位劳动者数不足 3 名时，全部选为抽样对象，劳动者数大于 3 名时，按表 2-6 选择，测量结果取平均值。

表 2-6 作业岗位噪声检测抽样数量

劳动者数	采样对象数
3~5	2
6~10	3
>10	4

（3）噪声仪器的选择：工作场所噪声测量仪器需满足 GBZ/T 189.8−2007《工作场所物理因素测量 噪声》的相关规定，即要求声级计：2 级或以上，具有 A 计权，"S（慢）"档；积分声级计或个人噪声剂量仪：2 级或以上，具有 A 计权、"S（慢）"档和"Peak（峰值）"档。工作场所需测量的噪声主要包括六种：瞬时噪声、等效 A 声级、全天等效声级、噪声统计分析、噪声频谱和脉冲噪声。这六种噪

声当中，稳态噪声时测量瞬时噪声，非稳态噪声时测量等效 A 声级（L_{Aeq}），以及移动岗位测量个人噪声接触剂量，这是工作场所噪声检测与评价最基本的测量。工作场所噪声源往往较多，环境往往复杂多变，稳态噪声和非稳态噪声常同时多处存在，要满足对工作场所噪声进行检测评价的需求，至少要配备具有积分功能的声级计以及个体噪声剂量仪。目前国内外符合工作场所噪声测量的仪器很多，新设计的声级计往往会同时拥有多种功能，能满足职业卫生检测的多种需求。

（4）检测前准备：执行现场检测前，检测人员首先需对项目基本情况及检测方案进行全面且深入的了解。检测人员还需与委托单位或用人单位取得联系确保受检日期用人单位生产情况正常并有相关人员配合。出发检测前检测人员需检查声级计工作正常，电量充足，并对声级计进行校准。

（5）检测

1）现场定点检测：稳态噪声[声级波动<3dB（A）]，测量慢档瞬时噪声，连续读取 3 个数值进行记录。

非稳态噪声[声级波动≥3dB（A）]声级随时间变化，应根据声级变化情况测量等效连续 A 声级（L_{Aeq}）。如该噪声规律重复出现，可测量一段时间的 L_{Aeq} 即可，但测量时间必须满足至少 5 分钟以上，覆盖工人的至少 3 个作业周期。如检测点噪声无规律可循则需测整个工作班的噪声，并记录噪声的情况。

当然，某些噪声检测点，由于现场放置声级计会影响现场工作人员正常作业，用声级计往往很难进行准确的检测，这时也可以巧妙地运用个体噪声剂量仪对作业工人进行一段时间 L_{Aeq} 测量（测量时间必须满足至少 5 分钟以上，并覆盖工人至少 3 个作业周期），作为该作业区域的噪声值以及该作业岗位的全天等效声级。如汽车总装车间座椅安装岗位，约 10min 装配一辆车的座椅，每天装配约 200 辆车的座椅，该岗位作业工人在局部不停移动，位置不停变换，这时我们用个体噪声剂量仪佩戴在作业工人身上，测 3 个作业周期约 30min 即可代表座椅安装区域的噪声值以及该岗位全天等效声级。

现场检测的声级计传声器位置最好考虑在工作人员不在场且不影响现场噪声水平的情况放置，高度在该工作场所工作人员的头部。当工作人员必须在场时，为能获得较高的声压级，传声器应当尽可能地放在离外耳道入口大约 0.1m 的位置。测量仪器可固定在三角架上，置于检测点。若现场不适于放置三角架，可手持声级计，但应保持测试者与传声器的间距>0.5m。传声器应指向该工作位置的工作人员视线方向。如果工作人员的位置紧靠噪声源，则传声器的位置和方向应在测量报告中详细说明。

2）个体噪声检测：对作业位置不固定的作业岗位，如电厂和石化厂的巡检工人由于巡视的作业地点多且噪声变化大，现场检测较难评估，常采用个体噪声检测的方法。

个体噪声检测时，首先要选择好仪器的测量参数，要求计权方式设定为 A 计权，采样速率设定为"S（慢）"档，门槛值设定为 80dB（A），限值设定为 85dB（A），交换率设定为 3dB（A）。

佩戴在被测人员身上的个体噪声剂量仪传声器应该安放在肩部、头盔或领部等听力带范围内，即距离外耳道入口 0.3m 半径的区域。佩戴个体噪声剂量仪时，必须注意不能干扰其正常工作，特别要避免带来安全隐患。受检者应在整个工作日均正确佩戴个体噪声仪，如中午有休息，需扣除中午休息的时间和测量值。影响个体噪声检测结果的因素很多，最常见的是受检者依从性差，所以成功的个体噪声检测必须有很好的质量控制。

3）脉冲噪声检测：测量脉冲噪声时，应选择脉冲噪声测量仪，设定为 C 计权或不计权，"I"档，在接触脉冲噪声的作业点测量每一次脉冲噪声的峰值并记录工作日内脉冲次数。

在实际工作中，冲击式的噪声比较多，如冲压、敲打作业等，但不是所有如冲压的冲击式噪声都是脉冲噪声，在判定是否为脉冲噪声时，还必须严格按照脉冲噪声的定义，明确所评价噪声突然暴发又很快消失，持续时间≤0.5s，间隔时间＞1s，声压有效值变化≥40dB。如达不到脉冲噪声，应按照非稳态噪声进行检测评价。

4）噪声频谱检测：当工作场所噪声强度超过 85dB（A）时，宜对噪声源作频谱分析。应测量中心频率为 31.5Hz、63Hz、125Hz、250Hz、500Hz、1000Hz、2000Hz、4000Hz 和 8000Hz 的九个倍频带的声压级。测量时用声级计倍频程滤波器直接测量。先测线性档有效值，然后再依次测量中心频率为 31.5Hz 至 8000Hz 的倍频带声压级，将结果记在测量表格上。也可使用录音机录制 5min 以上的噪声，然后接到频谱分析仪上进行倍频程分析，再用电平记录仪进行记录。

（6）测量记录与数据处理

1）测量记录：噪声检测常用噪声检测原始记录表对检测结果进行记录，记录内容应包括企业一般情况、采样仪器、仪器检测前后校准情况、检测点位置标识、读取数值、计算公式及结果等。

2）数据处理

①全天等效声级的计算：如作业岗位每天接触噪声变化超过 3dB（A）的非稳态噪声，全天等效声级则需要根据不同噪声水平的接触时间按公式（2.13）计算或通过个体噪声测量出全天等效声级。

$$L_{Aeq,T} = 10\lg\left(\frac{1}{T}\sum_{i=1}^{n}T_i 10^{0.1L_{Aeq,T_i}}\right) \qquad dB(A) \qquad (2.13)$$

式中，$L_{Aeq,T}$：全天的等效声级；L_{Aeq,T_i}：时间段 T_i 内等效声级；T：这些时间段的总时间；T_i：i 时间段的时间；n：总的时间段的个数。

②8h 等效声级（$L_{EX,8h}$）的计算：如作业岗位每周工作 5 天，每天工作非 8h，根据等能量原理将一天实际工作时间内接触噪声强度规格化到工作 8h 的等效声级，按公式（2.14）计算：

$$L_{EX,8h} = L_{Aeq,T_e} + 10\lg\frac{T_e}{T_0} \qquad dB(A) \qquad (2.14)$$

式中，$L_{EX,8h}$：一天实际工作时间内接触噪声强度规格化到工作 8h 的等效声级；T_e：实际工作日的工作时间；L_{Aeq,T_e}：实际工作日的等效声级；T_0：标准工作日时间，8h。

③每周 40h 等效声级（$L_{EX,w}$）的计算：如作业岗位每周工作非 5 天，应通过 $L_{EX,8h}$ 计算规格化每周工作 5 天（40h）接触的噪声强度的等效连续 A 计权声级用公式（2.15）：

$$L_{EX,W} = 10\lg\left(\frac{1}{5}\sum_{i=1}^{n}10^{0.1(L_{EX,8h})_i}\right) \qquad dB（A） \qquad (2.15)$$

式中：$L_{EX,W}$：指每周平均接触值；$L_{EX,8h}$：一天实际工作时间内接触噪声强度规格化到工作 8h 的等效声级；n：指每周实际工作天数。

（二）手传振动

1. 测量仪器

（1）基本要求：GBZ/T 189.9—2007 规定，测量手传振动应采用设有计权网络的手传振动专用测量仪，测量仪器应满足以下情况。

1）测量仪器应具有 X、Y、Z 三轴向探头，可记录手传振动加速度（m/s^2）；探头配备相应的夹具，能方便手传振动传感器固定在振动设备或接振工件上。

2）测量仪器覆盖的频率范围至少为 5～1500Hz，其频率响应特性允许误差在 10～800Hz 范围内为 ±1dB；4～10Hz 及 800～2000Hz 范围内为 ±2dB。

3）振动传感器选用压电式或电荷式加速度计，其横向灵敏度应小于 10%。

4）指示器应能读取振动加速度或加速度级的均方根值。

5）对振动信号进行 1/1 或 1/3 倍频程频谱分析时，其滤波特性应符合相关规定。

（2）检定要求：振动检测仪器应满足实验室检测需求，并经过计量部门检定，精度和量程在合适的范围内。根据《中华人民共和国强制检定的工作计量器具检定管理办法》和《中华人民共和国强制检定的工作计量器具目录》规定，振动检测仪器属于国家强制检定的仪器与设备，应依法送检，并在检定合格有效期内使用，否则不能使用。

2. 现场调查　在工作场所，作业工人接触的手传振动是非常复杂的。不同的振动工具，不同的转速，不同的功率，不同的接振工件，不同的打磨方式，不同的接振时间，是否佩戴防护手套，均会影响手传振动的暴露水平，因此，为准确测量、评估作业工人的手传振动暴露水平情况，应在测量前对工作场所进行现场调查。调查内容主要包括：

（1）工作场所的面积、空间、工艺区划、手传振动设备或接振岗位布局等，绘制略图。

（2）工作流程的划分、各生产程序的手传振动特征、变化规律等。

（3）手传振动设备型号、转速、功率，接振工件的材质和数量，接振工人的数量、工作方式、接振时间及防护情况等。

3. 测量布点　由于手传振动是指生产中使用振动工具或接触受振动工件时，直接作用或传递到人手臂的机械振动或冲击。所以手传振动暴露水平均为岗位的手传振动，其测量的对象是手传振动作业人员，不同于噪声测量时要分环境和岗位布点。我们可以参照个体噪声测量方法对其进行抽样检测，将在工作过程中凡接触手传振动危害的劳动者都列为测量对象范围，抽样对象中应包括不同工作岗位的、接触手传振动危害最高和日接触时间最长的劳动者，其余的抽样对象随机选择。每种工作岗位劳动者数不足 3 名时，全部选为抽样对象，劳动者大于 3 名时，参照前文所述个体噪声抽样数量。

4. 测量　根据拟定的检测方案对工作场所的手传振动岗位进行测量，具体方法是：

（1）测量前必须对手传振动测量仪进行校准。

（2）测量时应参照 GBZ/T 189.9—2007，将传感器置于操作人员手上，X、Y、Z 轴向与标准相符（图 2-6），同时应保证探头与振动设备或工件以及工人的手部紧密连接。

手生物力学坐标系图解：以第三掌骨头作为坐标原点，Z 轴（Z_h）由该骨的纵轴方向确定。当手处于正常解剖位置时（手掌朝前），X 轴垂直于掌面，以离开掌心方向为正向。Y 轴通过原点并垂直于 X 轴，手坐标系中各个方向的振动均应以 "h" 作下标表示（Z 轴方向的加速度记 aZ_h，X 轴、Y 轴方向的振动的依次类推）。

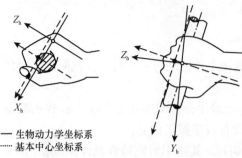

— 生物动力学坐标系
····· 基本中心坐标系

a. 紧握姿势（手以标准握法握住半径为2cm的圆棒）

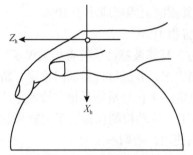

b. 伸掌姿势（手压在半径为10cm的球面上）
图 2-6　手生物力学坐标系的轴向

（3）测量应在正常生产情况下进行，测量记录 X、Y、Z 轴向的振动加速度值，测量时间最好能大于半小时，否则测量时间应覆盖工人至少完成 3 个工件或三个周期的接振工作，至少大于 5min，均测量 3 次，分别记录 X、Y、Z 轴向的振动加速度值，同时分别取其平均值，以最大轴向的振动值作为该岗位的加速度值。

（4）当工人两只手都同时接触手传振动时，可根据现场调查和经验对接振较强的手进行测量，假如无法判断时，应对两只手都进行手传振动的测量，并在记录表格中注明左/右手。

（5）当工人作业时同时使用多种的振动工具或打磨不同接振工件时，应分别测量不同情况下加速度，并记录工人的具体工作情况，做好工作写实。

（6）当车间现场的振动设备、工艺流程、工人操作程序发生改变时，应重新对该工人的接振岗位进行测量和评估。

5. 测量记录与数据处理

（1）测量记录：测量记录应该包括以下内容：测量日期、测量时间、气象条件（温度、相对湿度）、测量地点（单位、厂矿名称、车间和具体测量对象）、被测仪器设备型号和参数、工件材质、作业日暴露总时间、测量仪器型号、测量数据、测量人员等。

（2）数据处理：将本次 X、Y、Z 三个轴向的手传振动加速度值的最大手传振动加速度值作为该次的测量数据 a_{hv}，然后根据不同情况对该数据进行处理。

1）如果只获得 1/1 或 1/3 倍频程各中心频带加速度均方根值时，可采用公式（2.16）换算成频率计权加速度。

$$a_{hw} = \sqrt{\sum_{i=1}^{n}\left(K_i a_{hi}\right)^2} \qquad (2.16)$$

式中，a_{hw}：频率计权振动加速度，m/s²；a_{hi}：1/1 或 1/3 倍频程第 i 频段实测的加速度均方根值，m/s²；K_i：1/1 或 1/3 倍频程第 i 频段相应的计权系数，见表 2-7；n：1/1 或 1/3 倍频程总频段数。

表 2-7　1/1 与 1/3 倍频程的计权系数 K_i

中心频率	1/3 倍频程 K_i	1/1 倍频程 K_i
6.3	1.0	
8.0	1.0	1.0
10.0	1.0	
12.5	1.0	
16		1.0
20	0.8	

续表

中心频率	1/3 倍频程 K_i	1/1 倍频程 K_i
25	0.63	
31.5	0.5	0.5
40	0.4	
50	0.3	
63	0.25	0.25
80	0.2	
100	0.16	
125	0.125	0.125
160	0.1	
200	0.08	
250	0.063	0.063
315	0.05	
400	0.04	
500	0.03	0.03
630	0.025	
800	0.02	
1000	0.016	0.016
1250	0.0126	

2）当工人接振工作较为固定时，如只使用一种振动工具时，可运用公式（2.17）将其换算为相当于接振 4h 的频率计权振动加速度值。

$$a_{hw(4)} = \sqrt{\frac{T}{4}} a_{hw(T)} \qquad （2.17）$$

式中，$a_{hw(T)}$ 为频率计权振动加速度；T 为日接振时间。

如某接振工人接振时间为非 5 天 8 小时/周，建议将其换算为一周 5 天工作制的日接振小时数，如某工人工作时间为 6 天 8 小时/周，换算后该工人工作时间为 5 天 9.6 小时/周，再按照公式（2.17）（T 取值 9.6，而不是 8）计算其加速度值，从而避免低估了接振工人的暴露水平。

3）当工人接振工作不固定时，如使用多种振动工具或打磨多种工件时，应运用公式（2.17）分别计算不同工序 4h 的频率计权振动加速度值，然后根据公式（2.18）计算该工人岗位的 4h 的频率计权振动加速度值。

$$a_{hw(4)总} = \sqrt{a^2_{hw(4)1} + a^2_{hw(4)2} + a^2_{hw(4)3} + \cdots + a^2_{hw(4)n}} \qquad （2.18）$$

（三）高温

1. 测量仪器

（1）WBGT 指数直接测量法：采用 WBGT 指数检测仪直接测量，WBGT 指数测量范围应包括 21～49℃。

（2）公式计算法：采用干球温度计、自然湿球温度计和黑球温度计分别测量三种温度，通过公式计算得到 WBGT 指数。干球温度计测量范围应包括 10～60℃；自然湿球温度计应包括 5～40℃；黑球温度计的黑球直径为 150mm 或 50mm，测量范围应包括 20～120℃。

2. 现场调查 为正确选择测量点、测量方法和测量时间等，必须在测量前对工作场所进行现场调查。调查内容主要包括：

（1）了解每年或工期内最热月份工作环境温度变化幅度和规律。

（2）工作场所的面积、空间、作业和休息区域划分以及隔热设施、热源分布、作业方式、通风等一般情况，绘制简图。

（3）工作流程包括生产工艺、加热温度、加热时间和生产方式等。

（4）工作人员的数量、工作路线、在工作地点的停留时间、频度及持续时间等。

3. 测量布点

（1）工作场所无生产性热源，选择 1～3 个检测点，取平均值。

（2）存在生产性热源的工作场所，应根据热源特点、分布空间以及通风情况进行分类。将热源特点及通风情况相同的作业点划为一类，若热源局限，则该作业区域内设置 1～3 个检测点，取平均值；若热源分布广泛，则按照 1～3 个同类作业点选 1 个检测点，4～10 个同类作业点选 2 个检测点，10 个以上同类作业点至少选 3 个检测点。若工作地点的热源特点或通风情况不同，则按不同作业点分别选点测量。

（3）测点应包括温度最高和通风最差的工作地点。

（4）劳动者工作是流动的，在流动范围内，相对固定工作地点分别进行测量，计算时间加权 WBGT 指数。

4. 测量方法

（1）测量时间

1）常年从事高温作业，在夏季最热月测量；不定期接触高温作业，在工期内最热月测量；从事室外作业，在最热月晴天有太阳辐射时测量。

2）工作地点热源稳定时，每天测 1～3 次，取平均值；工作地点热源不稳定，生产工艺周期变化较大时，分别测量并计算时间加权平均 WBGT 指数。

（2）测量位置：测量高度，立姿作业为 1.5m，坐姿作业为 1.1m。作业人员实际受热不均匀时，应分别测量头部、腹部和踝部，立姿作业为 1.7m、1.1m、0.1m，坐姿作业为 1.1m、0.6m 和 0.1m。WBGT 指数的平均值按公式（2.19）计算：

$$WBGT = \frac{WBGT_{头} + 2 \times WBGT_{腹} + WBGT_{踝}}{4} \qquad (2.19)$$

式中，WBGT：WBGT 指数平均值；$WBGT_{头}$：测得头部的 WBGT 指数；$WBGT_{腹}$：测得腹部的 WBGT 指数；$WBGT_{踝}$：测得踝部的 WBGT 指数。

（3）测量注意事项

1）检测前或者加水后，需要 10min 的稳定时间。测量持续时间取决于测量仪器的反应时间。

2）WBGT 指数检测仪应固定在三脚架上，同时避免物体阻挡辐射热或者人为气流，测量时不要站在靠近设备的地方。

3）环境温度超过 60℃，可使用遥测方式，将主机与温度传感器分离。

4）每年定期按规定校准。

（4）测量记录：测量记录应该包括以下内容：测量日期、测量时间、气象条件（温度、相对湿度）、测量地点（单位、厂矿名称、车间和具体测量位置）、被测仪器设备型号和参数、测量仪器型号、测量数据、测量人员、测点分布图等。

（四）非电离辐射

1. 微波辐射

（1）测量仪器：应选择量程和频率适合于所测量对象的测量仪器和探头，具有均方根值记录功能。

（2）现场调查：为正确选择测量点、测量方法和测量时间等，必须在测量前对工作场所进行现况调查，调查内容主要包括：

1）工作场所的面积、空间、工艺区划、微波设备和（或）岗位布局等，绘制略图。

2）工作流程的划分，各生产程序的电磁辐射的频率、特征、变化规律等。

3）微波设备的种类和数量，接触的作业人员的数量、工作方式、日接触时间及防护情况等。

（3）测量布点：在进行微波辐射检测前，应根据现场调查的内容，制订检测方案，确认检测点。

1）测量微波辐射源时，相同工艺、相同型号及防护的微波设备可选择有代表性的进行布点测量。设备数量为 1 至 3 台时测量 1 台，4 至 10 台时测量 2 台，10 台以上至少测量 3 台。不同工艺不同型号或防护的设备应分别测量，其中应包括微波辐射最大、设备运行功率最大、防护效果最差、作业人员日接触时间最多的设备。当需要查找主要微波辐射源，测量设备场强时，由远及近，仪器天线探头距离设备不得小于 5cm，当发现场强接近最大量程或仪器报警时，应立刻停止前进，所测值可供防护时参考。

2）测量作业岗位时，按照作业人员作业时的姿势测量其头、胸、腹三个部位，立姿操作，测量点高度分别取为 1.5～1.7m、1.1～1.3m、0.7～0.9m；坐姿操作，测量点高度分别取为 1.1～1.3m、0.8～1m、0.5～0.7m。当作业人员其他部位可能受强烈辐射时，应对该部位进行测量。如作业环境微波辐射强度较大，作业人员穿戴防护服进行作业时，需测量防护服内外的微波辐射强度。

3）如同一岗位接触不同强度的微波辐射，应分别进行测量，且调查各种工作状态下的日接触时间。

（4）检测

1）手持测量仪器，将检测探头置于所要测量的位置，如为非各向同性探头则需旋转探头至读数最大值方向，探头周围 1m 以内不应有人或临时性地放置其他金属物件。

2）微波辐射强度稳定时，每个检测点连续测量 3 次，每次测量时间不应小于 15s，并读取稳定状态的最大值。若测量读数起伏较大时，应适当延长测量时间至 6min，取三次值的平均数作为该点的场强值。

3）调查作业人员接触的时间。

4）测量值的取舍：取头、胸、腹等处的最高值。

5）设备应处于正常的工作状态，测量中仪器探头应避免红外线及阳光的直接照射及其他电磁干扰等。

（5）测量记录与数据处理

1）测量记录：内容包括，测量日期、测量时间、气象条件（温度、相对湿度）、测量地点（单位、厂矿名称、车间和具体测量位置）、高频设备型号和参数（频率和功率等）、测量仪器型号、测量数据、测量人员等。

2）数据处理：如仪器测量结果为电场强度时，可通过公式（2.20）转化成功率密度

$$P=\frac{E^2}{3770}\times 1000 \qquad (2.20)$$

式中，P 为功率密度（$\mu W/cm^2$）；E 为电场强度（V/m）。

2. 激光辐射

（1）测量仪器：根据激光器的输出波长和输出功率选择适当的测量仪器。用 1mm 极限孔径测量辐射水平时，测量仪器接收头的灵敏度必须均匀，测量误差不得超过±10%。

（2）现场调查：为正确选择测量点、测量方法和测量时间等，必须在测量前对工作场所进行现况调查，调查内容主要包括：

1）工作场所的面积、空间、工艺区划、激光设备和/或岗位布局等，绘制略图。

2）工作流程的划分，各生产程序激光器的波长、功率、特征、种类和数量等。

3）接触激光辐射的作业人员的数量、工作方式、受照射部位、受照射面积、受照射时间及防护情况等。

（3）测量布点：在进行激光辐射检测前，应根据现场调查的内容，制订检测方案，确认检测点。

1）相同工艺、接触相同型号及防护激光器、受照射部位、面积和时间相同的作业人员可采取抽样方式对接触激光辐射作业人员进行测量评估。接触不同型号及防护激光器或受照射部位、面积和时间不同的作业人员应分别测量评估。其中应包括激光器运行功率最大、作业人员防护效果最差、日接触时间最多的岗位。

2）测量时，按照作业人员受照射部位进行测量。如眼部受照射则测量眼部，皮肤受照射则测量皮肤，两者均受照射则都应进行检测。测量时，应在激光工作人员工作区进行。如作业人员穿戴防护眼镜和/或防护服进行作业时，需测量防护眼镜和/或防护服内外的激光辐射。

（4）现场检测

1）根据调查资料如激光器波长和功率、受照射部位和时间等选择测量探头。

2）测量时，需将仪器放置于被测激光束旁边进行调零，再将测量仪器的探头置于光束中，以光束截面中最强的辐射水平为准。

3）测量时，如激光束不能完全覆盖探头，则按照射时间读取照射能量或功率，再除以激光束面积，计算出照射量或辐照度。如激光束完全覆盖探头，直接读取照射量或辐照度。

4）测量时将激光器调至最高输出水平，并消除非测量波长杂散光的影响。

（5）测量记录：内容包括，测量日期、测量时间，气象条件（温度、相对湿度），测量地点（单位、厂矿名称、车间和具体测量位置），作业人员照射部位、照射面积、时间等，激光器型号和参数（波长和功率等），测量仪器型号、测量数据、测量人员等。

（陈青松　徐国勇　刘玉梅　周　静）

第五节　电 离 辐 射

一、电离辐射概念

辐射一般分为电离辐射和非电离辐射。X射线、γ射线与其他可以导致物质电离并产生离子对的带电或不带电粒子属于电离辐射；红外线、紫外线、可见光、微波等除X射线和γ射线以外的电磁波属于非电离辐射。放射防护中使用的辐射、放射、射线等用语如无特别说明，一般指电离辐射。随着科学技术的进步和社会的发展，电离辐射在医学中的应用日益广泛，逐步发展为放射诊断、放射治疗、核医学与介入放射学等医学分支学科。本章节中以常见的医用X射线诊断为例。

二、医用X射线诊断原理及分类

X射线人体成像技术，主要是利用X射线管发出的X射线穿过患者身体不同组织和器官时，对射线衰减不同的原理。X射线穿过人体不同部位后投射到成像介质上的影像有差别，结合对比成像情况与临床表现、化验及病理结果，即能够确定体内病灶、骨折情况，为医生诊断提供参考依据。在实际进行医用X射线诊断设备防护检测操作之前，首先要把握工作人员、患者和公众免受或少受辐射危害的基本原则，并对设备的种类有充分的了解和识别，才能够在日常的工作中针对不同类型的放射诊疗设备制订不同的检测方案。

（一）医用X射线诊断原理示意图如图2-7所示

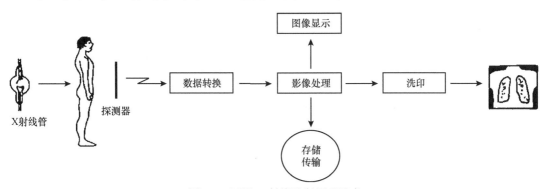

图2-7　医用X射线诊断原理示意

（二）医用X射线影像诊断设备种类如图2-8所示

三、辐射防护检测仪器的分类及基本原理

（一）气体探测器（α、β、γ、X）

气体探测器包括电离室，正比计数器和G-M计数器等。

由于电离室、正比计数器和G-M计数器把核辐射转变成为电信号的物理过程都是在探测器内充特定气体的特定体积中进行的，所以它们统称为气体探测器。

1. 电离室　结构简单、线性范围宽、能响特性好、工作稳定可靠。

2. 正比计数器　输出信号大与吸收能量成正比。

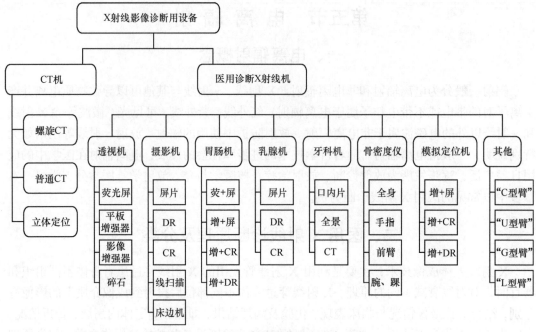

图 2-8　医用 X 射线影像诊断设备种类

3. G-M 计数器　制作的剂量（率）仪具有体积小、灵敏度高、电路简单可靠的特点，因此得到广泛应用。

（二）半导体探测器

1. PN 结型　扩散型（γ、X）、面垒型（α、β）、离子注入型。

2. 锂漂移型　能量分辨率好，主要用于 γ 射线能谱和 X 射线能谱的测量。

3. 高纯锗探测器　平面型（主要用于 3kev 至 1MeV 能量范围的 γ、X 射线的探测）、同轴型（适合于对较高能量的 γ、X 射线的探测）。

（三）闪烁探测器

1. 无机闪烁体　如 NaI（TL）、CsI，对 γ 射线探测效率高，能量分辨率较好；ZnS（Ag），对 γ 射线和电子不灵敏，很适于在强 β、γ 本底下探测重带电粒子，如 α、ZnS（Ag）加入硼或氢，可用于探测慢中子和快中子。

2. 有机闪烁体　如塑料闪烁体，对 β、γ 效率高、液体闪烁体，对低能 β 探测效率高。

（四）热释光（TLD）、光致光（OSL）探测器

1. TLD　LiF（Mg、Cu、P），具有灵敏度高、量程范围宽、长期稳定性好、可靠性高、重量轻、体积小、受环境影响小等特点。热释光材料一经加热读数，其内部储存的能量被释放，辐射信息也被清除。

2. OSL　灵敏度高于 TLD，不需加热，可反复使用。

（五）固体径迹探测器

这是用于 α 径迹测量的探测装置。

（六）检测设备使用要求

1. 能量响应 剂量仪探测的射线粒子的能量有大有小，只有能进入灵敏体积，并有足够的能量转移给探测器时，才能被发现，而 X、γ 射线的能量转移系数（效率）与射线能量和探测器的原子序数有关，因此，探测器对不同能量的射线的探测效率不一样。探测效率随被测射线能量变化而变化的特性称"能量响应"。

检测 X、γ 射线：能响与窗厚、材料 Z、灵敏体积内物质种类、密度等有关，尤其是能谱连续的 X 射线的测量、探测仪表的能响特性对测量结果影响很大。

2. 时间响应 剂量率仪给出的"响应时间（T）"是指仪表指示值达到标称值的 90% 所需时间。仪器的响应时间取决于辐射探测器的类型和记录电路的电子学参量。

医用 X 射线摄影这类短时间曝光时的剂量率测量，因曝光时间远小于剂量率仪的"响应时间"（或叫读数建立时间），必须考虑对测量值进行时间分辨修正。

（七）常见检测设备

1. 451P 型电离室巡测仪如图 2-9 所示

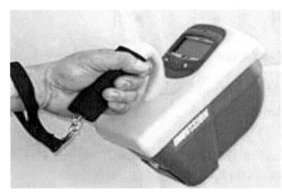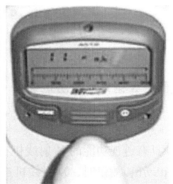

图 2-9 451P 型电离室巡测仪

2. AT1121 辐射剂量测量仪如图 2-10 所示

主要功能：检测脉冲时间从 10ns 起的脉冲辐射。

（1）脉冲持续时间从 30ms 起的短时辐射以及宽范围能量和环境剂量率当量的连续 X 射线和 γ 辐射。

（2）可探测各种软的和硬的 γ 辐射源、β 辐射源。

（3）带有暴露时间评估的脉冲辐射和短时辐射以及探测移动的辐照装置。

应用领域：X 射线诊断放射医学、辐射检测应急事件、核工业原子能研究等。

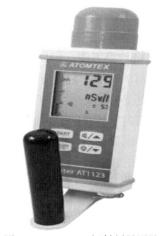

图 2-10 AT1121 辐射剂量测量仪

四、工作场所电离辐射检测示例

某医院有一台最大管电压为150kV、最大管电流650mA的×××型 X 射线机，现需对该机房周围辐射剂量进行检测，检测方法要求及计算如下：

1. 普通 X 射线机房检测布点选择

（1）根据 GBZ130—2013《医用 X 射线诊断放射防护要求》7.2 中对 X 射线设备机房防护设施和机房周围辐射剂量检测要求，结合检测现场实际情况，X 射线设备机房的防护检测应测量机房外距屏蔽体表面 0.3m 处的辐射剂量。检测时，应在巡测的基础上，对关注点的局部屏蔽和缝隙进行重点检测。关注点应包括：四面墙体、地板、顶棚、机房的门、观察窗、传片箱、采光窗/窗体、管线洞口、操作人员位置等，点位选取应具有代表性。

（2）普通 X 射线机房检测布点选择如图 2-11 所示。

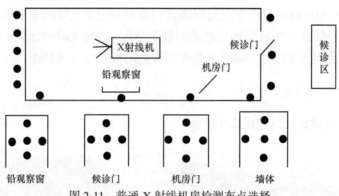

图 2-11 普通 X 射线机房检测布点选择

2. 普通 X 射线机房防护要求 根据 GBZ130—2013《医用 X 射线诊断放射防护要求》中 5.4 的要求，在距机房屏蔽体外表面 0.3m 处，机房的辐射屏蔽防护，应满足下列条件：

（1）具有透视功能的 X 射线机在透视条件下检测时，周围剂量当量率控制目标值应不大于 2.5μSv/h；测量时，X 射线机连续出束时间应大于仪器响应时间。

（2）其余各种类型摄影机房外人员可能受到照射的年有效剂量约束值应不大于 0.25mSv。该示例中 X 射线机应属于普通摄影机，人员受照剂量应按照年有效剂量约束值应不大于 0.25mSv 进行评价。

测量时，测量仪器读出值应经仪器响应时间和剂量检定因子修正后得出实际剂量率。

3. 计算方法

（1）仪器读数响应时间（上升时间）：对于一个阶跃响应，输出信号达到其最终值与初始稳态值之差所规定的一个很小百分值时与其第一次达到同一差值所规定的一个很大百分值时所持续的时间间隔。通常规定值是 5% 到 95% 或 10% 到 90%。

（2）读数响应时间修正系数：读数响应时间修正系数 k 可由式（2.21）计算：

$$k = 1/(1-(b/a)^{-t/\tau}) \qquad (2.21)$$

式中，k：剂量率时间响应修正系数；b：一个很大的百分值；a：一个很小的百分值；τ：读数响应时间，由仪器厂家给出；t：剂量率测量时出束时间。

通常仪器厂家给出的响应时间 t 为 10% 上升到 90% 所需时间，由式（2.21）算出仪器的响应时间修正系数 k 与 t/τ 的关系，见表 2-8。

表 2-8 剂量率时间响应修正系数

t/τ	时间响应修正系数 k	t/τ	时间响应修正系数 k
3	1.001	0.15	3.562
2	1.013	0.1	5.070
1	1.125	0.09	5.574
0.9	1.161	0.08	6.204
0.8	1.208	0.07	7.015
0.7	1.274	0.06	8.097
0.6	1.365	0.05	9.612
0.5	1.500	0.04	11.886
0.4	1.710	0.03	15.678
0.3	2.072	0.02	23.262
0.2	2.812	0.01	46.018

（3）仪器读数响应时间的修正：仪器读数响应时间的修正按式（2.22）计算：

$$\dot{D} = (\dot{D_1} - \dot{D_2}) \cdot k \cdot f \qquad (2.22)$$

式中，$\dot{D}$：机房外实际剂量率水平；$\dot{D_1}$：仪表直接测读剂量率；$\dot{D_2}$：仪表自身和天然本底剂量率；k：对不同出束时间建立的仪表的剂量率时间响应修正系数；f：剂量刻度因子。

（4）响应时间修正示例

1）常用条件和工作量确认：现场确认年摄影张数和常用曝光条件；若使用自动曝光功能，以放置水模和同伴后的自动曝光条件为常用条件。本示例中的常用条件为 120kV，10mAs，工作量为每年摄影 10 000 张。

2）检测条件选择：为减少由于时间响应修正系数过大带来的误差，应根据仪器的响应时间和摄影常用条件尽可能设置较长的出束时间。本示例中设置的检测条件为 120kV，100mA，0.64s。

3）响应时间修正：现场放置水模和铜板作为散射体后，设置 2）中的检测条件，使用仪器在 X 射线摄影机机房外测得的周围剂量当量率为 4.1μSv/h，计量刻度因子为 1.0，本底为 0.1μSv/h，所使用仪器在 0～50μSv/h 量程内厂家给出的响应时间 τ 为 8s。防护检测时设置的出束时间 t 为 0.64s，t/τ 为 0.08，由表 2-8 得到时间响应修正系数 k 为 6.204。由式（2.22）算出机房外的周围剂量当量率为（4.1μSv/h−0.1μSv/h）×6.2×1.0=24.8μSv/h，即摄影机在 120kV、100mA 的出束条件下，机房门外的周围剂量当量率为 24.8μSv/h。

4）年剂量计算：由 1）的常用条件和工作量可得年工作负荷为 120kV、100 000mAs，在 120kV。100mA 的出束条件下，年累积出束时间为 100 000mAs/100mA=1000s，其年剂量为 $24.8\mu Sv/h \times \dfrac{1000s}{3600s/h} = 6.9\mu Sv$。

4. 放射诊疗工作场所放射防护检测原始记录 放射诊疗工作场所防护检测原始记录如下：

放射诊疗工作场所防护检测原始记录

第 _____ 页 共 _____ 页

被检测单位：_____ 检测单位：_____

样品名称：_____ 检测报告编号：_____

检测项目：机房周围环境 X 射线辐射剂量率

检测仪器及仪器编号：_____

检测依据：_____

结果记录：

检测条件：电压 _____ kV 电流 _____ mA 曝光时间 _____ s

检测点	剂量率（μSv/h）									
	左		右		上		下		中	
	仪器读数	检测结果	仪器读数	检测结果	仪器读数	检测结果	仪器读数	检测结果	仪器读数	检测结果
铅观察窗										
机房门										
候诊门										
操作人员位置										
电缆线管道出口										

检测者：_____ 检测日期： 年 月 日

校核者：_____ 校核日期： 年 月 日

被检测单位陪同人员（签名）：_____

（李红环 刘玉梅 周 静）

第六节 工作场所空气中生物因素检测

一、概 述

生产原料和生产环境中存在的对职业人群健康有害的致病微生物、寄生虫、昆虫和其他动植物及其所产生的生物活性物质统称为生物性有害因素。对于致病微生物（如细菌、病毒等）本身，我国暂未制定相应的工作场所空气中浓度的职业接触限值和检测方法。根据 GBZ2.1—2007 的规定，我国工作场所空气中生物因素的容许浓度只涉及到白僵蚕孢子和枯草杆菌蛋白酶两种生物活性物质的职业接触限值，而工作场所空气中生物因素检测标准中也只有洗衣粉酶这一生物活性物质的检测标准。

因此，对于工作场所空气中存在的致病微生物本身，目前我国还没有相应的职业卫生检测标准，评价需要时可参照环境、传染病等领域的微生物检验方法进行检测。

二、洗衣粉酶的溶剂洗脱-抗体结合-比色法（GBZ/T 300.160—2017 《工作场所空气有毒物质测定 第 160 部分：洗衣粉酶》）

（一）原理

空气中气溶胶态含酶洗衣粉用超细玻璃纤维滤纸采集，洗脱后，与包被在酶标板上的特异性抗体（Ab1）结合，然后加入特异性抗体（Ab2），最后与一连有标记物的抗体（Ab3）结合，再与显色剂反应生成有色化合物，用酶标仪测量吸光度，检测酶的浓度。

（二）仪器

1. 超细玻璃纤维滤纸。

2. 大采样夹，滤料直径为 37mm 或 40mm。

3. 小采样夹，滤料直径为 25mm。

4. 空气采样器，流量 0～2L/min 和 0～10L/min。

5. 烧杯，50ml。

6. 酶标板和酶标板盖。

7. 多孔道微量加样器。

8. 可调微量加样器。

9. 恒温箱。

10. 离心管，25ml。

11. 具塞试管，10ml。

12. 酶标仪。

（三）试剂

1. 实验用水为去离子水，试剂为分析纯，置于 4℃冰箱中保存。

2. 抗体包被缓冲液，pH9.6±0.2 0.151g 碳酸钠和 0.293g 碳酸氢钠溶于 100ml 水中，可保存 2 个月。

3. 洗板液 29.22g 氯化钠、0.186g Tris 和 0.1g 牛血清白蛋白（BSA）溶于 100ml 水中，用 6mol/L 盐酸溶液调 pH 至 8.0，加入 0.05ml 吐温 20，混匀，可保存 7 天。

4. 枸橼酸-磷酸缓冲液，pH5.0±0.2 0.730g 枸橼酸和 2.387g 磷酸氢二钠（$Na_2HPO_4 \cdot 12H_2O$）溶于 100ml 水中，可保存 1 个月。

5. BSA 封闭液 2.0g BSA 溶于 100ml 洗板液中。

6. 洗脱液 2.922g 氯化钠、0.093g Tris、0.496g 硫代硫酸钠（$Na_2S_2O_3 \cdot 5H_2O$）和 0.0147g 氯化钙（$CaCl_2 \cdot 2H_2O$）溶于约 80ml 水中，加入 0.1g BSA，溶解后，用 6mol/L 盐酸溶液调 pH 至 8.0，转移到 100ml 容量瓶中，定容后加入 0.1ml 吐温 20，混匀，可保存 7 天。

7. 邻苯二胺（OPD）溶液，pH5.0 8.0mg OPD 置于 50ml 棕色瓶中，加入 15ml 枸橼酸-磷酸缓冲液，溶解后，加入 5μl 过氧化氢（30%），混匀。临用前配制。若溶液变黄，应重新配制。

8. 兔抗体包被溶液 用 10ml 抗体包被缓冲液稀释 10μl 兔抗血清，混匀。

9. 豚鼠抗体 用 10ml 洗板液稀释 10μl 豚鼠抗体，混匀。

10. 标有过氧化物酶的兔抗豚鼠抗体 用 10ml 洗板液稀释 10μl 标有过氧化物酶的兔

抗豚鼠抗体,混匀。

11. 硫酸溶液,1mol/L。

12. 标准酶,用国家认可的洗衣粉酶。

(四)样品的采集、运输和保存

1. 现场采样按照 GBZ 159—2004 执行。

2. 短时间采样 在采样点,用装好超细玻璃纤维滤纸的大采样夹,以 5.0L/min 流量采集 15min 空气样品。

3. 长时间采样 在采样点,用装好超细玻璃纤维滤纸的小采样夹,以 1.0L/min 流量采集 2~8h 空气样品。

4. 采样后,打开采样夹,取出滤纸,接尘面朝里对折两次,放入清洁的塑料袋或纸袋中,置于清洁容器内运输和保存。样品宜尽快检测。

5. 样品空白 在采样点,打开装好超细玻璃纤维滤纸的采样夹,立即取出滤纸,放入清洁的塑料袋或纸袋中,然后同样品一起运输、保存和检测。每批次样品不少于 2 个样品空白。

(五)分析步骤

1. 样品处理 将超细玻璃纤维滤纸放入烧杯内,加 25.0ml 洗脱液,洗脱 20min,不时振摇。样品溶液用滤纸过滤或离心后供检测。

2. 标准曲线的制备 在 8 支容量瓶中,用标准酶配制成 0~6.0ng/ml 标准系列。于酶标板的每个孔中加 100μl 兔抗体包被溶液,置于 4℃冰箱冷藏内放置过夜。加样时,加样头不可接触酶标板底部,不容许冰冻。第二天,从冰箱内取出酶标板,翻转,弃去兔抗体包被溶液,在数层纸上拍打,甩尽孔中的兔抗体包被溶液。每个孔用洗板液洗涤 3 次,每次约 250μl。然后加 200μl BSA 封闭液,加样头不能接触酶标板。盖上酶标板盖,放置 1h 以上。甩尽孔中液体。若不立即使用,可用酶标板膜封好,可储存 2 个月。向每个孔中加入 50μl 标准酶溶液,全部加平行样。加入 50μl 豚鼠抗体。将酶标板放入 37℃恒温箱内,反应 90min。取出酶标板,每个孔用洗板液洗涤 3 次,每次约 250μl。向每个孔各加入 100μl 标有过氧化物酶的兔抗豚鼠抗体,再置 37℃恒温箱内,反应 90min。取出酶标板,每个孔用洗板液洗涤 3 次,每次约 250μl。用枸橼酸-磷酸缓冲液冲洗 3 次。以保持同一时间间隔,向每个孔加入 100μl OPD 溶液;放入 37℃恒温箱内,反应至有合适的黄色生成;向每个孔以保持同一时间间隔,加入 150μl 硫酸溶液,以终止显色反应。擦净酶标板底部,用酶标仪检测每个孔的吸光度(双波长法的波长为 492nm 和 620nm)。以测得的吸光度值对相应的酶浓度(ng/ml)绘制标准曲线或计算回归方程。

3. 样品检测 用检测标准系列的操作条件检测样品溶液和样品空白溶液,测得的吸光度值由标准曲线或回归方程得样品溶液中酶浓度(ng/ml)。若样品溶液中酶的浓度超过检测范围,用洗脱液稀释后检测,计算时乘以稀释倍数。

(六)计算

1. 按式(2.23)将采样体积换算成标准采样体积。

$$V_0 = V_t \times \frac{293}{273+t} \times \frac{P}{101.3} \tag{2.23}$$

式中，V_0：标准采样体积（L）；V_t：采样体积（L）；t：采样点的温度（℃）；P：采样点的大气压（kPa）。

2. 按式（2.24）计算空气中酶的浓度。

$$C = \frac{25C_0}{V_0} \tag{2.24}$$

式中，C：空气中酶的浓度（μg/m³）；C_0：测得样品中酶的浓度（ng/ml）；25：洗脱液的体积（ml）；V_0：标准采样体积（L）。

3. 时间加权平均接触浓度按 GBZ 159—2004 规定计算。

（七）说明

1. 本法按照 GBZ/T 210.4—2008 的方法和要求进行研制。本法的定量下限为 0.05ng/ml，定量检测范围为 0.05～6ng/ml；以采集 75L 空气样品计，最低定量浓度为 0.017μg/m³；相对标准偏差为 2%～8%，采样效率为 95% 以上，洗脱回收率为 90% 以上。

2. 空气中共存物不干扰检测。

（杜会芳　刘玉梅　周　静）

第七节　工作场所空气中职业病危害因素检测报告格式与内容

一、检测报告的基本要求

检测报告应准确、清晰、明了，客观地反映每一项检测结果。检测结果通常以书面报告的形式出具，应符合检测方法中的要求。

1. 检测报告应有唯一性标识、页码和总页数标识，表明检测报告结束的标识。

2. 检测报告应当有资质认定标识，技术服务机构公章或检测专用章，并加盖骑缝章。

3. 检测报告应注明检测类别。分次完成的定期检测项目，应当注明当次检测范围。

4. 检测报告内容应当完整、规范、信息全面，至少包括用人单位名称和地址、技术服务机构名称、检测任务编号、采样点或采样对象、采样日期、采样时间、采样方式、仪器设备名称及编号、检测依据、检测日期、检测结果、编写人审核人、签发人等信息。

5. 定期检测报告除列出检测结果外，应按照职业接触限值要求汇总检测结果，并给出是否符合职业接触限值要求的结论，分析超标主要原因，提出整改措施建议。

二、检测报告的基本格式

（一）化学因素检测报告格式

检测任务编号：

检 测 报 告

用人单位（委托单位）：
检测类别：
报告编号：

职业卫生技术服务机构名称
年　　月　　日

扉一：职业卫生技术服务机构资质证书影印件

扉二：声明与签字页

声　　明

×××（技术服务机构名称）遵守国家有关法律法规和标准规范，在为×××（用人单位名称）提供职业病危害因素检测服务过程中，坚持客观、真实、公正的原则，并对出具的《检测报告》承担法律责任。

技术服务机构名称（加盖公章）

年　月　日

编写人	资质证书编号	签名
审核人	资质证书编号	签名
签发人	资质证书编号	签名

目录：各类标题与页码之间均用"……"连接，页码不加括号。

正文：按照目录内容编写，纸型规格A4纸，字体为国标仿宋，标准4号，30行/页，30字/行。

页眉：×××职业病危害因素检测报告、报告编号，字体为国标宋体，标准5号。

页脚：职业卫生技术服务机构名称，页码（第××页共××页），字体为国标宋体，标准5号。

附件：检测结果报告单。

检测结果报告单样式见附件。

正　　文

1. 检测依据

列出本次检测工作中现场采样、现场测量、实验室分析和结果判定所依据的法规、标准名称。

2. 用人单位情况介绍

用人单位基本情况介绍，包括单位地址、单位性质、行业类型、主要生产产品及产量等。

3. 检测类别及范围

（1）说明任务来源、检测类别、检测范围。

（2）应当对检测范围内的主要生产工艺及设备、使用原辅材料、产品及副产品、岗位（工种）设置及作业人员数量、职业病防护设施及运行情况、个人防护用品及使用情况等内容简要描述，汇总岗位（工种）作业人员接触职业病危害因素等情况（表××-××）。

表××-×× 岗位设置及接触职业病危害因素情况

岗位/工种	作业人数	工作地点	作业时间	接触职业病危害因素	个人防护用品及使用情况	职业病防护设施及运行情况

4. 现场采样和测量情况

对检测范围内各检测项目现场采样或测量的情况进行简要描述，包括采样方式、采样时间、采样频次、生产状况、环境条件等信息。

5. 检测结果

按照职业接触限值要求汇总检测结果（表××-××），给出是否符合职业接触限值要求的判定结果。

表××-×× 职业病危害因素检测结果与分析

岗位/工种	采样对象/采样点	检测项目	检测结果（单位）	职业接触限值（单位）	结果判定

6. 结论

对检测结果进行概括性的总结，列出结果超标的岗位（工种）或检测地点，分析超标的主要原因。

7. 建议

根据结论，提出整改措施建议。

附件　检测结果报告单

检测结果报告单

检测任务编号：　　　　　　　　　　　　　　　　　　　　　　第　页/共　页

用人单位：

样品来源：　　　　　　　　　　　　　检测类别：评价/定期/检测

检测项目：

采样日期：　　　　　　　　　　　　　检验日期：

采样及检测依据：

采样仪器名称及型号：

检测仪器名称、型号及编号：

样品编号	采样点/采样对象	采样时段	检测结果（mg/m³）

最低检出浓度：　　　　　mg/m³（采样　　L 空气）

（二）物理因素检测报告格式

检测任务编号：

检　测　报　告

用人单位（委托单位）：

检测类别：

报告编号：

职业卫生技术服务机构名称

年　　月　　日

扉一：职业卫生技术服务机构资质证书影印件

扉二：声明与签字页

声　明

×××（技术服务机构名称）遵守国家有关法律法规和标准规范，在为×××（用人单位名称）提供职业病危害因素检测服务过程中，坚持客观、真实、公正的原则，并对出具的《检测报告》承担法律责任。

技术服务机构名称（加盖公章）

年　月　日

编写人	资质证书编号	签名
审核人	资质证书编号	签名
签发人	资质证书编号	签名

目录：各类标题与页码之间均用"……"连接，页码不加括号。

正文：按照目录内容编写，纸型规格 A4 纸，字体为国标仿宋，标准 4 号，30 行/页，30 字/行。

页眉：×××职业病危害因素检测报告、报告编号，字体为国标宋体，标准 5 号。

页脚：职业卫生技术服务机构名称，页码（第××页共××页），字体为国标宋体，标准 5 号。

附件：检测结果报告单。

1. 检测依据

列出本次检测工作中现场采样、现场测量、实验室分析和结果判定所依据的法规、标准名称。

2. 用人单位情况介绍

用人单位基本情况介绍，包括单位地址、单位性质、行业类型、主要生产产品及产量等。

3. 检测类别及范围

（1）说明任务来源、检测类别、检测范围。

（2）应当对检测范围内的主要生产工艺及设备、岗位（工种）设置及作业人员数量、职业病防护设施及运行情况、个人防护用品及使用情况等内容简要描述，汇总岗位（工种）作业人员接触职业病危害因素等情况。

4. 现场采样和测量情况

对检测范围内各检测项目现场采样或测量的情况进行简要描述，包括采样方式、采样时间、采样频次、生产状况、环境条件等信息。

5. 检测结果

按照职业接触限值要求汇总检测结果，给出是否符合职业接触限值要求的判定结果。

6. 结论

对检测结果进行概括性的总结，列出检测结果超标的岗位（工种）或检测地点，分析超标的主要原因。

7. 建议

根据结论，提出整改措施建议。

附件：检测结果报告单

检测结果报告单（1）

检测任务编号： 第 页/共 页

用人单位：

检测方式：现场测量 检测类别：定期检测

测量日期： 测量依据：《工作场所物理因素测量第 4 部分：激光辐射》（GBZ/T189.4
—2007）

测量项目：激光辐射

测量仪器名称、型号及编号：

测量编号	测量位置/对象	波长（nm）	部位	辐照度（W/cm^2）

（以下空白）

检测结果报告单（2）

检测任务编号：   第　页/共　页

用人单位：

检测方式：现场测量   检测类别：定期检测

测量日期：   测量依据：《工作场所物理因素测量第 5 部分：微波辐射》（GBZ/T189.5—
                                           2007）

测量项目：微波辐射

测量仪器名称、型号及编号：

测量编号	测量位置/对象	测量时间	测量结果（mW/cm^2）			
			头	胸	腹	局部

（以下空白）

检测结果报告单（3）

检测任务编号：

用人单位：

检测方式：现场测量　　　检测类别：定期检测

测量日期：

测量依据：《工作场所物理因素测量第 7 部分：高温》（GBZ/T189.7—2007）

测量项目：高温

测量仪器名称、型号及编号：

测量编号	测量位置/对象	测量时间	测量高度	WBGT 指数（℃）	$\overline{\text{WBGT}}$ 指数（℃）

（以下空白）

检测结果报告单（4）

检测任务编号： 第　　页/共　　页

用人单位：

检测方式：现场测量 检测类别：定期检测

测量日期： 测量依据：《工作场所物理因素测量第 8 部分：噪声》（GBZ/T189.8—2007）

测量项目：噪声

测量仪器名称、型号及编号：

测量编号	测量位置/对象	测量时间	测量结果[dB（A）]		
			第 1 次	第 2 次	第 3 次

（以下空白）

检测结果报告单（5）

检测任务编号：　　　　　　　　　　　　　　　　第　页/共　页

用人单位：

检测方式：现场测量　　　　　　　　检测类别：定期检测

测量日期：　　　　　　　　　测量依据：《工作场所物理因素测量第9部分：手传振动》（GBZ/T189.9—2007）

测量项目：手传振动

测量仪器名称、型号及编号：

测量编号	测量位置/对象	测量结果（a_{hw}）（m/s^2）		
		X	Y	Z

（以下空白）

（杜会芳　陈青松　徐国勇　刘玉梅　周　静）

第三章 生物材料中有害物质及其代谢产物检测

第一节 概　　述

生物材料是人体体液（如血液）、分泌物（唾液、乳汁、汗液）、排泄物（如呼出气、尿液）、毛发、指甲和组织（如脂肪组织）等的总称。由于通过检测工作场所空气中有害物质浓度水平仅能估计通过呼吸道进入人体的有害物质剂量，无法反映人体对这些有害物质的吸收、分布、代谢、排泄、生物利用和个体差异等信息，因此开展生物材料有害物质检测可以准确反映外源性有害物质通过各种途径进入人体内的实际剂量及产生的生物学效应水平。

生物监测是对劳动者的血液、尿液等生物材料中的化学物质或其代谢产物的含量（浓度）或由其所致的有害生物效应水平进行的系统监测，目的是评价劳动者接触职业性有害因素的程度及可能的健康影响。生物监测指标的类型有接触标志物、效应标志物和易感性生物标志物三种，其中接触标志物主要是针对生物材料中有害物质原形或其代谢产物进行的检测。

1981 年，美国 ACGIH 首先制定了职业接触的生物接触指数（BEI），表示接触者对化学物质的生物反应警戒水平，或组织、体液、呼出气中化学物质本身或其代谢物的警戒水平。目前美国 ACGIH 制定的"TLVs and BEIs"生物接触限值标准约 50 余种。2012 年德国研究基金会（DFG）制定了 53 种（类）化合物的生物接触限值（BAT）。日本产业卫生学会（JSOH）推荐的基于生物监测的 OEL-B，包含 21 种化合物的生物接触限值。BEIs、BAT、OEL-B 均由非官方组织制定发布，不具有强制性。

我国从 20 世纪 80 年代初开始开展相关生物材料中有害物质检测方法研究，在"七五"、"八五"期间已经对 28 种毒物的 56 个检测方法进行了规范研究，同时还制定了"生物材料中有毒物质或其代谢物检测方法研制准则"，为我国的生物监测提供了有力的手段。1996 年，卫生部发布了血和尿中铅、尿中酚、尿中铍、呼出气中二硫化碳、血和尿中铜等 20 余种化学物的 56 个生物材料中有害物质检测标准方法（WS/T 17～67，91～98—1996，其中部分检测方法现已废止），并颁布了《研制生物样品监测检验方法指南》（WS/T 68—1996，现已废止），可用于有害物质的生物监测，随后在 1999 年又发布了呼出气中丙酮、血中硒、血中铅、镉 4 种化合物的检测标准方法（WS/T 108～109、174～175—1999，其中 2 个方法现已废止）。1999 年、2004 年和 2006 年卫生部颁布了 15 种（类）化学有害物质的生物接触限值（BEL），分别为甲苯、三氯乙烯、铅及其化合物、一氧化碳、镉及其化合物、有机磷酸酯类农药、二硫化碳、氟及其化合物、苯乙烯、三硝基甲苯、正己烷、五氯酚、汞、可溶性铬盐和酚。我国的职业接触生物限值（BEL）是由原国家卫生和计划生育委员会组织制定和发布的，具有一定的强制性。2017 年，国家卫生和计划生育委员会发布了《职业人群生物监测方法总则》（GBZ/T 295—2017），为开展职业人群生物监测指标的检测提出了技术要求和规范。

一、生物材料样品采集、保存和检测的基本要求

GBZ/T 173—2006《职业卫生生物监测质量保证规范》规定了生物监测中样品采集、保存和检测要求。

（一）生物样品采集的基本要求和注意事项

1. 生物样品的采集应满足职业卫生生物监测指标的要求，应选择接触待测物浓度最高或日接触时间最长的劳动者作为采样对象，并在接触最高浓度后进行采样。采集的样品必须具有代表性和均匀性等。

2. 生物样品的采集应由取得采样技术上岗资质的采样人员负责实施。

3. 在采集生物样品过程中，应防止样品污染。采样时，采样对象应离开工作场所，脱去工作服，清洗手、脸和采样部位后，在清洁、无污染的场所进行采样。

4. 生物样品采集后，需要加防腐剂或抗凝剂等试剂时，加入的试剂应不含待测物和干扰物或含量很低，不与待测物发生理化反应而影响检测结果；试剂加入的体积（或量）通常不超过样品体积（或量）的1%。

5. 每个样品必须贴有统一的明显的标签。标签上注明样品编号、采样对象姓名、采样日期和时段等。

6. 在采样的同时，应做好采样记录，采样记录应规范化、表格化，随采样随记录。内容主要包括采样对象姓名、编号、采样日期和时段、样品名称、检测内容、职业接触情况及个人嗜好，以及所用防腐剂或抗凝剂的名称及加入量等。

7. 检测挥发性有害物质的样品，采样时操作要迅速，样品应装满采样容器，并立即密闭采样容器；采样后，应冷冻运输或保存，尽快检测。用于顶空分析的样品，可取一定量样品，直接装在顶空瓶内。

（二）生物样品运输和保存的基本要求

1. 在运输和保存过程中，样品中的待测物成分和性质不能发生改变；要防止因泄漏、挥发、吸附、腐败变质和化学反应等作用造成待测物的损失和样品基体的变化；要防止污染，不能将样品与装有待测物的容器存放在一起运输和保存。

2. 生物样品不能在高温和日光下运输和保存；在运输过程中应避免振动和温度改变。需要冷藏的生物样品应尽快放入所需温度的冷藏设备中。血样通常要求低温（4℃）运输和保存。冷冻保存的血样，要防止溶血，应先将血浆分离出来，分别保存。

3. 运输和保存的时间不能超过生物样品的稳定期。

（三）生物样品检测的基本要求

1. 必须优先使用我国公认的检测方法。在使用这些方法前，应结合实验室现有仪器设备，优化和确定检测条件，并编写成本实验室的作业指导书并严格执行。作业指导书应随着仪器设备检测性能的变化（这种变化不影响检测结果）及时修订。检测人员在检测样品前应熟练掌握作业指导书中的检测方法和操作步骤，能重复该方法的准确度、精密度和检出限等指标。

2. 使用标准曲线法检测样品时，配制的标准系列（包括试剂空白）要求：光度法（包括分光光度法和原子光谱法）和电化学法至少 5 个浓度点，色谱法至少 4 个浓度点。标准曲线的相关系数除石墨炉原子吸收光谱法要求在 0.99 以上外，其余方法要求在 0.999 以上。使用标准加入法的标准曲线必须是通过零点的直线，至少要加 3 个浓度的标准溶液，加标准溶液后的浓度不能超出标准曲线的线性范围，样品中待测物的浓度不能超出标准曲线的检测范围。

3. 样品检测中的质量控制

（1）在每批样品检测时，至少要带 2 个试剂空白：测得的空白值应小于所用检测方法的检出限，两个空白值之间的最大容许相对偏差应符合表 3-1 的要求。

表 3-1　平行双样最大容许相对偏差

检测浓度范围（g/L，mg/g）	10-1	10-2	10-3	10-4	10-5	10-6	10-7
最大容许相对偏差（%）	1	2.5	5	10	20	30	50

（2）在检测样品溶液前或同时，检测 1～2 个标准物质或质控样，检测操作步骤应与样品完全相同。连续检测 6 次，检测值应在标准值或质控值 ±3s（s 为标准差）范围内，相对标准偏差应≤10%，才可进行样品检测，检测结果才有效。否则应检查原因后，重新检测。

（3）对同一标准和样品至少检测 2 次，两次读数的相对偏差应小于表 3-1 中数值的 1/2；否则，应测第 3 次、第 4 次，直至满足这一要求，才能计算结果的均值。

（4）使用实验室的质控样进行检测时，用其均值质控图实施质量控制，方法是：结合日常检测，按样品检测操作步骤检测一个有代表性的、均匀的、稳定的标准物质或质控样，至少积累 20 个检测数据，计算其均值 $\bar{x}$ 和标准差 s。然后，以检测顺序或日期或时间为横坐标，检测结果为纵坐标，平行于横轴画 $\bar{x}$、$\bar{x}\pm 2s$ 为上、下警告线，$\bar{x}\pm 3s$ 为上下控制线。将每次检测质控样的结果标在质控图上，进行评价。检测结果在警告线以内，表示检测过程和仪器设备正常，满足质控要求；检测结果虽然在警告线以内，但连续 7 次位于均值的一边，说明存在系统误差，应找出误差来源，加以改进；检测结果在警告线以外，控制线以内，表示可以检测样品，检测结果有效，但必须找出误差来源，加以改进；检测结果超出控制线，必须停止检测，检查误差来源，采取改正措施，并作记录后，重测质控样，直至检测结果回到控制线以内，才能检测样品。

（5）无标准物质或质控样时，用加标回收率和平行双样进行质量控制，群体样品随机取 1～2 个样品，个体样品取全部样品，方法是：从一个样品中取出体积相同的 3 份子样，一份作加标回收率，另两份作平行双样。然后按照操作步骤检测。按式（3.1）计算加标回收率

$$加标回收率 = \frac{加标样品测定值 - 平行双样均值}{加标量} \times 100\% \qquad (3.1)$$

要求加标回收率在 75%～105%。超过此范围，必须检查原因，加以改正后，重新检测。

平行双样检测结果的相对偏差按式（3.2）计算

$$平行双样的相对标准偏差 = \frac{平行双样测定值之差}{平行双样测定值之和} \times 100\% \qquad （3.2）$$

平行双样检测结果的相对偏差不得超过表 3-1 中的规定，若个体样品超过，应重测；若群体样品超过，除重测超标样品外，应增加 10%～20% 平行双样。

（6）在检测样品过程中，应根据检测所用仪器的稳定性，每检测 10～30 个样品需检测 1 个质控样或标准溶液，以检查检测条件的变动。测得值应在质控标准值范围内，或测得值与标准溶液的标准值之间的相对标准偏差为表 3-1 数值的 1/2，才能继续检测；否则，要调整检测条件后，重新检测 10 个样品。

二、检测结果的报告和评价

（一）检测报告必须准确、真实和客观地报告每一项检测或一系列检测的结果，并符合检测方法中规定的要求。

（二）计算检测结果时，要按数据修约的规则对检测数据进行修约。保留的有效数字位数可比职业接触生物限值的数值多 1 位。检测数据出现可疑值时，除检测过程中由于明显操作失误造成的可疑值可以直接舍弃外，必须经统计检验后，才能决定舍弃与否。

（三）尿样的检测结果应进行肌酐校正或比重校正，最好进行肌酐校正。

1. 肌酐校正法　为了校正尿液的稀释作用，将尿样中被测物的浓度用尿中肌酐浓度进行校正的一种方法。校正公式见式（3.3）

$$C = \frac{c}{cr} \qquad （3.3）$$

式中，C：肌酐校正后尿样中待测物的浓度；c：肌酐校正前尿样中待测物的浓度（mg/L）；cr：尿样中肌酐浓度（g/L）。

2. 比重校正法　为了校正尿液的稀释作用，将尿样中被测物的浓度校正到标准尿比重（1.020g/ml）的一种方法。校正公式见式（3.4）

$$C = c \times k \qquad （3.4）$$

式中，C：比重校正后尿样中待测物的浓度（mg/L 或 μg/L）；c：比重校正前尿样中待测物的浓度（mg/L 或 μg/L）；k：比重校正系数，计算公式见式（3.5）。

$$k = \frac{1.020 - 1.000}{尿比重 - 1.000} \qquad （3.5）$$

（四）检测数据及其结果报告应使用计量单位

血和尿的浓度表示为 mg/L、μg/L、mmol/L、μmol/L 或 mg/g；肌酐、组织的浓度表示为 μg/g；呼出气浓度表示为 mg/m³。

（五）未检出值统一表示为"低于最低检出浓度"，并附注方法的最低检出浓度。

（六）检测结果的评价指标是我国发布的职业接触生物限值；若我国尚未发布职业接触生物限值的，可以参照国外公认的职业接触生物限值。

（七）在进行职业接触评价时，要排除非职业接触的影响，还要考虑个体差异。

第二节　生物材料中有害物质及其代谢产物检测方法示例

一、血中铅的检测　酸脱蛋白-石墨炉原子吸收光谱法（GBZ/T 316.1—2018《血中铅的测定 第1部分：石墨炉原子吸收光谱法》）

（一）原理

血液样品（以下称血样）用硝酸溶液进行脱蛋白，在283.3nm波长下，用石墨炉原子吸收光谱法检测铅含量。

（二）仪器

1. 容量瓶，10ml。

2. 具塞聚乙烯离心管，1.5ml。

3. 旋涡混合器。

4. 离心机，转速大于10000r/min。

5. 微量移液器，量程分别为20～200μL、100～1000μL。

6. 原子吸收光谱仪，具石墨炉、塞曼或氘灯背景校正装置和铅空心阴极灯。

（三）试剂

1. 去离子水。

2. 硝酸　$\rho_{20}=1.42$g/ml，优级纯。

3. 硝酸溶液　1%（体积分数）。

4. 硝酸溶液　5%（体积分数）。

5. 牛血　肝素抗凝，以-20℃保存，用时放至室温摇匀。也可采用低本底人血、羊血等。本底铅含量应低于50μg/L。

5 标准溶液，采用铅单元素有证标准物质。

（四）样品的采集、运输和保存

1. 依据 GBZ/T 295—2017 进行。

2. 采集后的样品和样品空白置于清洁容器中冷藏运输。

3. 样品在-20℃下可保存半年。

（五）分析步骤

1. 仪器操作条件　干燥　80～150℃　　55s

灰化　300～350℃　20s

原子化　1600℃　　5s 停气

清除　2400℃　　3s

2. 血铅标准工作曲线系列的配制　将铅单元素标准溶液用1%硝酸溶液稀释成50.0μg/ml铅标准应用液，再用1%硝酸溶液配成浓度为 0μg/ml、1.25μg/ml、2.50μg/ml、

5.00μg/ml、10.00μg/ml、12.50μg/ml 铅标准溶液系列。另取 6 个 10ml 容量瓶，编号为 1~6 号。分别加入 0.40ml 浓度为 0μg/ml~12.50μg/ml 的铅标准溶液系列，再用牛血定容至刻度，即配制成浓度为 0μg/L、50μg/L、100μg/L、200μg/L、400μg/L、500μg/L 的血铅工作曲线标准溶液系列。配制方法见表 3-2。

表 3-2　血铅工作曲线标准系列配置

容量瓶编号	1	2	3	4	5	6
铅标准溶液系列/（μg/ml）	0	1.25	2.50	5.00	10.00	12.50
取铅标准溶液系列体积/ml	0.40	0.40	0.40	0.40	0.40	0.40
取牛血/ml	9.60	9.60	9.60	9.60	9.60	9.60
血中铅标准溶液系列/（μg/L）	0	50	100	200	400	500

3. 血铅标准工作曲线溶液系列、样品及样品空白的预处理方法

（1）血铅标准工作曲线溶液系列预处理方法：分别取 0.15ml 血铅标准溶液工作曲线系列于具塞聚乙烯离心管内，各管加入 0.60ml 5%硝酸溶液，立即盖好盖子，强力振摇，然后在旋涡混合器上振摇 5min，以 10000 r/min 离心 5min，上清液供检测。

（2）样品预处理方法：将冷冻血样取出，恢复到实验室温度。充分振摇混匀，取出 0.15ml，置于 1.5ml 具塞聚乙烯离心管内，其余处理步骤同上。

（3）样品空白预处理方法：用采血针抽取 2.0ml 水置于采血管中，振荡，其余处理步骤同上。

4. 血铅标准工作曲线溶液系列、样品及样品空白的检测

（1）血铅标准工作曲线溶液系列的检测：参照仪器操作参考条件，将原子吸收光谱仪调整到最佳检测状态，取 15μl 上清液进样，检测各标准系列，每个浓度重复检测 3 次。2~6 号的吸光度值减去 1 号的吸光度值后，对相应的铅浓度（μg/L）绘制工作曲线或计算回归方程。

（2）样品及样品空白的检测：用检测标准系列的操作条件检测样品及样品空白溶液，空白检测结果应小于检出限。当空白检测结果大于检出限时，表明样品在采集、运输和存储过程中受到污染，批量样品应作废。测得的吸光度值由工作曲线或回归方程计算铅的浓度（μg/L）。

（六）计算

按式（3.6）计算血样中铅的浓度。

$$C=C_0 \tag{3.6}$$

式中，C：血中铅的浓度（μg/L）；C_0：由工作曲线或回归方程得的血样中铅的浓度（μg/L）；

（七）说明

1. 本法的检出限为 7μg/L，定量下限为 20μg/L；检测范围为 20~500μg/L。塞曼背景校正的原子吸收光谱仪相对标准偏差范围为 1.6%~2.8%（ $n=6$ ），氘灯背景校正的原子吸收光谱仪相对标准偏差范围为 1.5%~5.3%（ $n=6$ ）。

2. 本法的进样量应根据仪器具体情况确定，一般选择 10~20μl。

3. 本法中基体对检测有影响，样品应采用与工作曲线系列溶液相同的处理方法。若样品中铅浓度超过检测范围，可将血铅工作曲线范围提高至 800μg/L 或 1000μg/L，标准系列及样品均采用 10 倍稀释方法处理后检测，即取血液 0.1ml，加入 5%硝酸溶液至 1.0ml。

4. 采血管不能使用 EDTA 抗凝管。

5. 检测过程质量控制应按照 GBZ/T 295—2017 的要求进行。

二、尿中正己烷代谢产物 2，5-己二酮检测（WS/T 243—2004《职业接触正己烷的生物限值 附录 A》）

（一）原理

尿中 2，5-己二酮在酸性条件下水解后，用乙醚萃取、FFAP 柱分离，气相色谱-氢火焰离子化检测器检测，以保留时间定性，峰面积（或峰高）定量。

（二）仪器

1. 气相色谱仪 氢火焰离子化检测器。

2. 具塞比色管 10 ml，5 ml。

3. 水浴箱

（三）试剂

乙醚、盐酸（分析纯），FFAP 固定液：Chromosorb WAW DMCS（80～100 目），2，5-己二酮标准贮备液：于 10.0 ml 容量瓶中，加入 5 ml 蒸馏水，然后准确加入 0.0160 ml 2，5-己二酮（20℃时，1ml 2，5-己二酮质量 0.974g），用蒸馏水稀释至刻度，此贮备液每毫升含 2，5-己二酮 1.56 mg。临用前准确吸取贮备液 0.64ml 到 10ml 的容量瓶中，加蒸馏水至刻度，摇匀（此液 1 ml 含 100μg 的 2，5-己二酮），作为应用液。

（四）采样、运输和保存

用干净的玻璃瓶采集班后尿 50ml，测其比重后，加盐酸 0.25 ml，尽快送回实验室分析。此尿样于 4℃可保存 5 天，于-8℃可保存 1 个月。

（五）分析步骤

1. 色谱条件 色谱柱为长 1.6m、内径 4mm 的玻璃柱，内装 FFAP 固定液：Chromosorb WAW DMCS = 15：100，柱温为 165℃，检测室温度为 230℃，汽化室温度为 230℃，载气（N_2）为 50 ml/min。

2. 样品处理 准确吸取 2.0ml 尿样于具塞比色管中，加入 2 滴盐酸，摇匀，置于 90～100℃水浴中恒温 40min，取出放至室温后，加 2ml 乙醚萃取，静置分层。若乙醚损失应补加至原体积 2ml。

3. 工作曲线的制备 采集未接触正己烷者的尿，用 2，5-己二酮贮备液分别配成 5.0μg/ml、10.0μg/ml、15.0μg/ml、20.0μg/ml、30.0μg/ml 的标准系列，然后各取 2.0ml，同样品处理。取各种浓度的萃取液分别进样 1μl，作气相色谱分析。以 2，5-己二酮的含量对峰面积作图，绘制工作曲线。

4. 样品检测　取已处理的样品乙醚液 1μl 进样分析。

（六）计算

根据测得的峰面积从工作曲线中查出含量（μg/ml），按式（3.7）计算尿中 2，5-己二酮的浓度

$$c = m \times \frac{1.020 - 1.000}{尿样比重 - 1.000} \tag{3.7}$$

式中，c：尿中 2，5-己二酮的浓度（mg/L）；m：在工作曲线上查出的 2，5-己二酮的含量（μg/ml）；1.020 为标准比重。

2，5-己二酮换算系数为 1 mg/L = 8.76 μmol/L。

（杜会芳　周　静）

第四章　职业生理学与职业工效学相关测量方法

第一节　职业生理学相关测量方法

一、概　　述

职业生理学主要研究工作过程中工作人员的生理变化特点和规律。它通过探讨不同类型作业人员身体调节适应的规律，提出改善工作条件的措施，提高工作者的工作能力，延缓疲劳的出现，以保护工作者的健康。职业生理学的研究内容是在一定工作条件下人的器官和系统的功能及变化。工作条件包括工作任务、工作场所、工作对象、工作设备及工作环境等。工作条件对工作者的器官和系统产生一定的作用，这种作用反过来影响人的操作，二者之间的相互关系是职业生理学研究和应用的核心问题。职业生理学的测量主要包括体力劳动强度检测和工作负荷评价，能量代谢率、肺通气量、心率等可以从整体上反应机体功能的改变，一般用来划分和鉴定体力劳动的强度等级，以便制定合理的劳动制度；表面肌电可以直接反映肌肉的负荷大小及其疲劳状况，脑力负荷测量可以反映脑力疲劳和神经系统的紧张程度，这些测量数据可应用于工作负荷评价，也可以反过来为工作组织、工作环境等工作条件提供新的参考。

二、职业生理学相关测量方法示例

（一）体力劳动强度测量方法

劳动时要消耗能量，可检测能量消耗水平来反映体力劳动强度的大小。我国根据不同工种工人的劳动时间、能量代谢和疲劳感等指标之间的关系进行调查分析后，提出按劳动强度指数来划分体力劳动强度，颁布标准 GBZ 2.2—2007《体力劳动强度分级》。我国《体力劳动强度分级》测量方法如下：

1. 劳动时间率 R_t（working time rate）　劳动时间率即劳动者在一个工作日内实际工作时间与日工作时间（8h）的比率，以百分率表示。首先应熟悉生产工艺过程，并在生产正常的情况下进行。每个工种每天选择接受测量的工人 2～3 名，按表 4-1 的格式记录自上班开始至下班整个工作日从事各种劳动与休息（包括工作中间暂停）的时间。每个测量对象应连续记录 3 天（如遇生产不正常或发生事故时不作正式记录，应另选正常生产日，重新测量记录），取平均值，求出劳动时间率（R_t）。为使工时记录完整和准确可靠，可先试记录一天，总结经验后再正式记录。

$$R_t = \frac{\sum T_{si}}{T} \times 100\% \qquad (4.1)$$

式中，R_t：劳动时间率（%）；$\sum T_{si}$：工作日内净劳动时间（min）；T_{si}：单项劳动占用时间（min）；T：工作日总时间（min）。

表 4-1　工时记录表

动作名称	开始时间（时、分）	耗费工时（min）	主要内容（如物体重量、动作频率、行走距离、劳动体位）

调查人签名：　　　　　　　　　　　　　　　　　　　　年　月　日

2. 工作日平均能量代谢率 M（energy metabolic rate）

（1）肺通气量的测量

1）Douglas 袋采集法：采气前应校正流量计、秒表等，同时检查采气袋、蛇形管、面具、三通阀等，防止漏气。采气时劳动者应按常规操作、正常呼吸，切忌故意深呼吸。佩戴面具后要适应 5 分钟后才开始采气；对工作日中的某一基本操作活动应至少采气 3 次，每次不少于 5 分钟。休息时采气应在上岗前或操作结束 10 分钟以后进行。采气时采气袋内严禁留有残气；量气时湿式流量计应置于水平位置，盛水量与水标志线齐平；排气时应把袋内气体排空；记录流量计读数。

2）肺通气量仪测量法：可用肺通气量仪（pneumatometer）来进行测量。仪器型号较多，通过微处理机，直接显示流量（如累计流量、每分钟的平均流量）。

（2）平均能量代谢率的计算：平均能量代谢率即从事某工种的劳动者在工作日内各类活动（包括休息）的能量消耗的平均值，以单位时间（每分钟）内每平方米体表面积的能量消耗值表示，单位是 kJ/（min·m^2）。根据工时记录，将各种劳动与休息加以归类（近似的活动归为一类），按表 4-2 的内容及计算公式求出各单项劳动与休息时的能量代谢率，分别乘以相应的累计时间，最后得出一个工作日各种劳动休息时的能量消耗值，再把各项能量消耗值总计，除以工作日总时间，即得出工作日平均能量代谢率（kJ/min·m^2），计算方法见式（4.2）。

$$M = \frac{\sum E_{si} \times T_{si} + \sum E_{rk} \times T_{rk}}{T} \qquad (4.2)$$

式中，M：工作日平均能量代谢率（KJ/min·m^2）；E_{si}：单项劳动能量代谢率[KJ/（min·m^2]；T_{si}：单项劳动占用时间（min）；E_{rk}：休息时的能量代谢率[KJ/（min·m^2）]；T_{rk}：休息时占用的时间（min）；T：工作日总时间（min）。

单项劳动能量代谢率检测见表 4-2。

表 4-2　能量代谢率检测表

工种：_____　动作项目：_____

姓名：_____　年龄：_____岁　　工龄：_____年

身高：_____cm　　体重：_____kg　体表面积：_____m^2

采气时间：_____min_____s

采气量

气量计的初读数_____

气量计的终读数_____

采气量（气量计的终读数减去气量计的初读数）_____L

通气时气温_____℃　气压_____Pa

标准状态下干燥气体换算系数（查标准状态下干燥气体体积换算表）：_____

续表

标准状态气体体积（采气量乘标准状态下干燥气体换算系数）：_____L	
每分钟气体体积标准状态气体体积/采气时间=_____L/min	
换算单位体表面积气体体积·每分钟气体体积/体表面积=_____L/（min·m²）	
能量代谢率：_____kJ/（min·m²）	

调查人签名：　　　　　　　　　　　　　　　　　　　　　　　　　年　月　日

每分钟肺通气量 3.0～7.3L 时采用式（4.3）计算

$$\lg M=0.0945x-0.53794 \tag{4.3}$$

式中，M：能量代谢率[kJ/（min·m²）]；x：单位体表面积气体体积[L/（min·m²）]。

每分钟肺通气量 8.0～30.9L 时采用式（4.4）计算

$$\lg（13.26-M）=1.1648-0.0125x \tag{4.4}$$

式中，M：能量代谢率[kJ/（min·m²）]；x：单位体表面积气体体积[L/（min·m²）]。

每分钟肺通气量 7.3～8.0L 时采用式（4.3）和（4.4）的平均值。

3. 体力劳动强度指数计算方法（intensity index of physical work）　体力劳动强度指数是区分体力劳动强度等级的指数。指数大，反映体力劳动强度大；指数小，反映体力劳动强度小。其中增加了体力劳动性别系数，即相同体力强度引起的男女不同生理反应的系数，男性系数为 1，女性系数为 1.3。还增加了体力劳动方式系数，即在相同体力强度下，不同劳动方式引起的生理反应的系数。在计算体力劳动强度指数时，"搬"的方式系数为 1，"扛"的方式系数为 0.40，"推/拉"的方式系数为 0.05。体力劳动强度指数计算公式见式（4.5）

$$I=10·R_t·M·S·W \tag{4.5}$$

式中，I：体力劳动强度指数；R_t：劳动时间率(%)；M：8h 工作日平均能量代谢率[kJ/（min·m²）]；S：性别系数：男性=1，女性=1.3；W：体力劳动方式系数：搬=1，扛=0.40，推/拉=0.05。

表 4-3　体力劳动强度分级表

体力劳动强度级别	劳动强度指数
Ⅰ	$n≤15$
Ⅱ	$15<n≤20$
Ⅲ	$20<n≤25$
Ⅳ	$n>25$

（二）工作负荷评价

1. 体力负荷评价

（1）能量代谢率（energy metabolic rate）：能量代谢率是传统的负荷检测指标，适合评价全身性的动态体力劳动，以静力作业和反复性作业为主的工作，如流水线工作，由于能耗不高，不宜采用这一检测指标。检测方法有两种，即直接测热法和间接测热法。

直接测热法：直接测热法的原理是将受试者置于密闭的舱室内，用舱内管道中流动的水来吸收受试者机体所散发的热量，并根据流过的水量以及温度差，来测出水所吸收的热量，以此来确定机体单位时间向外界散发的总热量，此总热量即为能量代谢率。此方法被认为是"金标准"，测量精确并且受试者可以进行自由活动，但由于设备复杂、造价昂贵以及操作繁琐，目前很少使用。

间接测热法：一般采用间接测热法，检测劳动者在一定时间内的耗氧量。劳动时消耗的能量，主要靠有氧代谢供给，每消耗 1L 氧约产生 20.92kJ 能量，故可以通过检测耗氧量计算其能量代谢。在不断增加劳动负荷下，即可测得人的最大耗氧量（L/min），它可以反应体力劳动能力的大小。

测量方法：耗氧量的检测可以用 Douglas 袋测量。测量时，从 Douglas 袋中留取一部分呼出气样品用于 Haldane 气体分析。Haldane 气体分析器分析呼出气样品中的 O_2、CO_2 的含量，分析结果与外界空气成分比较，结合通气量即可计算得出耗氧量。

目前，除了传统的间接测热法，主要采用小型干式气量计，采用电极法分析 O_2 和 CO_2。这两部分整个组装在一个背囊内，受试者穿戴这一装置，可以进行较长时间的能量消耗检测。

（2）心率（heart rate，HR）：心率是工作负荷检测的主要指标，工作负荷逐渐增加，心率随之渐增，呈线性关系。心率适宜反映小肌群劳动的负荷，严格意义上是机体应激程度的指标。体力劳动的适宜心率，即应达到靶心率（target HR），达到此心率时，劳动强度适宜，可持续地进行劳动。

靶心率=（最高心率–静息心率）×40%+静息心率

测量方法：用心率遥测计，作业前先将检测心率的传感器固定在检测部位（按仪器使用要求而定），待受检者从事该项作业 10min 以上时进行检测。一次持续时间不足 5min 的作业，在作业停止前 1min 测量心率值。

PWC_{170}：PWC_{170} 是指当心率达 170 次/分时人的体力劳动能力（physical work capacity at a heart rate of 170），是一种已广泛用于研究循环-呼吸系统生理负荷的运动试验。受试者在定量劳动负荷下，身体功能动员起来，处于稳定状态下，心率为 170 次/分时所做的功，单位用 W 表示。PWC_{170} 是衡量人体心肺功能、劳动能力和锻炼、训练效果的一项客观指标。其理论依据是，在一定范围内（110～180 次/分），做的功越大，心率也越快，两者呈直线相关。为此以 170 次/分时能完成的功作为评定指标。但对年长者最好测 PWC_{150} 或 PWC_{130}。

检测方法：先训练受试者在自行车功率计上踏车运动，熟练后静息半小时以上；正式踏车运动，负荷递增至功率 66.8～100.2W 时，尽力踏车 3～4min，踏速应达每分 60 转，此时的功率为 N_1，心率达 110 次/分左右；休息 5min，再踏车 3～4min，这次功率 N_2 为 167～200.4W，心率达 180 次/分左右。两次踏车末，均用心电描记器测算稳态心率。在负荷强度不变的情况下，第 3 与第 4 分钟的心率相差若小于 5 次/分，即为稳态心率；若相差大于 5 次/分，则以第 4 分钟的心率为稳态心率。踏车 3 分钟末，心率一般已达稳定状态，故可将踏车时间定为 3min，但对个别人，仍应踏车 4min。分别以 f_1、f_2 表示 N_1、N_2 时的稳态心率，代入式（4.6）：

$$PWC_{170}（W）=N_1+\frac{170-f_1}{f_2-f_1}×（N_2-N_1） \tag{4.6}$$

注意事项：

1）为避免受饮食的影响，检测应在饭后两小时进行，检测前一小时不抽烟、喝茶等；在重体力劳动后休息一天，检测前一晚应无失眠；室温为 15～23℃且波动不超过 3℃；相对湿度应小于 65%；应调整鞍座高低使膝伸约为 170°。

2）各受试者的 N_1、N_2 不一定相等，但要求其负荷末的心率最好在 110 次/分和 180 次/分左右。因为 PWC_{170} 本身要在较重的体力劳动负荷下才能获得较好的结果；若体力负荷过轻，如有差异的话，也不易查出。

3）如果条件限制，也可以阶梯试验的方式来测 PWC_{170}。对中青年人，采用两级阶梯，其总高为 40～50cm，每分钟第一次上下 15 次，第二次加快速度至 25 次，则心率相应可达 110 次/分和 150 次/分。还可通过调节背上的负重量或上下阶梯的速度来达到所要求的更高心率。

4）我国健康男青年的 PWC_{170} "正常水平" 为（151.64±19.20）W。

最大摄氧量推算值（pred.VO_2max）的计算式：

$$VO_2max（L/min）=（13.1 PWC_{170}+1070）/1000$$

（3）表面肌电活性（myoelectric activity）：肌肉疲劳时肌电发生明显的变化，表面肌电可以说是直接检测疲劳的一个指标，适用于检测反映静态作业以及动态作业的工作负荷。

测量方法：用于体力劳动负荷评价的肌电检测仪多为无线遥测表面肌电图仪，主要由表面电极、信号发射机、接收机、A/D 转换卡、信号采集及分析软件等部件组成。测量前需要确定待测肌肉，确定其解剖学位置，随后用棉球蘸 75%乙醇溶液擦拭待测肌肉的肌腹表面以清洁皮肤，并用细砂纸轻轻打磨该部位的皮肤。待皮肤表面干燥后，取两个表面电极贴在皮肤上，要求贴于肌腹部，而不能贴在肌腱、运动点或肌肉的边缘，同时要求两个电极与肌纤维走向保持一致。另外，电极尽量小，两个电极的间距尽可能接近。将电极线与肌电图仪相连。然后肌电图仪开始测量，在其自动进行时，调查者同步记录检测期间受试者的工作项目、活动姿势及持续时间，并利用计算机软件附带的标记功能，准确记录每项活动的起止时间。

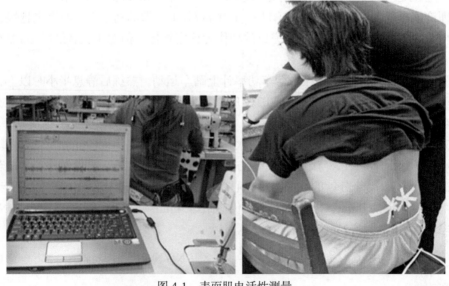

图 4-1　表面肌电活性测量

开始测量后，肌电模拟信号经 A/D 转换卡转变为数字信息，传入计算机（图 4-1）。测量结束后，存储数据，根据这些数据可以计算分析时阈指标的 RMS、MVC%及频域的 MF，再与受试者的操作、姿势或其他的活动相联系，评价其负荷与应激。

（4）NIOSH 提举公式：是根据生物力学、生理学、心理学及流行病学等研究结果，提出的手工搬运提举方程，通过计算提举重量推荐值（recommended weight limit，RWL）和提举指数（lifting index，LI）来评价提举重物劳动的负荷是否安全。重量推荐值（RWL），代表了绝大多数健康搬运者（99%男人，75%女人）在每日工作 8 小时及以上的情况下，能够无罹患下背痛的风险，是相对安全的提升物体的重量限值。提举指数（LI）即实际重量与重量推荐值（RWL）之比。

在良好的客观条件下（如适宜的温度、适度、开阔的工作场地，平整的地面，以及舒适、防滑的鞋子等），操作者用双手在身体前方平稳的提举基准重量的物体（大小适度并易于握牢，不刺手、不烫、不滑的物体）。计算 LI 时应该遵循以下步骤：

1）确定提举负荷物的重量。

2）通过下面的参数评估提举任务和操作者的位置：①提举物体的水平距离（H）；②提举物体的垂直距离（V）；③需要提举的距离（D）；④提举频率（F）；⑤不对称的角度（A）；⑥耦合质量（C）。

3）利用 NIOSH 的制度表或软件工具为每个参数确定合理的乘数因子。

4）计算任务的 RWL。

5）计算 LI。

6）比较负荷的重量与已确定的任务的重量极限值。

7）确定 LI 是否大于 1，如果大于 1，则提举任务有一点的风险。

RWL 计算公式（4.7）

$$RWL=LC \times H_M \times V_M \times D_M \times A_M \times F_M \times C_M \qquad (4.7)$$

式中，RWL：提举重量推荐值，以牛顿（N）表示；LC：负荷常数，即 23kg；H_M：水平方向上的系数，$H_M=\dfrac{25}{H}$，其中，H 表示两手的中点到脚踝的水平距离（cm），取值范围为 15～80cm；V_M：垂直方向上的系数，$V_M=1-0.003 \times |V-75|$，V 表示从搬运起始或终止时手掌距离地面的垂直高度（cm），取值范围为 0～175cm；D_M：距离系数，$D_M=0.82+\dfrac{4.5}{D}$，D 表示从搬运起始点到终止点的垂直距离，介于 25cm 和（200–V）cm 之间；A_M：角度系数，$A_M=1-0.0032A$，A 表示旋转角度，从物体初试竖直面到作业竖直面的夹角，例如在搬运负荷时偏离正中矢状面的角位移会迫使操作者扭转身体，它测量的是搬运起始点或者结束点的角位移；F_M：频率系数，表示平均提举的频率，以每分钟升降次数表示，取值范围 0.2～F_{max} 之间。F_{max} 为每分钟的最大提举频率，取值受到劳动时间长短和提举体姿的影响。对于 1h 劳动而言，F_{max} 取值在站立提举时为 18，俯身提举时为 15；对于 8h 劳动而言，F_{max} 取值在站立提举时为 15，俯身提举时为 12。另外，如果 F＜0.2，则取 F=0，相应的 $F_M=1$；C_M：为耦合系数，表示手和负荷之间的耦合质量（物体抓握的难易度），每个乘数可以假定为 0～1 之间的一个值。提举指数（LI）计算公式（4.8）

$$LI=\dfrac{实际提举重量}{RWL} \qquad (4.8)$$

计算 LI 是为了能将不同的提举任务进行对比。根据 NIOSH 制定的标准，当 LI＜1.0 时，提示绝大多数人群能够完成该提举任务，而不发生 LBP 的风险，即该任务的提举负荷处于可接受的安全范围；如果 1.0<LI<3.0，提示当前工作状态下，作业人群罹患 LBP 的风险增加，此时必须要有作业指导（如就业前体检筛选、作业前训练）和工程控制措施（如工作的重新设计）；如果 LI>3.0，则提示该提举任务负荷是不能接受的，需重新设计。LI 值越高，风险就越高。

提举公式的优点是直观、有效，评估结果为定量的资料。可以用来比较不同提举任务或不同个体间的工效学负荷相对大小，同时也可以评价工效学干预的效果。提举公式亦具有可靠的理论依据。提举公式的缺点是评估的范围有限，如无法准确评估单手提举、非站位提举，在手工搬运作业中，当推、拉、运的作业时间大于总工作时间的 10% 时，就不适合使用提举公式进行评估。

（5）Borg 量表：由于生理工作负荷是一种全身性的负荷，利用单一指标评估容易顾此失彼，瑞典生理学家 Borg 遂发展出一套评估心理生理负荷的 Borg 量表（Borg scale）。利用该量表推测出的作业人员在特定作业负荷下的心率值，可作为评估人体活动状况的有效指标，该量表整合肌肉骨骼系统、呼吸循环系统与中枢神经系统的身体活动信号，建立每个人身体活动状况的感觉感受。Borg 量表属于施力直觉评比的一种，主要依据活动时的心率上升状况，建立直觉等级从 6～20 的主观直觉感受（表 4-4）。在理想状况下，Brog 评比值乘以 10，便是该负荷状况下的心率值。实际采用 Borg6～20 运动知觉量表时，知觉强度值与心率的关系会受到受测者年龄（例如年龄大者最大心率值较小）、体能状况（例如不常运动的肥胖者休息时心率可能高于 80bpm）、运动方式（例如使用的身体肌群不同）以及个别差异等因素的影响。通常 20 岁左右经常运动的年轻人，直觉量表的分数乘以 10 以后，与活动时的心率值差异在 –20～–30 之间。

表 4-4　Borg6～20 运动知觉量表分数与负荷直觉对照图

分数	负荷直觉
6	一点也不费力
7～8	极轻松
9～10	非常轻松
11～12	轻松
13～14	有点困难
15～16	困难
17～18	非常困难
19	极困难
20	已尽最大努力

2. 脑力负荷评价

Cooper-Harper 量表：Cooper-Harper 量表由 Cooper 和 Harper 于 1969 年提出，是评价作业难易程度的一种图表式主观方法。适用于脑力负荷，虽然该表主观性较强，但操作比较简单，无需仪器，便于流行病学调查使用。它把作业的难易程度分为 10 个等级，量表评定值为 1～10。量表采用树状决策的形式进行评定整个评定过程分为 4 步：

（1）尽管错误可能严重且常发生，但规定的任务多数情况下仍能完成？

受试者回答肯定进入第 2 步，否则评定为"10"。

（2）错误小且不要紧？

受试者回答肯定则评定为"4～6"并进入第 3 步，否则评定为"7～9"；并直接进入第 4 步。

（3）脑力劳动负荷水平可接受？

受试者回答肯定则评定为"4～6"，否则评定为"1～3"；并直接进入第 4 步。

（4）将每种情形继续细分，确定最终评定值。

第二节 职业工效学相关测量方法

一、概 述

第二次世界大战以前，人们理解的工效学主要是选择适合工作的人以及改善培训流程，是让人去适应工作，这与工效学的"让任务来适应人"的目标背道而驰。1945年前后，工效学得到了快速发展，因为美国军队在执行任务过程中无论有多少培训或工作选择，人们仍不能操作复杂设备，因此，重新考虑"让装备去适应人"，其间进行了许多研究用以开发优化装备的设计参数。随着研究进一步深入，研究者们明确了人、机器和环境是一个完整的系统，且在这一系统中人是最重要的因素，标志着人类工效学进入"人-机-环境整体优化"的时代，强调使机器、设备、工具和任务等适应人的生理特点和心理特点。人类工效学是一门综合性应用学科，涉及人的工作和生活等各个方面，在国防、交通运输、航天、航空以及多种工业企业、医疗器械等多个领域有着广泛的应用。

职业工效学是人类工效学应用的重要分支，以职业人员为中心，研究人-机器-设备环境之间的相互关系，旨在实现人在工作中的健康、安全、舒适，同时保持最佳工作效率。职业工效学的内容主要涉及人体测量，动作分析，工作过程中的生物力学，人-机-环境系统相互关系，以及以肌肉骨骼疾患为主的工效学相关疾病等几个方面。本节主要介绍职业工效学相关测量方法，包括人体测量、动作分析、生物力学实验和肌肉骨骼疾患问卷的介绍。

二、职业工效学相关测量方法示例

（一）人体测量

人体测量分为静态测量和动态测量。静态测量时被测者静止地站立或取坐姿，动态测量时被测者处于动作状态下，重点是测量人在执行某种动作时的身体特征，如测量人在生产劳动中的手或脚等的活动范围等。

人体的测量方法主要有两类，即直接测量法和间接测量法。直接测量法：传统的方法是利用马丁测高仪等进行测量，另一种是对体表特征点或骨性特征点的三维数据进行数字化测量，可以直接为各种计算机辅助设计造型软件所调用。间接测量法是采用激光、全息摄影、计算机等现代技术，把受试者全身不同部位从不同角度扫描或摄录下来，然后再用软件进行处理，间接计算出数据。摄影法，可以记录人体数据的三维特征。三维人体测量技术测量速度更快，且无主观人为因素引起的测量误差，更加可靠。但也有缺点，例如在摄像法中，身体会以二维模式呈现，因而产生比例和视差方面的误差。

1. 测量仪器

（1）人体测高仪：又称马丁测高仪，是一种应用非常广泛的人体测量仪器。其主尺杆由四节金属管相互套接而成，长2m，有毫米刻度，刻线"0"自地面开始。可测量人体的身高、坐高和身体的各部位高度等（图4-2）。

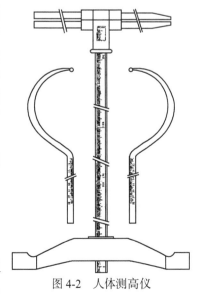

图4-2 人体测高仪

（2）卷尺：宽 7mm、长 2000mm 的软尺，由玻璃纤维外涂塑料或薄的钢皮制成，尺面上标印毫米刻线。卷尺为盒式。

（3）直角规：由固定直角、活动直角、主尺和尺框等组成。固定直角与活动直角的一端呈扁平鸭嘴形，主要用于测量活体；另一端尖锐，主要用于测量骨骼。直角规可测量200mm 范围以内的直线距离（图 4-3）。

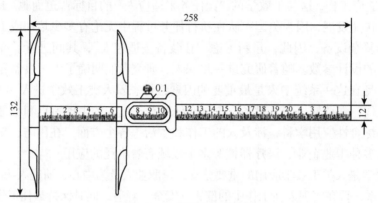

图 4-3 人体测量用直角规

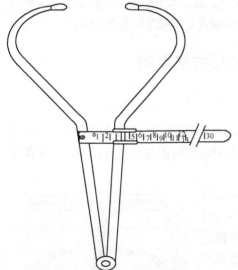

图 4-4 人体测量用弯角规

（4）弯角规：是一种应用较广的人体测量仪器，由左弯角、右弯角、主尺及尺框等组成。可用于测量活体和骨骼。弯角规的主尺范围为 0～300mm，可测量 300mm 范围以内的直线距离（图4-4）。

（5）活动直角规：又称波契型直角规，是一种可上下移动固定脚和活动脚的直角规。用于测量在不同水平面上两点间的投影距离。主尺测量范围为 0～250mm。

（6）附着式量角器：由垂直指针、刻度盘、支承框、弹簧片及紧固螺钉等组成。使用时，将仪器的支撑框套入直角规的固定脚，可以测量颅骨的各种角度等。

（7）三角平行规：是一种应用广泛的人体测量仪器，由固定脚、活动脚、中间竖尺与尺框等组成。其主尺的测量范围为 0～250mm，中间竖尺的测量范围为 0～±50mm，可测量 250mm 范围内的直线及投影距离，测量 50mm范围以内的高度和深度（如尺骨鹰嘴窝深度）等。

（8）测骨盘：为测量长骨专用仪器，由水平板、纵板、横板、三角形的角板及其附件钢圈和砝码等组成。测骨盘装上附件钢圈，可以测量股骨颈干角、肱骨髁干角等。

（9）可调式坐高椅：是测量坐高的专用椅子，由椅座面、椅背和椅脚等组成。椅脚高低可自由调节且与椅座面保持垂直。

（10）体重计：体重计有多种，常用的有杠杆秤和轻便人体秤。杠杆秤的灵敏度可测量出 0.1kg，测量前应校准体重计的灵敏度和准确度。

（11）测量块：变长为 200mm 的立方体测量块，用于确定一个人坐姿时臀部的最向后突出点。

（12）握棒：直径为 20mm 的棒，用于抓握项目测量。

2. 常用人体测点　人的活体测点大多依据骨的突起、骨的边缘等表面骨性标志来确定，也有一部分测点是依据皮肤皱褶、皮肤特殊结构和肌性结构来确定的。这些测点，在每一个人的身上都是固有的，不因动作等原因而改变（图 4-5）。

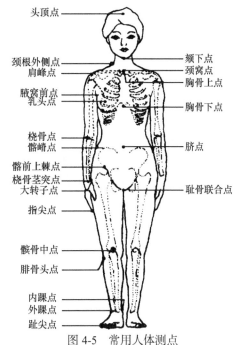

图 4-5　常用人体测点

3. 人体测量术语

（1）肩蜂点：肩胛骨外缘的最外侧点（肩峰点高通常等同于肩高）。

（2）腹侧、前侧：朝向身体前部的方向。

（3）前缀（bi）：表示连接一对对称测点。如，两肩峰点（biacromion）、两耳屏点（bitragion）

（4）股二头肌：大腿后部最大的肌肉。

（5）颈椎点：第七颈椎棘突尖端的点。

（6）三角肌：上臂肩部外侧缘最大的肌肉。

（7）远位：远离人体质心的方向。

（8）法兰克福平面：当头的正中矢状面保持垂直时，两耳屏点和右眼眶下点所构成的标准水平面。此平面也称眼耳平面。

（9）眉间点：在正中矢状面上两侧眉弓之间最前的点。

（10）臀褶：臀部和大腿之间的皮肤皱褶。

（11）抓握轴：手中抓握的握棒的纵轴。

（12）尾侧、尾下：远离头部朝向尾部的方向。

（13）枕外隆突点：头枕部在正中矢状面上可沿项肌上缘摸到的最低点。

（14）外侧：远离正中矢状面的方向。

（15）内侧：朝向身体中线的方向。

（16）额下点：下颌颏部在正中矢状面上的最下点。

（17）胸中点：左右第三和第四胸肋关节之间中点的连线与正中矢状面的交点。

（18）掌骨：腕骨和指骨之间的长骨。

（19）鼻梁点：鼻根部的最凹点。

（20）指骨（趾骨）：手指骨或脚趾骨。

（21）背侧、背后：朝身体后部的方向。

（22）突：骨头上明显的隆起。

（23）近位：朝向身体指心的方向。

（24）桡骨：前臂拇指侧的长骨。

（25）矢状面：人体前后方向的正中平面（正中矢状面）或平行于它的平面（侧矢状面）。

（26）茎突：桡骨或尺骨在腕部最远端的隆突。

（27）颅侧、颅上：朝向头顶的方向。

（28）甲状软骨：颈前部最突出的软骨。

（29）腔骨点：小腿腔骨内侧髁内上缘的最高点。

（30）耳屏点：耳屏上切迹（耳屏上缘与前缘相交的点）。

（31）尺骨：前臂小指侧的长骨。

（32）头顶点：头部以法兰克福平面定位时正中矢状面上的最高点。

4. 测量条件　为了比较测量结果及引用测量数据，在进行活体测量时，必须统一测量条件。《GB /T 5703—2010 用于技术设计的人体测量基础项目》规定了人体测量项目的定义和标记点，为工效学工作者和设计者提供了人体测量学基础及测量原则资料。

（1）被测者的衣着测量时，被测者应裸体或尽可能少着装，免冠赤足。

（2）支撑面站立面（地面）、平台或坐面应该平坦、水平且不变形。

（3）身体对称对于可以在身体任何一侧进行的测量项目，建议在两侧都进行测量，如果做不到，应该注明是在哪一侧测量的。

（4）胸部及其他受呼吸影响的项目宜在被测者正常呼吸状态下进行测量。

（5）进行人体测量时的基本姿势，规定为自然直立姿势和自然坐姿。自然直立姿势是指脊柱自然伸直，两肩放松，上肢自然下垂的状态，肌肉不要特别紧张，但也不要弯背、耸肩。立姿，身体挺直，头部以法兰克福平面定位，眼睛平视前方，肩部放松，上肢自然下垂，手伸直，掌心向内，手指轻贴大腿侧面，左、右足后跟并拢，前端分开大致呈45°夹角，体重均匀分布与两足。自然坐姿，头部以法兰克福平面定位，眼睛平视前方，膝弯曲大致成直角，足平放在地面上。测量时必须严格规定测量方向，一般按照垂直、水平或横向测量。

1）测量的基准面：垂直方向是身体直立时的上下方向，即垂直于水平面的方向。在垂直面上，通过人体正中线的矢状面称为"正中平面"或"正中矢状平面"，它将人体分为左右对称的两个部分。与垂直面呈直角相交的面的方向称为"水平方向"，与其平行的平面称为冠状面，它将人体分为前后两个部分。通过左右耳屏点及右眼眶下点的水平面称为眼耳平面或法兰克福平面。

2）测量的方向：分别将人的"头侧端"和"足侧端"称为上和下。在左右方向，规定靠近正中矢状面的方向称为"内侧"，远离正中矢状面的方向称为"外侧"。在四肢，将靠近躯干部分称为近侧，远离躯干的部分称为远侧。

5. 测量

（1）立姿测量项目

1）体重：人体质量。被测者站立在体重计上测量。

2）身高：地面到头顶点的垂直距离。被测者足跟并拢，身体挺直站立。头以法兰克福平面定位。用人体测高仪测量。

3）眼高：地面到眼外角点的垂直距离。被测者足跟并拢，身体挺直站立，头以法兰克福平面定位。用人体测高仪测量。

4）肩高：地面到肩峰点的垂直距离。被测者足跟并拢，身体挺直站立。肩部放松，上臂自然下垂。用人体测高仪测量。

5）肘高：地面到弯屈肘部的最下点的垂直距离。被测者足跟并拢，身体挺直站立，上臂自然下垂，前臂与上臂弯曲呈直角。用人体测高仪测量。

6）立姿髂前上棘点高：地面到髂前上棘点（髂前上棘向前下方最突出的点）的垂直距离。被测者足跟并拢，身体挺直站立。用人体测高仪测量。

7）会阴高：地面到耻骨联合下方的垂直距离。被测者先以双腿叉开100mm的姿势站立，人体测高仪的滑动臂靠在大腿的内侧面，略向上移动，使其轻轻靠在耻骨相应部位。在测量时，被测者要足跟并拢，身体挺直站立。用人体测高仪测量。

8）胫骨点高：地面到胫骨点的垂直距离。被测者足跟并拢，身体挺直站立。用人体测高仪测量。

9）立姿胸厚：在胸中点高度处测得的躯干正中矢状面的前后距离。被测者足跟并拢，身体挺直站立，双臂自然下垂。用人体测高仪（圆杆弯角规）测量。

10）立姿体厚：身体最大厚度。被测者足跟并拢，双臂自然下垂，身体靠墙挺直站立。用人体测高仪（圆杆直角规）测量。

11）立姿胸宽：在胸中点高度处测得的躯干宽度。被测者足跟并拢，身体挺直站立，双臂自然垂下。用人体测高仪（圆杆直角规）测量。

12）立姿臀宽：臀部两侧的最大水平距离。被测者足跟并拢，身体挺直站立，测量时不能压迫臀部肌肤。用人体测高仪（圆杆直角规）测量。

（2）坐姿测量项目

1）坐高：水平坐面到头顶点的垂直距离。被测者躯干挺直，大腿完全由坐面支撑，小腿自然下垂，头以法兰克福平面定位。用人体测高仪测量。

2）坐姿眼高：水平坐面到眼外角点的垂直距离。被测者躯干挺直，两大腿完全由坐面支撑，两小腿自然下垂，头以法兰克福平面定位。用人体测高仪测量。

3）坐姿颈椎点高：水平坐面到颈椎点的垂直距离。被测者躯干挺直，且大腿完全由坐面支撑，小腿自然下垂，头以法兰克福平面定位。用人体测高仪测量。

4）坐姿肩高：水平坐面到肩峰点的垂直距离。被测者躯干挺直，两大腿完全由坐面支撑，两小腿自然下垂。肩部放松，上臂自然下垂。用人体测高仪测量。

5）坐姿肘高：水平坐面到与前臂水平屈肘的最下点的垂直距离。被测者躯干挺直，且大腿完全由坐面支撑，小腿自然下垂，上臂自然下垂，前臂呈水平。用人体测高仪测量。

6）肩肘距：肩峰点到与前臂水平屈肘的最下点的垂直距离。被测者躯干挺直，两大腿由坐面支撑，两小腿自然下垂，上臂自然下垂，前臂呈水平。用人体测高仪（圆杆直角规）测量。

7）肘腕距：墙壁到腕部（尺骨茎突）的水平距离。被测者坐或挺直站立，背靠墙壁，上臂自然下垂。双肘触墙，两前臂呈水平。用人体测高仪（圆杆直角规）测量。

8）肩宽（两肩峰点宽）：两肩峰点之间的直线距离。被测者坐或站立，身体挺直，双肩放松。用人体测高仪（圆杆直角规或圆杆弯角规）测量。

9）肩最大宽（两三角肌间）：左右上臂三角肌最外突出点之间的直线距离。被测者坐或站立，身体挺直，双肩放松。用人体测高仪（圆杆直角规或圆杆弯角规）测量。

10）两肘间宽：两肘部外侧面之间的最大水平距离。被测者坐或站立，身体挺直，两上臂自然下垂并轻靠体侧，两前臂水平弯曲且彼此平行，并与地面平行。测量时，不压迫肘部肌肤。用人体测高仪（圆杆直角规或圆杆弯角规）测量。

11）坐姿臀宽：臀部两侧最宽部位的宽度。被测者坐着，两大腿完全由坐面支撑，小腿自然下垂，两膝盖并拢，测量时不能压迫臀部肌肤。用人体测高仪（圆杆直角规或圆杆弯角规）测量。

12）小腿加足高（腘高）：膝部弯成直角，从足底面到膝弯曲处的大腿下面的垂直距离。坐姿测量时，被测者大腿和小腿弯成直角；立姿测量时，则将足搁放在升高的平台上，移动测高仪的滑动臂轻靠股二头肌的肌腱。用人体测高仪测量。

13）坐姿大腿厚：坐面到大腿最高点的垂直距离。被测者躯干挺直，膝部弯成直角，双足平放在地面。用人体测高仪测量。

14）坐姿膝高：地面到髌骨上缘的最高点的垂直距离。被测者躯干挺直，膝部弯成直角，双足平敲在地面。用人体测高仪测量。

15）坐姿腹厚：坐姿时，腹部前后最突出部位的水平直线距离。被测者躯干挺直，双臂自然下垂。用人体测高仪测量。

16）乳头点胸厚：在乳头点高度处胸部的最大厚度。被测者坐或站立，女子戴普通胸罩，双臂自然下垂。用人体测高仪（圆杆直角规）测量。

17）坐姿臀-腹厚：腹部最向前突处与臀部最向后突处之间最大的投影厚度。被测者躯干挺直，两大腿完全由坐面支撑，小腿自然下垂，臀部最后点靠在一垂直板，测量从垂直板到腹部最向前突处的距离。用人体测高仪测量。

（3）特定部位的测量项目

1）手长：中指指尖点到桡骨茎突和尺骨茎突之间掌面连线的垂直距离。被测者前臂水平前伸，手伸直，四指并拢，掌心向上，两个茎突连线的测点大致在腕部皮肤皱纹的中间。用直角规测量。

2）掌长：桡骨茎突和尺骨茎突的掌面连线到中指近位的掌面皱纹之间的垂直距离。被测者前臂水平前伸，手伸直，四指并拢，掌心朝上。在手的掌面进行测量。用直角规测量。

3）手宽：在第Ⅱ到第Ⅴ掌骨头水平处，掌面桡尺两侧间的投影距离。被测者前臂水平前伸，手伸直，四指并拢，掌心朝上。用直角规测量。

4）食指长：从第Ⅱ指的指尖到该指近位掌面的指皱褶之间的距离。被测者前臂水平前伸，掌心朝上，手平伸，手指分开，测量在手的掌面进行。用直角规测量。

5）食指近位宽：中节指骨和近节指骨之间关节区的内侧面与外侧面之间的最大距离。被测者前臂水平前伸，掌心朝上，手平伸，四指分开。用直角规测量。

6）食指远位宽：中节指骨和远节指骨之间关节区的内侧面与外侧面之间的最大距离。被测者前臂水平前伸，掌心朝上，手平伸，四指分开。用直角规测量。

7）足长：足跟的后部到最长足趾（第Ⅰ或第Ⅱ趾）的趾尖之间的最大距离，测量时注意与足的纵轴平行。被测者站立，体重均匀分布于双足。用人体测高仪测量。

8）足宽：足的内外侧间与足纵轴相垂直的最大距离。被测者站立，体重均匀分布于双足。用弯角规测量。

9）头长：眉间点和枕后点之间的直线距离。头的位置不影响测量。用弯角规测量。

10）头宽：两耳上方与正中矢状面相垂直的头部的最大宽度。头的位置不影响测量。用弯角规测量。

11）形态面长：鼻梁点和颏下点之间的距离。被测者自然闭嘴，头以法兰克福平面定位。用直角规测量。

12）头围：由眉间点绕过枕后点的最大水平周长。软尺放在眉间点经枕后点绕头一周，测量时头发包含在内。用软尺测量。

13）头矢状弧：从眉间点经过头顶到枕外隆突点的弧长。软尺放在眉间点沿着头顶到枕外隆突点，测量时头发包含在内。用软尺测量。

14）耳屏间弧：从一侧耳屏点越过头的冠状面到另一侧耳屏点的弧长。软尺贴在头的一侧耳屏点越过冠状面到另一侧耳屏点。测量时，头发包含在内。用软尺测量。

（4）功能测量项目

1）墙-肩距：肩峰点到垂直面的水平距离。被测者挺直站立，肩胛部和臀部紧靠一垂直面，双肩对该垂直面的压力相等，手臂完全水平前伸。用人体测高仪测量。

2）上肢执握前伸长：被测者双肩靠在垂直面时，从手握轴到垂直面的水平距离。被测者挺直站立，肩胛部和臀部紧靠一垂直面，一只手臂水平前伸，手握握棒，其轴垂直。用人体测高仪测量。测量所握的握棒直径为20mm。

3）肘-握轴距：肘弯曲呈直角时，从上臂肘部的后面到握轴的水平距离。被测者坐或站立，上臂自然下垂，手握握棒，使其轴垂直。用人体测高仪测量。测量握棒的直径为20mm。

4）拳（握轴）高：拳握握棒到地面的垂直距离。被测者双脚并拢挺直站立，肩部放松，双臂自然下垂，手握握棒，棒轴水平且位于矢状面内。用人体测高仪测量。握棒的直径为20mm。

5）前臂-指尖距：从上臂肘部的后面到指尖点的水平距离，肘部弯曲呈直角。被测者躯干挺直，上臂下垂，前臂水平前伸，手前伸。用人体测高仪（圆杆直角规）测量。

6）臀-腘距：从膝部后腘窝处到臀部最后点的水平距离。被测者躯干挺直，两大腿完全放在座椅面，座椅面前缘尽可能靠近膝后腘窝，小腿自然下垂。用垂直于座椅面的测量块抵触臀部最向后的突出点，测量从测量块到座椅面前缘的距离。用人体测高仪（圆杆直角规）、测量块测量。

7）臀-膝距：从膝盖的最前点到臀部的最后点的水平距离。被测者躯干挺直，两大腿完全放在座椅面，座椅面前缘尽可能靠近膝后腘窝，小腿自然下垂。用垂直于座椅面的测量块抵触臀部最向后的突出点，测量从测量块到膝盖最前点的距离。用人体测高仪（圆杆直角规）、测量块测量。

8）颈围：甲状软骨凸下缘点处的颈部围长。被测者躯干挺直，头以法兰克福平面定位。用软尺测量。

9）胸围：在乳头水平位置测量的胸部围长。被测者双足并拢，挺直站立。两手臂自然下垂，妇女戴普通胸罩。用软尺测量。

10）腰围：在最下肋骨和上髂嵴中间处的躯干水平围长。被测者双足并拢，挺直站立，腹肌要放松。用软尺测量。

11）腕围：伸直时，桡骨茎突和尺骨茎突水平位置的腕部围长。被测者前臂保持水平，手展开且手指伸直。用软尺测量。

12）大腿围：大腿最大的围长。被测者站立，用软尺紧靠臀褶下方水平环绕大腿测得的围长。用软尺测量。

13）腿肚围：小腿肚的最大围长。被测者站立，用软尺水平地绕过小腿肚测得的最大围长。用软尺测量。

6. 注意事项

（1）被测者的姿势与测量结果有密切关系。错误的姿势不能获得可靠的数据。在进行头面部、四肢和躯干的测量时，应保持一定姿势，且身体保持左右对称。立姿时站立的地面或平台以及坐姿时的椅平面均应是水平、稳固不可压缩的。

（2）身高在一天中有一定变化，其测量时间最好安排在早晨。

（3）为保证测量准确，误差应降低至最低限度。一般体部测量误差小于 2~3mm，身高和其他测量值较大的项目，允许误差为 4~5mm。

（4）测量前必须检验及校准全部测量仪器。必须保持测量仪器干净。

（5）在进行体部测量时，被测者应赤足、裸上身，并穿标准的短裤，不可和衣服、鞋帽一起测量。

（6）用弯角规和直角规进行测量时，应将规的两脚端轻轻靠在皮肤测点上，不能用力压。

（7）被测者应是发育正常的健康个体。发育异常、身体畸形和患有疾病的个体应除外。

（8）在测量仪器上读数时测量者的视线应垂直于测量仪器上的标尺部分，否则会产生测量误差。

（二）动作分析

动作分析是人类工效学方法研究中重要的分析方法之一。它以操作者在操作过程中手、眼和身体其他部位的动作作为分析及研究对象。通过动作的分析，找出并剔除多余的无效动作要素，改进不合理的动作，简化操作，使之省时、省力、安全、有效。

按精确程度不同，动作分析的方法可以分为两类，目视动作观察法和影像动作观察法。目视动作观察法即分析者直接观测实际的作业过程，并将观察到的情况直接记录到专用表格上的一种分析方法。包括动素分析法和双手操作分析法。影像动作观察法是一种将动态姿势动作进行保留的方法，在操作中，可以运用摄影、录像的技术，将各个要进行分析的动作记录下来，后再放映，从而完成分析。该方法简单易行，可以对动作资料保留长久，但是缺点是所需成本较高。

动作要素符号：动作分析一般在工序分析之后进行，将工作地点的人体动作，按照动作的目的，分解为一系列的动作要素（动素）加以分析研究。

（1）动素符号：动作分析一般使用 Therblig 符号记录。人的各种操作动作由 17 种动素组成，每一种动素具有专门的符号及代号（表 4-5）。这 17 种动作要素分三类，第一类是进行工作的动素，即完成操作所必需的动素（1~9 种）；第二类是干扰工作的动素，使需要减少和改进的（10~13 种）；第三类为无效动素，对工作无益，应设法消除（14~17 种）。

表 4-5 动作要素符号表

类别	序号	动素分析	文字符号	符号	定义	动作要素说明
第一类	1	伸手	TE	⌣	接近或离开目的物的动作	起点为手开始朝向目的物的瞬间，终点为手抵达目的物的瞬间
	2	抓取	G	∩	为抓住目的物的动作	起点为手指环绕物体欲控制该物体的瞬间，终点为物体被充分控制的瞬间
	3	移物	TL	⌣	抓住目的物由某位置移至另一位置的动作	起点为手持负荷开始朝向目的地的瞬间，终点为手抵达目的地的瞬间
	4	定位	P	9	为便于使用目的物而校正位置的动作	起点为手开始摆动、扭转或滑动物体至一定位置的瞬间，终点为物体被安置于正确位置的瞬间

类别	序号	动素分析	文字符号	符号	定义	动作要素说明
第一类	5	装配	A	⌗	结合 2 个以上目的物的动作	起点为两物体开始装接的瞬间, 终点为完成装接的瞬间
	6	使用	U	∪	用设备或工具改进目的物的动作	起点为开始控制工具的瞬间, 终点为工具使用完毕的瞬间
	7	拆卸	DA	⌗	分解 2 个以上目的物的动作	起点为物体被抓取后处于拆卸状态的瞬间, 终点为物体被拆开的瞬间
	8	放手	RL	⌒	放下目的物的动作	起点为手指开始离开物体的瞬间, 终点为手指完全离开物体的瞬间
	9	检查	I	O	将目的物与标准比较的动作	起点为开始检查物体的瞬间, 终点为物体质量好坏被确定的瞬间
第二类	10	寻找	SH	⊘	为确定目的物位置的动作	起点为研究开始寻找的瞬间, 终点为物体被发现的瞬间
	11	选择	ST	→	为选定预抓取目的物的动作	选择起点为发现的终点, 终点为物体被选出的瞬间
	12	思考	PN	⅄	为计划作业方法而延迟的动作	起点为开始思考的瞬间, 终点为决定行动的瞬间
	13	准备	PP	8	使用后避免"定位动作"	起点与终点和定位相同
第三类	14	保持	H	⋒	保持目的物的状态	起点为将物体置于某一位置的瞬间, 终点为物体不必再定置的瞬间
	15	休息	RT	⋏	以缓解疲劳为目的的动作	起点为停止工作的瞬间, 终点为恢复工作的瞬间
	16	迟延	UD	⌒	作业者本身不能控制的等待	起点为开始等候的瞬间, 终点为等候终止结束的瞬间
	17	故延	AD	⌐o	作业者本身可以控制的等待	起点为无益的工作开始的瞬间, 终点为无益的工作停止的瞬间

（2）动作改进及评价：对一项操作进行动作分析之后，要根据工效学的基本原理做出评价，同时提出改进意见。下述是分析、评价及改进的常见项目内容。

1）手到达目的物的路径最短、通畅且无障碍物。

2）尽量减少抓取次数，有条件时用工具代替手抓握。

3）移动物体尽量使用工具运送。用手移动物体尽量缩短移动距离，中途不改变方向，两手对称运动，工作面的高度和宽度适当。

4）工具或零件排列整齐，使其位置和方向固定。

5）使用易于操作的工具组合拆卸物体，有条件时尽量使用自动操作系统。

6）一个动作完成后，手应放在进行下一个动作最有效的位置。

7）利用不同形状、颜色、尺寸等标示物品，尽量减少检查次数。

8）操作中充分利用习惯性动作，尽量不用换手。

9）工作尽可能具体化，减少动力单元，训练操作者熟悉操作过程，对空闲时间加以利用。

10）工作前充分准备，工作均衡而有节奏。

11）改善工作环境和工作条件。

12）减轻精神疲劳和精神紧张状态。

（3）动作分析方法：动作分析方法主要有目视动作分析、摄影或录像动作分析，以及预定动作时间标准法等。

目视动作分析以动作要素为单位，分析人员首先要充分理解动素符号的含义，并熟记每个符号，通过在模拟现场的工作进行动作分析联系，熟练掌握后进行现场工作的观测。

在实际操作中，把连续的动作分解为动作要素，按顺序详细记录整个操作的动作要素，根据动作评价及改进要求，对记录资料进行分析，经整理归纳，提出合理操作方法及改进建议。

影像分析方法是先用电影摄影机或录像机对各种动作进行拍摄，然后通过放映对动作逐一进行分析研究。这种方法不容易遗漏细小动作，使动作分析更加完全、准确。但这种分析方法需要相应的仪器设备，成本较高。

（三）生物力学实验

肌力测量：利用肌力测量器可以测量人体做某动作时出力的多少。当设计机械或工作为人工操作时，需考虑使用者是否有足够的力量来操作，通常通用的设计会以潜在用户母体族群最大静态肌力的第 5 百分位数为施力上限，也就是说有 95% 的人都能轻易操作。因此最大静态肌力的测量也是职业生物力学与设计实物应用上重要的基础工作。手是人工操作的主要施力来源，所以探讨手的握力、捏力、拉力、推力及举力的最大静态肌力是必要的。

人们施力相当于最大肌力的 60% 时（60% MVC），流向该收缩肌肉的血液几乎被完全阻断。如果施力小于 15%～20% MVC，血流量就趋于正常。但实际研究发现，即使静态肌力维持在 15%～20% MVC，经过一段时间后肌肉也会产生疼痛疲劳的现象。因此，建议人在一整天的工作中最好能使肌肉静态肌力小于 10% MVC，只有这样才可以持续工作好几个小时而不会觉得疲劳。拉力机是目前测量最大静态肌力使用最普遍的仪器之一。

实验时，需先按相关按钮将弧形仪表的数值归零，然后双脚置于踏片上，手握握把用力向后拉，仪表中所显示的数字为每次测量拉力的最大值（单位：千克）。

（四）肌肉骨骼疾患问卷

在评价工效学负荷及其危险因素的方法中，应用最广泛的就是各类工作有关的肌肉骨骼疾患（work-related musculoskeletal disorders，WMSDs）的调查问卷。国际上肌肉骨骼疾患的调查问卷很多，大致分为症状类肌肉骨骼调查问卷和危险因素类肌肉骨骼调查问卷。

1. 症状类肌肉骨骼调查问卷　WMSDs 是一类慢性累积性疾患，早期症状多为非特异性疼痛，临床上尚无客观统一的诊断标准，症状调查问卷成为获取 WMSDs 患病信息的最直接方式。

（1）北欧肌肉骨骼调查问卷（nordic musculoskeletal questionnaire，NMQ）：NMQ 是肌肉骨骼疾患领域应用最普遍的问卷之一。现行问卷有标准版和扩展版，标准版 NMQ 在简单询问一般情况后，提供一张人体解剖图，将身体分为颈部、肩部、上背、肘部、下背、腕部、臀部、膝盖和足部共 9 个部位，依次询问调查对象在过去 12 个月各部位有无不适症状，如有则进一步询问是否对工作和生活产生影响以及过去 7 天有无不适发生。扩展版则针对肌肉骨骼疾患的好发部位（下背、颈部、肩部）进行更深入的调查，包括症状持续时间、严重程度及其对工作的影响程度等。病例定义为研究对象在过去一年或过去一周肌肉骨骼系统的任何部位出现不适超过 24h，最后可分别统计年患病率和周患病率。问卷采用自填或结构访谈的方式完成，标准版问卷完成需 3～5min。

问卷可作为职业场所肌肉骨骼疾患的筛查工具，筛选出高危个体进行深入检查；也可根据疾患发生情况评价作业环境和工作负荷，据此提出改进措施。

（2）McGill 疼痛问卷（McGill pain questionnaire，MPQ）：MPQ 是由 Melzack 和 Torgerson 等建立的一种说明疼痛性质和强度的评价方法。经过多年的发展，该法已经成为疼痛测量领域最常用的自我评估手段。而疼痛是 WMSDs 最典型和常见的症状，所以 MPQ 常被用于获取 WMSDs 相关信息。

MPQ 有标准版和简化版。标准版将 102 个疼痛描述词分为 20 组，包含感觉类、情感类、评价类和其他类。每组词按疼痛程度递增的顺序排列，患者可从各组词中选择与自己痛觉程度相同的词，所选词在各组中的位置决定其分值。问卷最后可通过疼痛评级指数（即所选词分值之和）、所选词的个数以及现时疼痛强度（5 分法评价总体疼痛水平）3 项指标全面评价患者的疼痛情况。简化版只保留 15 个疼痛描述词，每个词分无、轻、中、重 4 个等级，患者根据自己的疼痛感觉依次对每个词进行评分，除了疼痛评级指数和现时疼痛强度外，简化版还引入视觉模拟量表实现对疼痛强度的快速评估。近年来还有学者在简化版的基础上开发出 SF-MPQ-2，主要针对神经病理性疼痛。

MPQ 简单实用，临床上可协助医师进行疼痛的鉴别诊断，WMSDs 研究中则可评价患者肌肉骨骼系统的慢性疼痛程度。

（3）Orebro 肌肉骨骼疼痛筛查问卷（Orebro musculoskeletal pain screening questionnaire，OMPSQ）：OMPSQ 也被称为急性下背痛筛查问卷，主要是利用社会心理因素预测未来发生慢性肌肉骨骼疼痛风险较高的人群。

OMPSQ 分标准版和简化版。标准版共含 25 个条目，主要收集疼痛情况、感觉功能、心理变量、克服恐惧的信念、患者的背景和人口学特征等 5 方面信息，其中心理变量都是根据以往研究导致急性、亚急性肌肉骨骼损伤转为慢性的危险因素。除了背景、既往病史、疼痛部位和持续时间等分类变量外，其余每个条目通过 0～10 分的量表评分，各条目权重相同，总分在 0～210 分，分值可以反映慢性疼痛的患病风险。问卷可自填或由医师访谈，需 5～10min，研究者需根据人群确定不同的分值截断点，从而筛选出需要实施干预的人群。简化版 OMPSQ 只保留 10 个条目，大大缩短了答卷时间。

OMPSQ 强化了心理特征、实用特征和预测能力，可以帮助职业病医师识别慢性疾患风险较高的工人，从而实现一级预防。但问卷只能预测未来 6 个月的风险，且部分患者仍有被漏诊的风险。

2. 危险因素类肌肉骨骼调查问卷 为了预防 WMSDs 的发生，要尽可能识别和评价工作场所中的不良工效学因素，以便采取适宜的控制措施改善作业环境，提高劳动者的健康水平。

（1）荷兰肌肉骨骼调查问卷（Dutch musculoskeletal questionnaire，DMQ）：DMQ 由荷兰应用科学研究所研发，用于测量作业场所肌肉骨骼疾患及相关危险因素的分布情况。由于其条目设置合理，后来成为该领域很多问卷编制的重要参考。

DMQ 有标准版、简化版和拓展版，配有附加软件系统（LOQUEST）实现数据分析、监测等功能。DMQ 标准版包括一般情况、健康状况和工作情况 3 部分内容，在危险因素的选择上，除了参考已有研究文献，还筛选了一些可能和 WMSDs 相关的因素，主要涉及用力情况、动态负荷、静态负荷、重复作业、气候因素、振动和工效学环境 7 个方面，力求全面探索工作负荷和疾病发生的关系。DMQ 简化版在标准版的基础上删减了大量关于工作情况的内容，DMQ 拓展版则详细询问休息时间、下背痛及肩颈疼痛情况，每版问卷都可根据需要决定是否加入员工改进意见的相关条目。大多问题只收集定性数据，而不关注频率和持续时间等定量信息，完成一份 DMQ 标准版约需 30 min。

DMQ 操作简单，可以快速提供职业暴露和健康状况的信息，帮助工效学家识别出高危作业和重点人群，还可获取工人意见，激励员工参与工效学改善过程。但问卷耗时较长，且无法定量评估暴露水平，个体的自报暴露情况还可能会在一定程度上受到不适症状的影响。

（2）马斯特里赫特上肢肌肉骨骼损伤调查问卷（Maastricht upper extremity questionnaire，MUEQ）：MUEQ 是荷兰学者在工作内容问卷（job content questionnaire，JCQ）和 DMQ 的基础上，研制出的专门用来评价电脑办公人员工作相关上肢肌肉骨骼疾患的患病情况及其危险因素的工具。

问卷共含 95 个条目，主要收集人口学特征、潜在危险因素及上肢各部位（肩、颈、上下臂、肘、手、腕）不适症状的信息。其中危险因素涉及 7 个维度：工作站、身体姿势、工作控制、工作需求、休息时间、工作环境和社会支持。除工作站为二分类变量，其余各维度条目根据危险因素出现的频率采用 5 点法评分。病例定义为研究对象在过去一年内上肢任何部位出现不适症状超过一周。问卷多由受试者自行填写，无需培训，预计 20min 完成。MUEQ 可用于电脑办公人员心理社会因素影响上肢肌肉骨骼损伤的量化评估，更侧重社会心理因素的测量，专业性和特异性强，但应用人群相对局限，且未考虑危险因素间的联合作用。

（3）中国肌肉骨骼疾患调查问卷（China musculoskeletal questionnaire，CMQ）：该问卷由北京大学公共卫生学院劳动卫生环境卫生学系物理因素与工效学课题组研制。参考北欧 NMQ 问卷和荷兰 DMQ 问卷的相关条目，结合我国作业人员实际情况，自主研发出 CMQ。该问卷包括一般情况、肌肉骨骼疾患症状、工作情况等内容，还增加了工作内容量表（JCQ）中工作组织和社会心理因素的部分条目。中国肌肉骨骼疾患问卷采用的病例定义为，在过去 12 个月内颈、肩、腰、背、四肢等部位出现疼痛、麻木、酸胀等症状，不适症状持续时间超过 24 小时且经休息后未能缓解，排除其他急症、伤残或后遗症等。问卷中涉及工效学负荷的调查内容共计 20 个条目，包括力量负荷、姿势负荷以及振动、气候环境等其他负荷 3 个维度的危险因素。力量负荷维度包括重复用力动作和重体力手工操作 2 个领域。姿势负荷包括背部姿势负荷、颈部姿势负荷、手/手腕部姿势负荷、下肢姿势负荷。其他负荷条目包括作业活动中接触振动工具和工作涉及气温变化。问卷设计内容简明，10～15min 即可完成填写，大部分问题采用是否二分类变量（1 为是，2 为否），部分姿势负荷条目予以配图，方便调查对象更形象地理解调查内容含义。

NO：_____

肌肉骨骼疾患情况调查问卷

签字：_____

工作单位：　　　　部门/车间：　　　　调查日期：____年____月____日

一、一 般 情 况

1. 姓名：_____　性别：□男 □女 出生：____年____月____日

身高：_____厘米（cm）；　　体重：_____千克（kg）　习惯：□左手 □右手

2. 工段：_____　岗位/工种(具体工作内容)_____

3. 本工种工龄：_____年　曾从事过其他工作_____　　总工龄_____年

4. 文化程度：□初中及以下　　　□高中及中专 □大专　　□本科　□硕士及以上

5. 婚姻状况：___□未婚　　□已婚　　□其他（结过婚，但目前独居）

6. 月收入：□≤1000 元　□1001～3000 元　□3001～5000 元　□>5000 元

7. 下班后体育锻炼（每次超过 30min 或流汗）

□否　　　□偶尔　　□2～3 次/月　　　□1～2 次/周　　　□3 次及以上/周

8. 吸烟状况　□不吸烟　□偶尔吸　□经常吸，平均每天_____支　　□戒烟

9. 目前，您感觉自己身体健康状况怎么样？

□好　　　□一般　　　□较差　　　□非常差

10. 有下列疾病吗？

□无 □心脏病 □高血压 □糖尿病 □支气管疾患 □慢性胃炎

□其他疾病是_____；

11. 根据您下班后的疲劳感觉，按下表对工作进行自身评价。评分值：0～8，"0"表示"完全不用力"，"8"表示"已竭尽全力"，请在合适分值处画"√"。

分值	工作评价
□ 0	完全不用力
□ 1	极轻
□ 2	非常轻
□ 3	轻
□ 4	有点辛苦（感觉有点累，但可以继续）
□ 5	辛苦（重）
□ 6	非常辛苦（非常重）
□ 7	极为辛苦（极重）
□ 8	已竭尽全力（无法再继续）

二、肌肉骨骼状况

1. 近 7 天，您身体各部位（部位参照下表）出现过肌肉骨骼疼痛和/或不适症状问题吗？（部位可多选）

颈	肩	上背	下背（腰）	肘	手腕/手	臀/大腿	膝	踝/足
□有	□有	□有	□有	□有	□有	□有	□有	□有
□无	□无	□无	□无	□无	□无	□无	□无	□无

2. 过去 12 个月中，您身体各部位（图例中阴影部分表示不同部位）是否出现过肌肉骨骼症状（疼痛和/或不适）（部位可多选）。如该部位出现症状，则写出该部位的疼痛分值并回答 3～9 栏中的问题，在符合条件的序号上画"√"。注意：出现症状的部位均应在 3～9 栏的 相应序号上画"√"。

部位（颈、肩、上背、下背/腰、肘、手腕/手、臀/大腿、膝、踝/足）	1 过去12个月中，下列哪些部位出现过"疼痛或不适"？在相应位置画"√"	2 根据疼痛或不适程度写出对应分值 0~10分（数字10为无痛，0为最痛）	3 各部位出现过"疼痛和/或不适"症状的频度 ①每月都出现，每次超过1周；②每月都出现，每次低于1周；③不是每月都出现，每次超过1周；④不是每月都出现，每次低于1周	4 该部位出现症状的总时间 ①1~7天；②8~30天；③超过30天，但并非每天；④几乎每天	5 您曾为此缺勤的累计天数 ①0天；②1~7天；③8~30天；④超过30天	6 您认为引起该部位的不适或疼痛的主要原因是 ①工作姿势不适；②工作时间过长；③负重或用力过大；④工间休息过短；⑤工作环境较差；⑥其他	7 您曾因为该部位的疼痛或不适更换过工作或工作任务 ①没有；②有	8 曾意外损伤过该部位 ①没有；②有 如没有，直接回答第9题	9 意外损伤原因 ①机械伤（器械伤、切、刺伤）；②烧伤或烫伤；③皮肤过敏感染；④其他（请具体写明）
颈	□有 □无		①②③④ —	①②③④ —	①②③④ —	①②③④⑤⑥ —	① ② —	① ② —	①②③④ —
肩	□有 □无		①②③④ —	①②③④ —	①②③④ —	①②③④⑤⑥ —	① ② —	① ② —	①②③④ —
上背	□有 □无		①②③④ —	①②③④ —	①②③④ —	①②③④⑤⑥ —	① ② —	① ② —	①②③④ —
下背（腰）	□有 □无		①②③④ —	①②③④ —	①②③④ —	①②③④⑤⑥ —	① ② —	① ② —	①②③④ —
肘	□有 □无		①②③④ —	①②③④ —	①②③④ —	①②③④⑤⑥ —	① ② —	① ② —	①②③④ —
手腕/手	□有 □无		①②③④ —	①②③④ —	①②③④ —	①②③④⑤⑥ —	① ② —	① ② —	①②③④ —
臀/大腿	□有 □无		①②③④ —	①②③④ —	①②③④ —	①②③④⑤⑥ —	① ② —	① ② —	①②③④ —
膝	□有 □无		①②③④ —	①②③④ —	①②③④ —	①②③④⑤⑥ —	① ② —	① ② —	①②③④ —
踝/足	□有 □无		①②③④ —	①②③④ —	①②③④ —	①②③④⑤⑥ —	① ② —	① ② —	②③④ —

3. 根据实际情况将答案填在括号里。您曾被医生诊断为下列何种疾病？（可多选）

□桡骨茎突腱鞘炎　　□手腕慢性腱鞘炎　　□鹰嘴滑囊炎

□腕管综合征　　　　□上髁炎　　　　　　□半月板损伤

□髌前滑囊炎　　　　□LBP（下背痛）　　□其他与职业相关的肌肉骨骼疾患

□没有

三、工 作 情 况

（一）工作时腰部姿势（选择最常见姿势）

1. 工作时，背部姿势是下图中的哪个（单选）

□背部直立　　　　　□背部稍微弯曲　　　　□背部大幅度弯曲

2. 工作中，是否经常转身?　　　　　　　□是　　　　□否

3. 工作时，经常在弯腰的同时转身吗?　　□是　　　　□否

4. 完成工作任务中，躯干（腰或背）经常重复同一动作吗?

（如：反复弯腰或转身的频率>5 次/分钟）　　　　　□是　　　　□否

5. 腰部长时间保持同一姿势吗?　　　　　　　　　　□是　　　　□否

（若选择"否"，则直接回答 8 题）

6. 工作时，长时间保持弯腰姿势吗?　　　　　　　　□是　　　　□否

7. 工作时，长时间保持转身姿势吗?　　　　　　　　□是　　　　□否

（二）工作时颈部姿势（选择最常见姿势）

8. 工作时，颈部姿势是下图中的哪个（单选）?

□直立　　　　□稍前倾　　　　□大幅前倾　　　　□头后仰

9. 工作时，颈部长时间保持同一姿势吗?　　□是　　　　□否

（若选择"否"，则直接回答 12 题）

10. 工作时，长时间保持低头姿势吗?　　　　□是　　　　□否

11. 工作中，长时间保持转头的姿势吗?　　　□是　　　　□否

（三）工作时手部姿势及负重

12. 工作时，手腕经常向上/向下弯曲吗？　　　　□是 □否

13. 手腕需要长期处于弯曲状态（如右图）？　　　□是 □否

14. 手腕是否经常放在硬且有棱角的物体边缘（如桌棱角）？□是　　□否

15. 工作时，需要用手捏/紧抓一些物品/工具吗？　□是 □否

16. 您在工作中，手的位置一般保持在什么水平？□肩部或肩部以下水平
　　□肩部以上水平

17. 您在工作中搬举、推或拉、搬运的重物重量？
□＜5kg　　　□5～10kg　　　□10～15kg　　　□15～20kg　　　□＞20kg

（四）工作时下肢姿势（选择最常见姿势）

18. 工作时，能伸展或改变腿部姿势吗？　　　□是　　　□否

19. 工作时，需要长时间保持屈膝姿势吗？　　□是　　　□否

20. 工作时，下肢及足踝经常反复做同一动作吗？
（如反复屈膝或者反复踩脚踏板）　　　　　□是　　　□否

四、工作环境及制度

21. 您现在的工作时间：每周工作_____天，每天平均工作_____小时。

22. 轮班情况：□不轮班 □两班倒 □三班倒 □四班倒 □其他

23. 连续工作数小时后会感到疲劳吗？　□否 □是，_____小时之后；身体局部是否经常感觉疲劳？□否 □是，则何部位（见部位图）_____，每月_____次。

24. 是否需要经常加班？　　　　　　　□是　　　□否

25. 是否经常需要同事替换班？　　　　□是　　　□否

26. 工作中通常可以按照规定时间休息吗？□是　　　□否

27. 您认为您的工作量大吗？　　　　　□是　　　　□否

28. 您认为您的工作姿势舒服吗？　　　□是　　　　□否

29. 您认为您的工作空间宽阔吗？　　　□是　　　　□否

30. 您在工作中是否有时脚底打滑或跌倒　□是　　　□否

31. 您每天的工作内容大致相同吗？　　□是　　　□否

32. 通常自己可以控制工作进度吗？　　□是　　　□否

33. 您感觉您每天的工作压力大吗？　　□是　　　□否

34. 您觉得自己跟上工作节奏有困难吗？□是　　　□否

35. 您认为从事该工作的人手充足吗？　□是　　　□否

36. 您在工作中和同事相处融洽吗？　　□是　　　□否

37. 您认为您的工作是否需要很强的社会责任感？□是　　　□否

38. 您在上岗前是否接受过充分的工作培训？　□是　　　□否

39. 您对您现在的薪酬（工资）是否满意？　□是　　　□否

40. 您对工作的晋升制度是否满意？　　□是　　　□否

41. 您是如何上下班的？　　　□步行 □自行车 □助力车 □机动车 □公共交通

42. 您下班后感到身体状况如何？ □不累 □有点累 □比较累 □非常累

43. 您下班后感到精神状况如何？ □不累 □有点累 □比较累 □非常累

44. 您的工作是否涉及寒冷、炎热等气温的变化？ □是 □否

45. 您感觉工作环境潮湿吗？ □是 □否

46. 工作中接触或使用有振动的工具吗？ □是 □否

47. 工作中使用电脑吗？ □是 □否

48. 您的工作台可以调节吗？ □是 □否

49. 您的座椅可以调节吗？ □是 □否

50. 您对目前的工作整体的满意度是多少？_____（0~10 分，10 分为满分）

针对目前的工作状态，您有哪些改进的建议？

_____

注：如在科研及论文发表中使用本问卷，请注明本问卷由北京大学公共卫生学院提供。

（何丽华 娜扎开提·买买提 刘玉梅 燕 贞）

第五章　职业紧张调查与评价

第一节　概　　述

一、职业紧张的概念

职业紧张是当工作需求与个人的能力、资源或需要不匹配时，发生的有害的躯体和情绪反应。职业紧张可导致不良健康甚至损伤。职业紧张因素是指能使劳动者产生上述躯体和情绪反应的工作环境事件或条件。紧张反应是指紧张引起的短期生理、心理或行为表现。紧张结局是由于紧张状态（反应）持续存在，所导致的疾病等。调节（缓解）因素是指能作用于紧张反应每一阶段而产生个体差异的个体特异性或环境因素。职业紧张也称作工作紧张、职业应激、工作压力，均是英文 occupational（job）stress 的中文翻译。

职业紧张的影响具有两面性，其一是不良效应，包括导致高血压、冠心病、胃溃疡、心理疾患等疾病、低工作满意感、低劳动生产率、高辞职率以及不良健康行为；其二是良性效应，包括完成创造性、具有挑战性工作后的愉悦等。

一般而言，工作中的社会心理因素包括以下几个方面：①工作特征因素，包括工作环境条件、轮班作业、工作时间过长、技术更新、工作负荷、时间压力、情感需求、技术利用程度低、付出-回报失衡等。②个体在组织中的角色，包括角色模糊、角色冲突、个人目标与组织目标的冲突和责任。③工作中的人际关系，包括与上级的关系、与同事的关系和与下属的关系。④职业生涯发展，研究发现工作缺乏安全性、担心失业、退休、过度的赞誉、过快的提升和达到事业顶峰的挫折都可导致紧张，尤以后两者为甚。⑤组织的结构和气氛，是否属于组织中成员的感觉对个体的自由和自主感影响很大，组织中的员工有时抱怨他们没有归属感、缺乏足够的参与机会、感到他们的行为受到不必要的限制和与同事、领导之间缺乏工作上的交流和协商。

在我国等发展中国家，职业紧张因素具有一些新的特征。随着经济全球化，劳动者面临着工作性质变化的挑战，如劳动力市场分化，用工合同灵活性增加，工作不稳定性增加，工作节奏加快，工作竞争加剧，工作时间超时且不规则，对工作内容和过程的控制程度低，低工资以及职业危害的转移，等等。

职业紧张的损失是巨大的，不但对劳动者的身心健康带来损害，对企业和社会造成的经济损失也同样不容忽视。职业紧张与心脏病、抑郁症和肌肉骨骼疾患有关，高工作需求、低控制和付出-回报失衡是心理和躯体健康问题的危险因素。职业紧张造成的经济损失包括事故、缺勤、离职、生产率下降、直接医疗、法律和保险费、工人的赔偿等产生的直接和间接经济损失。

二、典型职业紧张模式

1. 工作需求-控制模式　该模式在过去的 40 年中已受到广泛的关注，成为探讨工作环境中社会心理因素与健康关系的主要理论模式。这个理论模式有两个基本的成分：工作需求和工作决定水平（控制）。这两个因素的不同组合，构成 4 种工作类型，即：高紧张工作，以高需求和低决定水平为特征；低紧张工作，以低需求和高决定水平为特征；主动性工作，以高需求和高决定水平为特征；被动性工作，以低需求和低决定水平为特征。高紧张工作将会导致负性健康结局。模式假定对健康影响的关键因素是高需求和低决定水平的结合，而不是需求本身。

2. 付出-回报失衡模式　假定当工作中的付出和回报不平衡时，就会出现紧张结局。付出包括体力的和智力的，回报是指金钱、尊重和职业生涯的机会。经历高付出和低回报这种非互惠的交换将会导致紧张反应。作为持续的紧张反应的结果，工作中的高付出和低回报之间的不平衡将增加疾病的易感性。存在过度工作相关性投入和高尊重需求动机的个体，经历不对称交换时导致紧张的风险更大，这种动机方式具有长时间稳定性。如果不平衡和这种个性特征同时存在时，不平衡对健康和幸福感的影响最大。

3. OSI 理论模式　认为职业紧张因素可影响个体的精神、躯体健康水平和工作满意感以及个体与组织的绩效和行为，在这一因果链中，个体特征（人口统计学因素、控制力和A 型行为等）和应付策略具有调节作用。

4. NIOSH 职业紧张模式　与工作条件和环境有关的紧张因素可导致工作个体产生急性反应或紧张反应，这些反应包括情感的、生理的和行为的不同程度的反应，这种短时的急性反应反过来又被假定对工作个体的长期的心理和生理健康产生影响。在这一假设中还包括其他三个因素，即个体因素、非工作因素和缓解因素，这些因素被认为可能是不同个体暴露相同的紧张因素而产生不同程度的紧张反应的差异的原因。

5. 职业紧张的整体模式　这个模式包括对需求的良性和不良心理反应，也包括了范围更广的需求，选择了可能对认知评价更为重要的个体差异变量、应对和结局变量，这些变量对个体而言，无论是在工作中还是在工作之外，都是非常重要的事情。这里提出了一个新的概念：品味，即相对应于应对负性反应的积极反应。这个模式的独特的方面是良性紧张的指标、促进良性紧张的个体差异和品味良性紧张反应。良性紧张的指标应该是积极的心理状态，如态度或情感。稳定的性情变量不是可接受的良性紧张的指标，它随着紧张因素的认知评价而易于发生改变。工作态度是理想的指标。正性情感、意义性、易控制性和希望是良性紧张的良好指标。识别促进良性紧张的个体差异是有益的，这些个体差异在对需求产生更为积极的评价中发生作用。相应地，这些个体差异将会帮助个体拥有他们能够处理需求的信念，甚至促进"品味"过程，有 5 个可能的个体差异因素：乐观、心理控制源、耐性、自立和心理一致感。

第二节　职业紧张问卷简介

目前，国际上用于职业紧张调查评估的问卷很多，包括职业紧张综合评价问卷、职业紧张因素调查问卷、职业紧张调节因素问卷和职业紧张结局评价问卷。

一、职业紧张综合评价问卷

使用较多的职业紧张综合评估问卷有工作紧张问卷、一般工作紧张问卷、职业紧张指标问卷和职业紧张量表修订版等。

（一）工作紧张问卷

工作紧张问卷是 Mclean AA 教授在 20 世纪 70 年代编制的，由应对、工作满意感（背景）和紧张因素三个部分组成，共 47 个条目。这个问卷不仅调查职业紧张的存在与否，还调查对工作环境各个方面的满意程度，以及个体应对职业紧张的能力或易感性。应对（易感性）问卷有 20 个条目，分 5 个因子；工作满意感（背景）有 15 个条目；紧张因素问卷有 12 个条目，分 4 个因子。余善法于 1990 年将其翻译并引入我国，用于视屏显示作业人员、汽车驾驶员和邮政分拣作业人员职业紧张与精神健康关系的研究。

（二）一般工作紧张问卷

该问卷由美国国立职业安全与卫生研究所的 Joseph J. Hurrell, Jr.博士等研制，此表也已在多个国家使用。余善法于 1996 年获得了在中国使用该表的授权。它由 20 个子量表组成，主要包括一般工作情况、工作危险因素、物理性工作环境、工作状态、工作中的冲突、工作限制、工作控制水平、社会支持、工作需求、工作负荷与责任、对自己的感受、健康状况、工作满意程度等。该调查表所要调查的信息十分广泛，基本上包括了与职业紧张有关的所有问题。该问卷是多个量表的组合，可根据不同的目的进行选择组合使用。余善法等在多个人群中使用该问卷进行职业紧张与健康的调查，证明了其具有较好的信度和效度。该问卷中译本各量表或子量表的信度值平均项目——总分相关系数大多在 0.60 以上，Cronbach's α 系数大多在 0.70 以上，并具有较高的效标效度、预测效度和构思效度。

（三）职业紧张指标问卷

该调查表由国际职业紧张研究的权威专家、世界卫生组织和国际劳工组织顾问、英国曼彻斯特大学的 Cary L. Cooper 教授等于 1988 年编制，目前已有多种语言版本，在 20 多个国家使用，余善法获得授权于 1996 年将其翻译成中文并在中国使用。该调查表由 6 个部分组成，全问卷含 167 个条目。①工作满意感，该部分包括 22 个条目，主要调查被试者对工作成就及价值、工作本身、组织设计和结构、组织过程以及工作中人际关系等方面的满意程度；②健康状况，该部分有两个组成部分，第一部分包括 18 个条目，主要调查被试者对职业的感受和行为及其受工作压力影响的程度；第二部分包括 12 个条目，主要具体了解被试者心身疾病发生的频度；③行为类型，该部分包括 14 个条目，主要调查被试者的生活态度、一般行为方式和事业抱负；④对周围事件的解释，该部分包括 12 个条目，主要调查被试者对发生于自己的周围事件的影响力；⑤工作压力来源，该部分包括 61 个条目，主要调查被试者在一特定时间里的工作压力的来源，主要涉及工作本身的因素、管理角色、同其他人的关系、职业经历和成就、组织结构和气氛以及工作和家庭之间的相互影响等；⑥应付紧张策略，该部分包括 28 个条目，列出了被试者在实际工作中可能利用的应付紧张策略，主要涉及社会支持、工作策略、逻辑性、工作与家庭关系和时间的合理安排等，调查被试者利用这些策略的程度。

简化版问卷包括 90 个条目。主要因子如下：①紧张来源（40 个条目），工作本身因素、管理角色、与他人的关系、生涯与成就、组织结构、家庭/工作干扰；②A 型行为（6 个条目），生活态度、行为方式和抱负；③工作影响力（4 个条目），组织力、管理过程和个人影响力；④应付策略（10 个条目），社会支持、任务策略、逻辑性、家庭/工作关系、时间管理和投入；⑤工作满意感（12个条目），成就/价值、工作本身、组织设计、组织过程和人际关系；⑥当前的健康状态，心理健康（12个条目）和躯体健康（6个条目）。

（四）职业紧张量表修订版

职业紧张量表修订版是 Osipow 在 1981 年首次推出的用于检测职业紧张、心理紧张反应和个体应对能力三个方面简明工具的基础上，历经 7 次修订，不断修订完善，于 1998年正式出版。李健等将其翻译成中文，在国内应用。该量表由职业任务问卷、个人紧张反应问卷和个人应变能力问卷三个子问卷组成，通过衡量职业紧张因素、个体紧张反应和个体应变能力三个方面来综合反映被测者职业紧张的程度。职业任务问卷由 6 个维度构成，即任务过重、任务不足、任务模糊、角色界限不清、责任感和自然环境，每个维度包括 10个条目，主要测试与紧张有关的工作任务因素。个人紧张反应问卷由 4 个维度组成，分别是业务技术紧张反应、心理紧张反应、人际关系紧张反应和躯体紧张反应，每个维度包括10 个条目，主要用以检测不同类型的个人心理主观反应及紧张反应水平。个人应变能力问卷由 4 个维度组成，分别是休养、自我保健、社会支持和理性处事，每个维度由 10 个条目组成，主要用于测量被测者缓解职业紧张的对策。

二、职业紧张因素调查问卷

常用的有工作内容问卷、付出-回报失衡问卷、工作紧张测量量表和哥本哈根社会心理问卷。

（一）工作内容问卷

根据工作要求-自主（-支持）模式，美国的 Robert Karasek 教授研制开发出了相应的问卷，即工作内容问卷。稳定的正式版问卷于 1998 年发布。该问卷的测试目的和意义在于为职业紧张因素（特别是针对工作要求、自主程度、社会支持三个方面）的评价提供一个标准的工具。工作内容问卷主要有三个模块构成：工作要求、自主程度以及社会支持，其中自主程度模块又可细分成两个子模块，分别是技术使用和决定权；社会支持模块又可细分成两个子模块，分别是上司支持和同事支持。工作要求模块包括 5 个条目，自主程度模块包括 9 个条目，社会支持模块包括 8 个条目，共计 22 个条目。对于每个条目，采用Likert 四级应答技术（完全不同意、不同意、同意、完全同意）进行评分。工作要求和自主程度形成的四种紧张程度（即低紧张、高紧张、被动以及主动）是该问卷的核心评价指标。一般以每个调查研究自身的工作要求和自主程度得分的中位数为切割点划分高、低两组，然后再进行两两组合得到。

（二）付出-回报失衡问卷

根据付出-回报失衡模式，德国的 Johannes Siegrist 教授研制开发出了相应的问卷，即付出-回报失衡问卷。稳定的正式版问卷于 2004 年发布。该问卷的测试目的和意义在于为职业紧张因素（特别是针对付出、回报、内在投入三个方面）的评价提供一个标准的工具。付出-回报失衡问卷主要由三个模块构成：付出、回报、内在投入，其中回报模块又可细分成三个子模块，分别是尊重、工资及晋升、职业保障。付出模块包括 6 个条目，回报模块包括 11 个条目，内在投入模块包括 6 个条目，共计 23 个条目。对于每个条目，采用 Likert 四级应答技术（完全不同意、不同意、同意、完全同意）进行评分。付出/回报比是该问卷的核心评价指标，其计算公式为[付出模块得分 /（回报模块得分×0.5454）]，得分范围是 0.25～4.00。付出/回报比越大，表明职业紧张的程度越高。一般以数值"1"为切割点，付出/回报比＞1 为高职业紧张组，付出/回报比≤1 为低职业紧张组。

（三）工作紧张测量量表

Spielberger 和 Vagg 于 1986 年提出工作紧张测量量表，并于 1999 年正式出版。该量表筛选出在大部分工作场所存在的常见 30 种工作紧张因素，并对这些因素感觉的紧张程度（强度）和发生频率（频度）进行综合评价。该量表是一种通过量化方法检测工作紧张的量表，包括工作压力量表和组织支持缺乏量表两个子量表，共有 60 个条目，通过对大部分工作场所常见职业紧张因素强度和发生的频率综合评价工作紧张。该量表 A 部分 30 个条目主要测量紧张因素的强度，其评分范围从 1～9，1 代表紧张强度很低，9 代表紧张强度很高。B 部分 30 个条目主要测量过去 6 个月内相应紧张因素的发生天数，其赋值从 0～9+天数（9 天以上用 9+表示），工作压力量表和组织支持缺乏量表各有 20 个条目，而其余的 20 个条目是测量其他紧张因素。工作紧张指数、工作压力指数、组织支持缺乏指数由其相应条目的强度和频度相乘而得。

（四）哥本哈根社会心理问卷

哥本哈根社会心理问卷是由丹麦的 Tage S. Kristensen 教授研制开发，稳定的正式版问卷于 2005 年发布。哥本哈根社会心理问卷不是建立在某一个特定的职业紧张模式上，而是在七种比较流行的职业紧张理论（工作特征模式、密歇根组织应激模式、工作要求-自主-支持模式、社会技术途径、行动-理论途径、付出-回报失衡模式、维生素模式）基础上，通过整合上述模式的共同要素同时又发展了部分独创条目，形成了现行问卷的结构模块。哥本哈根社会心理问卷有三种不同长度的版本，长版本（141 个条目）主要用于科研；中版本（95 个条目）适用于工作环境的专业人员；短版本（44 个条目）则侧重现场应用。哥本哈根社会心理问卷短版本的基本结构，主要有 5 个模块：工作要求、个人影响与发展、人际关系与领导能力、工作不稳定性以及工作满意度。对于每个条目，采用 Likert 五级应答技术用于描述频率（总是、常常、有时、很少、从不）或者用于描述程度（很大程度、较大程度、稍微有点、较小程度、很小程度）进行评分。

三、职业紧张调节因素问卷

常用的有心理资本问卷、工作心理控制源问卷、自我效能问卷、心理一致感量表和心理弹性问卷等。本书主要介绍前两种。

（一）心理资本问卷

在众多心理资本的问卷中，运用最广的是 Luthans 等研制的心理资本问卷综合评估心理资本，该问卷结合了以往学者所编制的希望量表、韧性量表、乐观量表和自我效能感量表，并从每个量表中选取了 6 个条目组合成 24 个条目问卷，以测量自我效能、希望、韧性和乐观 4 个维度，并以李克特 6 级等距尺度计分评价调查对象对条目描述情况的同意程度。其中条目 13、20 和 23 为反向计分。该问卷 4 个维度各自的总分或平均分值反映个体的自我效能、希望、韧性和乐观水平，分数越高，说明自我效能、希望、韧性和乐观水平越高。由于这四种资源结合在一起能产生协同效应，因此也可以用整体量表的总分或平均分值来反映个体总的心理资本水平。分数越高，说明心理资本水平越高。

（二）工作心理控制源问卷

工作心理控制源问卷是由 Paul E. Spector 于 1988 年发表的，是有关工作领域的一个问卷，有足够的内部一致性信度和效度。该问卷有 16 个条目。根据各项目含义和专业知识，因子 1 概括的是与机遇、运气等有关的项目（简称"机遇"），因子 2 概括的是与个人努力有关的项目（简称"努力"）。余善法于 1996 年将其翻译成中文，并进行了修订，已在多项职业紧张领研究中应用。

四、职业紧张结局评价问卷

常用的有工作能力指数问卷、职业倦怠问卷等。

（一）工作能力指数问卷

工作能力是劳动者在工作过程中解决和应对劳动任务的一种表现。劳动任务对劳动者的需求是多方面的，包括体力需求、脑力需求和社会需求。要圆满应对这些需求，劳动者必须具备相应的体力能力、脑力能力和社会能力。1994 年，芬兰国家职业卫生研究所在多年调查研究的基础上制成了工作能力指数问卷。该问卷是用来反映职业人群工作能力、衰老程度的调查测试工具。首先，劳动者根据自身工作相关的体力和脑力需求、本人健康及心理资源状况填写问卷。随后，职业卫生专家对劳动者进行访谈，完善遗漏信息，并根据评分标准进行判断、分级。国内外研究显示过度的职业紧张可导致劳动者工作能力下降，工作能力指数问卷作为工作能力的评价工具可用于反映职业紧张。

（二）职业倦怠问卷

该问卷主要有 Maslach 等依据三维概念联合开发的 MBI 量表（MBI）。现有的研究文献中 90% 的研究均采用 MBI 作为评估工具。MBI 量表从 20 世纪 80 年代问世以来，从最初的分教师、医护人员、社会工作者三种不同职业的 22 个条目量表，到后来 Boles 对其进行修订，压缩为 19 个条目的量表。1996 年由 Maslach 本人和 Schaufeli 共同修订，开发出适用于所有职业人群的通用型职业倦怠问卷（MBI-GS）。MBI-GS 共 16 个条目，采用频次法设定选项，按 Likert 7 级赋值，得分范围为 0～6。MBI-GS 分为三个维度：情感耗竭（EE）、人格解体（DP）和个体成就感（PA）降低，其中前 2 个维度正向计分，后一个维度为反向计分，按公式[0.4×EE+0.3×DP+0.3×（6-PA）]计算得到职业倦怠综合分，当综合分小于 1.5 说明不存在职业倦怠，介于 1.5 和 3.5 之间表明有轻中度职业倦怠，大于、等于 3.5 分则为高度职业倦怠。随着国内对该领域的重视，中文版的 MBI-GS 量表也得到开发，国内学者对 MBI-GS 量表的汉化修订后，形成了 15 个条目的中文版 MBI-GS 量表。

第三节　职业紧张调查研究与数据处理方法

一、职业紧张调查研究方法

职业紧张因素与职业人群身心健康之间关系的研究，通常是在职业紧张理论模型的基础上进行的。职业卫生中应用的各类调查研究方法，理论上都可以应用于职业紧张的相关研究。职业紧张研究，会涉及不同研究主题，比如评价紧张水平、描述紧张特征、研究紧张与健康效应的关系、紧张机理研究、干预研究等。研究者需要根据不同研究目的与研究资源的限制，选择适合于自己研究课题所需要的研究方法。目前，常用的职业紧张调查研究方法包括横断面调查、病例-对照研究、队列研究、实验流行病学、动物实验等类型。

二、数据统计处理的一般方法

（一）问卷条目应答不全资料的处理

为了调查到真实的情况，职业紧张问卷调查一般采用匿名调查方式，存在调查对象的依从性和配合问题，被调查对象对条目的含义不理解，这些问题都影响对调查问卷条目的应答，导致条目的应答不全。如果将部分应答不全的资料全部删去，则会丢失大量的样本，产生选择偏倚。目前国际上对应答不全资料主要采取下列方式处理：当量表或子量表由 4 个条目组成时，一个条目的无应答是可以接受的，缺失的数据用该条目有应答数据的均值替代；对于工作紧张模式问卷，多数作者采取当子量表有 1～2 个条目无应答时，缺失的数据用该条目有应答数据的均值替代；对于付出-回报失衡模式问卷，Siegrist 建议子量表无应答条目在 50% 及以下，缺失的数据用该条目有应答数据的均值替代，超过 50% 无应答条目，则这个个体的数据不纳入统计处理。余善法等在研究中采取的处理方法是如果一个多条目（10 个条目以上）量表或子量表的无应答条目在 3 个及以下，则缺失的数据用该条目有应答数据的均值替代，超过 4 个无应答条目，则这个个体的数据不纳入统计处理。对于条目数少于 10 的量表或子量表有 1～2 个条目无应答时，缺失的数据用该条目有应答数据的均值替代。

（二）常模的应用

职业紧张研究涉及两个方面的常模，一个是职业紧张问卷的常模，一个是心理健康问卷的常模。关于职业紧张问卷的常模，尽管国际上使用的职业紧张问卷有几十种，但目前的文献仅见少数问卷有科学合理的常模数据，如英国曼彻斯特大学 Cooper 等编著的 OSI 的英国常模，大多数问卷无常模数据可能与研究常模需要有充分代表性的不同人口统计学特征分布的大样本有关，而这一点往往很难做到有关。关于心理健康问卷的常模，存在的主要问题是一些常模数据调查的年代距今已有 20～30 年，心理健康等受社会经济因素影响较大，时间跨度较大，这样的常模已无可比性，比较的结果无科学性和实际意义，应慎用。即便是近年的常模，也应考虑常模制定的背景、有无可比性、比较结果的正确解释等问题。

（三）依据评分确定组别的界值

在对职业紧张调查数据分析时，经常要依据评分的高低对调查对象进行分组，目前有三种界值，第一种是评分的均值，第二种是评分的中位数，第三种是三分位数或四分位数。

这是导致研究结果无法比较的一个主要问题，因此在比较不同研究结果的异同时，应注意不同研究间评分界值是否相同。这三种界值无优劣之分，研究者可根据自己的研究目的、样本量等进行选择，如样本量大可考虑三分位数或四分位数，如样本量较小则考虑均值或中位数。近年来，对不同的变量进行组合分析逐渐增多，如依据工作紧张模式和付出-回报失衡模式主要因子评分分别将研究对象分为 4 个不同的组别，即①低需求（付出）、高控制（回报）；②高需求（付出）、高控制（回报）；③低需求（付出）、低控制（回报）；④高需求（付出）、低控制（回报）。此外，根据工作紧张模式和付出-回报失衡模式的理论，分别计算心理需求与控制水平的比值、躯体需求/（控制水平×0.5556）和付出/（回报×0.5454）的比值，以衡量工作紧张和付出-回报失衡的程度（紧张水平），两者均以 1 为界值对研究对象进行分组。

（四）数据的分布状态

职业紧张研究中有心理变量和生理变量。目前心理变量多视为正态分布，但 Nakata 等在最近的一项研究中发现抑郁症状评分不呈正态分布。生理变量如血液指标尤其是唾液、尿液指标多呈非正态分布。因此，在数据分析时，应首先对心理变量和生理变量进行正态性检验，将非正态数据转换成正态分布数据，以适应统计方法对数据分布的要求。Nakata 等在分析工作满意感、协变量和免疫标志的关系时，对所有免疫标志和年龄、体重指数、抑郁症状评分进行以 10 为底的对数转换，使数据更符合正态分布。余善法等在装配线工人职业紧张与唾液可的松、sIgA 和溶菌酶水平关系研究中，发现唾液可的松、sIgA 和溶菌酶浓度呈正偏态分布，在数据分析前，对原始数据进行了常用对数转换。对由于指标本身特点所形成的非正态分布资料，可采用非参数统计方法，常用的方法有成对资料的符号等级检验（Wilcoxon 法）、成组资料的两样本等级秩和检验（Wilcoxon、Mann and Whitney 法）和中位数检验、完全随机化设计资料的 H 检验（Kruskal Wallis 法）和中位数检验法等。

（五）配对资料分析

为了消除或控制混杂因素的影响，有的研究对数据进行配对分析，这样的结果更有价值和说服力。但配对因素的选择要考虑样本量，样本量较大时可考虑多个配对因素，样本量较小时则配对的因素不宜过多，总的原则是保证配对后各组有足够的例数。余善法等在分析性别对职业紧张测试结果的影响时，考虑到年龄、文化程度和所从事职业对研究结果可能存在着影响，不同性别组间进行上述三因素配比，使得各组间构成差异无显著意义，结果提示性别对某些职业紧张测试结果有影响。在一项火车司机职业紧张因素分析的研究中，作者以某铁路局 1116 名男性火车司机为测试对象，严格按照年龄（95%相等，其余相差<5 岁）、文化程度和婚姻状态等同配对的原则选择其中客车和货车司机各 241 名进行分析，得出客车司机的紧张度大于货车司机的结论。

三、多因素分析方法

（一）相关分析

多因素相关分析包括偏相关分析、复相关分析、典型相关分析、多序列相关分析和多项相关分析。

（二）协方差分析

心理变量受人口统计学特征影响较大，单因素分析时由于组间人口统计学特征变量构成不均衡，结果受混杂因素的影响较大，可能会出现错误的结果，这时应考虑使用协方差分析。

（三）分层多元回归分析

分层多元回归分析是职业紧张研究常用的统计方法，用于比较或确定不同因素的效应大小，分析交互作用。Nakata 等使用分层多元回归分析探讨免疫标志与工作满意感和协变量的关系，第一步引入工作满意感、年龄、文化程度、吸烟、饮酒量、体育锻炼、睡眠、体重指数、药物使用等变量；第二步引入抑郁症状和工作中的人际冲突不良；第三步引入职业种类、公司类型和工作时间等职业因素。在这个分析中，药物使用、职业种类和公司类型为分类变量，其余因素为连续变量。应变量免疫标志为连续变量。

（四）Logistic 回归分析

Logistic 回归分析是职业紧张研究数据分析的另一种常用的多因素统计方法。国际上早期的文献和国内的作者一般先进行单因素 Logistic 回归分析，筛选出有统计学意义的自变量，然后再将这些自变量引入方程进行多因素 Logistic 回归分析。但近期国外的文献多直接进行多因素 Logistic 回归分析。对 Logistic 回归分析时，应注意对分类变量进行哑变量的转换，一般年龄、工龄等应作为连续变量处理，应变量为分类变量，如疾病的有无、评分的高低等。对结果进行解释时，应注意自变量作用的方向、OR 值的大小及可信区间和变量的统计学意义等，变量 OR 值 95%可信区间畸宽提示样本量不足、数据质量不高和变量数据分组不合理。

（五）因子分析

因子分析的概念起源于 20 世纪初 Karl Pearson 和 Charles Spearman 等人关于智力测验的统计分析。近年来，将因子分析应用于探讨职业紧张主要因素的研究越来越多。

因子分析包括探索性因子分析和验证性因子分析。两种因子分析都是以普通因子分析模型作为理论基础，其主要目的都是浓缩数据，通过诸多变量相关性研究，可以用假想的少数几个变量来表示原来变量的主要信息。在职业紧张当中最常用的为探索性因子分析，主要用于开发职业紧张相关问卷，以及判断职业紧张问卷的信度和效度。

（六）路径分析

路径分析是分析因果模型的一种方法和技术，是能够分析多个变量之间多层因果关系及其相关强度的方法。它是由美国遗传学家 S.赖特于 1921 年首创，后被引入社会学的研究中，并逐渐发展为社会学的主要分析方法之一。路径分析的主要工具是路径图，采用一条带箭头的线（单箭头表示变量之间的因果关系，双箭头表示变量间的相关关系）表示变量间预先设定的关系，箭头表明变量间的关系是线性的，表示着一种因果关系发生的方向。

在路径图中，观测变量一般写在矩形框内，不可观测变量一般写在椭圆框内。

（七）结构方程模型

结构方程模型也被称为潜在变量模型，是一门基于统计分析技术的研究方法学，整合了因子分析与路径分析两种统计方法，它是在已有的因果理论基础上，用与之相应的线性方程系统表示该因果理论，其目的在于探索事物间的因果关系，并将这种关系用因果模式、路径图等形式加以表述。结构方程模型中有两个基本的模型：测量模型与结构模型。测量模型指潜在变量与一组观察指标的共变效果，由潜在变量与观察变量组成。结构模型指潜在变量间或一组观察变量与潜在变量间的连接关系，包括直接关系和间接关系。观察变量是量表或问卷等测量工具所得到的数据。而潜在变量是指难以直接观测到的抽象概念，由观察变量推估出来的变量。在结构方程模型分析中，观察变量要一定存在，但潜在变量不可能单独存在，潜在变量是由两个以上的观察变量来估计。在结构方程模型中，观察变量通常以长方形或方形符号表示，而潜在变量通常以椭圆形或圆形符号表示。

结构方程模型的主要应用范围有两个：一是对难以直接观测到的潜在变量提供一种可以观测和处理的方式，以便对该变量做进一步的研究；二是研究不同变量之间可能存在相关关系。一种适配模型应该具备以下几个条件：①测量模型中的因子负荷和结构模型中的结构系数的估计值都有实际意义和统计学意义；②所有固定参数的修正指数不要过高；③几种主要的拟合指数达到了一般要求；④测量模型和结构模型中的主要方程的决定系数 R^2 应足够大；⑤所有的标准拟合残差都小于 1.96。

第四节 职业紧张相关调查评价示例

一、职业紧张调查评价

Mclean's 工作紧张问卷。

第一部分：紧张因素问卷

下列叙述是你在工作中可能出现的问题，请你在每一个描述后面适合于你的形容词下面的数字上打"√"选择。

1. 不知道同你一起工作的人对你有何期望（要求）。
2. 工作中你不得不做与你的正确的判断相反的事情。
3. 感到不能满足你的各级领导对你提出的相互冲突的要求。
4. 感到你的工作负荷太重，在一个普通工作日里不可能完成。
5. 严格地说，你没有足够的时间去完成你的工作。
6. 感到工作的需要影响你的个人生活。
7. 感到你的工作范围和责任不明确。
8. 感到你几乎无权去履行你的职责。
9. 不能够得到完成你的工作所必需的信息。
10. 不知道你的上级对你的工作评价如何。
11. 不能预测你的上级对某事的反应。
12. 对工作，有与你的上级非常不同的想法。

职业紧张问卷包括四个因子，即工作冲突、工作压力、工作范围和与领导关系。每个条目后有五种备择答案，即从来不、几乎不、有时、经常和一贯，分别赋分1、2、3、4、5。工作冲突因子评分为条目1、2、3评分的和，工作压力因子评分为条目4、5、6评分的和，工作范围因子评分为条目7、8、9评分的和，与领导关系因子评分为条目10、11、12评分的和。分值越高，表示感知的紧张因素越多。

第二部分：应对能力问卷

下面每一个描述后面有五个等级的形容词，请在最适合于你的形容词下面的数字上打"√"选择。

1. 当工作出现问题时，你能及时改变工作方法。
2. 几乎用去你所有的时间去考虑你的工作。
3. 尊重别人的情感和意见。
4. 能认识到自己能力的局限和优势，并接受它。
5. 你有很多好朋友。
6. 无论在工作时间内外，你都喜欢运用自己的能力和技术。
7. 你很容易对某人或某事产生厌烦。
8. 你喜欢与你看问题方式不同的人在一起交谈。
9. 你常做不能胜任的工作，或承担太多的工作任务而又无力完成它。
10. 在周末的娱乐活动中，你总是非常活跃、精力充沛。
11. 你喜欢与你同类型的人在一起工作。
12. 你工作主要是为了生存，而不一定是因为你喜欢所从事的工作。
13. 对自己的长处和短处有清楚的认识。
14. 你常同与你的想法不一致的人争论。
15. 在工作中你通常不能使别人做更多的工作，即不能调动别人的工作积极性。
16. 你对多方面的问题感兴趣。
17. 当工作不能按照你的设想进行时，你就不知所措。
18. 你通常不知道是如何提出一个有争议的话题的。
19. 你常常能找到阻止你实现重要目标的人或事。
20. 你常同上级或同事在工作上意见不合。

应对能力问卷包括五个因子，即了解自己、兴趣、反应性、尊重别人、主动性和创造性。每个条目后有五种备选答案，即非常对、对、有点对、不很对和一点也不对，分别赋分1、2、3、4、5。其中条目1、3、4、5、6、8、10、11、13、16、19为正向赋分，条目2、7、9、12、14、15、17、18、20为反向赋分。了解自己因子评分为条目2、9、13、18评分的和，兴趣因子评分为条目2、5、7、16评分的和，反应性因子评分为条目1、11、17、19评分的和，尊重别人因子评分为条目3、8、14、20评分的和，主动性和创造性因子评分为条目6、10、12、15评分的和。分值越高，表示应对能力越低。

第三部分：工作满意感问卷

请你在下面每个问题后面最适合于你的描述下的数字上打"√"选择。

1. 同你所了解的其他单位相比，你对你自己的单位满意吗？
2. 你对自己所从事的工种满意吗？
3. 你对自己的工作条件满意吗？

4. 你对与同事在工作中的合作状况满意吗？

5. 你对你的直接上级在履行职责时所做的工作满意吗？

6. 你对你的直接上级在行使职权时所做的工作满意吗？

7. 与你所承担的责任和付出相比，你对自己的工资满意吗？

8. 与其他单位同工种的工资相比，你对自己的工资满意吗？

9. 在单位上班以来，你对工作上的进步满意吗？

10. 你对工种的机会满意吗？

11. 工作中发挥才能的程度满意吗？

12. 知识水平的要求满意吗？反过来说，你的知识水平满足你工作的需求吗？

　　工作满意感问卷包括 12 个条目，每个条目后有五种备选答案，即非常满意、满意、一般、不满意、很不满意，分别赋分1、2、3、4、5。工作满意感评分为各条目评分之和。分值越高，表示工作满意感越低。

二、心理健康调查评价

（一）使用 Goldberg's 普通健康调查表

最近你

1. 无论做什么都能集中精力吗？

2. 因焦虑而失眠吗？

3. 感到在某事中正发挥着有益的作用吗？

4. 感到能对某事做出决定吗？

5. 感到一直过度紧张和疲劳吗？

6. 感到不能去克服困难吗？

7. 喜欢你的日常活动吗？

8. 能正视问题而不回避矛盾吗？

9. 一直感到不愉快和沮丧吗？

10. 一直对自己失去信心吗？

11. 一直认为你自己是一个无价值的人吗？

12. 总的看来，你一直感到愉快吗？

　　每个题目后有四种备选答案，即经常、有时、偶尔、从来没有。正向赋分为 1、2、3、4；反向赋分为 4、3、2、1。条目 1、3、4、7、8、12 为正向赋分，条目 2、5、6、9、10、11 为反向赋分。将所有条目积分相加即为问卷总评分，评分值越大，表示心理健康状况越差。

（二）使用流行病学研究中心理抑郁量表

在过去的一周里，您经历过下列情况吗？

1. 我为平时并不困扰我的事情烦恼。

2. 我不想吃饭：我的胃口不好。

3. 我感到即使是在我的家人或朋友的帮助下，我也消除不了忧郁（烦闷）。

4. 我感到我同其他人一样好。

5. 我不能专心于我正在做的事情。

6. 我感到抑郁（沮丧）。

7. 我感到我做的所有事情都很费劲。

8. 我感到未来充满希望。

9. 我认为我的生活是不成功的。

10. 我感到担心（害怕）。

11. 我不能安宁地睡眠。

12. 我是愉快的。

13. 我比平时讲话少。

14. 我感到孤独（寂寞）。

15. 我所接触的人是不友好的。

16. 我享受到生活的乐趣。

17. 我时时哭泣。

18. 我感到悲伤。

19. 我感到人们不喜欢我。

20. 我走路很慢。

每个条目后有四种备选答案，即经历少于 1 天、1～2 天、3～4 天、5～7 天。正向赋分为 0、1、2、3；反向赋分为 3、2、1、0。条目 1、2、3、5、6、7、9、10、11、13、14、15、17、18、19、20 为正向赋分，条目 4、8、12、16 为反向赋分。将所有条目积分相加即为问卷总评分，评分值越大，表示抑郁倾向越大。

（谷桂珍　余善法　刘玉梅　燕　贞）

第六章 职业健康监护

第一节 概　　述

一、职业健康监护的发展

20 世纪 70 年代，欧共体提出职业健康监护这一项职业卫生服务的新技术，它是将传统的生产环境监测、健康检查、建立健康档案等有机地联系起来，把三级预防串联起来，形成一个科学体系。1996 年，第 49 届世界卫生大会通过的"人人享有职业卫生"中强调，职业卫生服务应在所有国家全面发展并最终覆盖所有劳动者。职业卫生服务是达到职业卫生目标的措施和过程。2002 年，由世界卫生组织欧洲地区（WHO/EURO）职业卫生合作中心在法国南锡提出基本职业卫生服务（basic occupational health service，BOHS）的概念，其战略目标是 2015 年世界所有劳动者都享有职业卫生服务，其中一项重要任务就是劳动者的健康监护。职业健康监护是职业卫生领域中一项重要技术，是"三级预防"的重要组成部分，在我国职业卫生和职业病防治工作中起着举足轻重的作用。20 世纪 80 年代初，我国化工部、冶金部率先引入职业健康监护系统工程，之后逐渐全面开展职业健康监护服务，收到了良好效果。

2001 年，针对我国严峻的职业病防治形势，在多年调查研究的基础上，第九届全国人民代表大会常务委员会在 10 月 27 日第 24 次会议通过了《中华人民共和国职业病防治法》（简称《职业病防治法》），并于 2002 年 5 月 1 日起正式实施。《职业病防治法》第三十二条规定：对从事接触职业病危害的作业的劳动者，用人单位应当按照国务院卫生行政部门的规定组织上岗前、在岗期间和离岗时的职业健康检查，并将检查结果如实告知劳动者。《职业病防治法》的实施，进一步明确了我国职业卫生的监管主体，形成了卫生行政部门统一负责、卫生监督机构执行、职业病防治与疾控机构技术支持的格局。但是，从 2003 年 10 月开始，国家对职业卫生监管职责进行了调整，作业场所职业卫生监管与职业健康监护、职业病诊断、救治分别由安全生产监管部门和卫生部门承担。由于各种原因，职能调整并未得到落实。2010 年，中央机构编制委员会办公室（中央编办）进一步将职业卫生监管所有职能全部划入安全生产监管部门。2011 年 1 月 1 日，卫生部将有关用人单位监管的职能正式移交给国家安全生产监督管理总局。2011 年 12 月 31 日，第十一届全国人民代表大会常务委员会第二十四次会议通过了《关于修改〈中华人民共和国职业病防治法〉的决定》，从而，在法律上确立了职业病防治监管由卫生行政部门统一负责转变为工作场所职业病危害预防、职业病患者诊断救治、职业患者社会保障分别由安全、卫生、劳动三个部门负责的管理模式。2017 年 11 月 4 日，第十二届全国人民代表大会常务委员会第三十次会议通过对《职业病防治法》做出第三次修正的决定，将卫生行政部门对职业健康检查机构的行政审批准入机制修改为备案制，这意味着从法律层面规定将职业健康检查工作向社会医疗卫生机构全面开放。2018 年 3 月 13 日，国务院公布政府机构调整方案，职业安全监督管理职责重新回归卫生行政部门，同年 12 月 29 日第十三届全国人民代表大会常务委员会第七次会议通过对《职业病防治法》做出第四次修正的决定，明确卫生行政部门负责职业病防治的监督管理工作,意味着职业卫生和职业安全,将纳入劳动者健康管理范畴。

2002 年 5 月 1 日,我国颁布实施《职业病防治法》之后,卫生部于同年制定与之配套的《职业健康监护管理办法》(卫发〔2002〕22 号令),其规定职业健康检查应当根据所接触的职业病危害因素类别,按《职业健康检查项目及周期》的规定确定检查项目和检查周期。检查的技术要求以附件形式予以规定,对《职业健康检查表》《放射工作人员健康检查表》予以统一。2015 年,国家卫生和计划生育委员会对 2002 年颁布的《职业健康监护管理办法》进行修正,修订为《职业健康检查管理办法》。《职业健康检查管理办法》是为加强职业健康检查工作,规范职业健康检查机构管理,保护劳动者健康权益,根据《职业病防治法》而制定。2019 年 2 月 2 日,国家卫生健康委员会讨论通过关于修改《职业健康检查管理办法》的决定,并于 2019 年 3 月 15 日开始施行新法规。此次修改管理办法主要是由于 2017 年 11 月 4 日第十二届全国人大常委会第三十次会议对《职业病防治法》进行了修改,取消了卫生健康主管部门对职业健康检查机构的审批权,据此,修改后的《职业健康检查管理办法》将医疗卫生机构开展职业健康检查由行政审批制修改为备案制,并明确备案条件。同时,还在加强机构能力建设、质量控制以及事中、事后监管等方面增加了相应内容。此外,2012 年 6 月国家安全生产监督管理总局发布的《用人单位职业健康监护监督管理办法》是作为用人单位职业病防治法的职业健康监护专业规章制度。而针对在放射工作单位从事放射职业活动中受到电离辐射照射的放射工作人员,卫生部专门出台《放射工作人员职业健康管理办法》,于 2007 年 11 月 1 日起施行。放射工作人员的健康管理还包括放射个人剂量的监测与管理。

上述相关职业健康监护法规之外,《尘肺病防治条例》《劳动法》《工伤保险条例》《安全生产法》《劳动合同法》《职业病诊断与鉴定管理办法》《放射性同位素与射线装置安全和防护条例》等均对接触有害因素人员的职业健康监护有相应的规定。

《职业健康监护技术规范》(GBZ188—2014)是《职业健康检查管理办法》的配套标准,为我国强制性的职业卫生标准,对除放射线以外的其他的职业病危害因素作业人员的职业健康检查给予了规范,自 2007 年 10 月 1 日正式实施。由于各种因素的影响,需要对该技术规范进行修改。一是 2011 年《职业病防治法》修正后,职业病防治的职能进行部门调整,职业健康监护任务由单一卫生部门主导分解成企业部分由国家安全生产监督管理总局负责及职业健康检查机构由卫生部门负责。二是职业病目录及名单调整,职业病危害及分类目录的调整。三是相关技术要求、诊断标准及部门规定调整。自 2007 年以来,有大量诊断标准制(修)订后正式颁布实施。如《噪声聋诊断标准》《尘肺病诊断标准》及苯、铅、镉等中毒诊断标准。人力资源和社会保障部、教育部、卫生部于 2010 年 2 月 10日联合下发《关于进一步规范入学和就业体检项目维护乙肝表面抗原携带者入学和就业权利的通知》,对原有标准中病毒性肝炎标志物检查也有明文禁止。所以到了 2014 年,国家卫生和计划生育委员会发布 GBZ188—2014,代替 GBZ188—2007,并于 2014 年 10 月 1日实施。新规范主要做了以下修订:①删除原总则中责任与义务一节。②将离岗后医学随访改为离岗后职业健康检查,增加了焦炉逸散物、铬及其无机化合物离岗后的职业健康检查检查,删除了三硝基甲苯离岗后的职业健康检查。③取消了原标准中有关化学物乙肝病毒血清标志物的各项检查,原则上修改为:有慢性肝脏毒性的化学物质,上岗前实验室检查项目中必检肝功能,选检肝脾 B 超;在岗期间实验室检查项目中每半年检查肝功能 1 次,健康体检每年 1 次。④进一步严格职业禁忌证的范围,特别是只有急性中毒的化学物的职业禁忌证。⑤在岗期间职业健康检查为推荐性的物质，健康检查周期由 2 年改为 3 年。⑥增加接触焦炉逸散物和有机粉尘作业人员的健康监护。⑦删除原附录 C、原附录 D，增加附录 C（规范性附录）粉尘作业人员胸部数字 X 射线摄影（DR 摄片）技术要求。⑧增加附录 E（资料性附录）职业健康监护评价报告编制指南。

为推进健康中国建设，提高人民健康水平，中共中央、国务院于 2016 年 10 月 25 日印发并实施《"健康中国 2030"规划纲要》，人民健康被放在优先发展的战略地位。在这种大背景下，各部门的配套政策相继出台，同时，在应用 GBZ188—2014 的实践中也发现一些标准本身的漏洞，亟需修改。主要体现在以下几方面：①关于所有职业健康检查的基本项目，目前仅包括血常规、尿常规、心电图、血清丙氨酸氨基转移酶（ALT），连基本的内科五官体格检查、胸部 DR 检查都不包括，这些对建档是不完整的。尘肺病是我国第一大职业病，很多案例就是因为岗前没有要求拍片而遗漏。胸片资料也是建立档案必须的。肝功能单纯检查 ALT 也是极不全面的，不能真正评价肝功能状态，至少应增加血清谷氨酰转肽酶（GGT）、血清总胆红素、总蛋白和白球蛋白指标。②关于个体结论，个体结论 5 种：未见异常、疑似、禁忌证、复查或其他疾病。原标准把复查作为重要结论，但复查只是一个过程，不是结论，理论上应取消。事实上，很多机构每年体检几万人，都没有疑似与禁忌，全部以复查替代。疑似与禁忌对企业都十分敏感，复查结论的存在使得职业健康检查的目的大大打了折扣，这是标准带来的极大漏洞。③关于苯系物体检。现有标准将苯与甲苯放在一起是旧观念，认为甲苯纯度不够。认为甲苯、二甲苯含杂质苯，仍需参照苯进行体检。甲苯不会导致血象异常，苯与甲苯应完全分开开展体检。如果存在甲苯和苯，就按照苯+甲苯体检。④关于振动病筛查。振动作业在岗体检标准中规定有雷诺病表现者可选择冷水复温试验。根据近年冷水复温试验研究，假阳性率高达 90%，建议改为：出现白指主诉及检查出现手指发绀等体征，增加白指诱发试验检查。⑤关于噪声体检。噪声作业职业健康检查必检项目应为纯音听阈测试，而不是纯音气导听阈测试，因为在听力学检查中是否需要骨导测试是根据具体情况来决定的，由测试者根据听力学必要性来判断。职业健康检查项目设计不要有违医学临床检查常规。例如，职业性噪声聋诊断标准中按照最好点听阈值来重新组合虚拟第 4 线问题在行内仍存争议。⑥职业危害接触者的健康检查应该是在企业年度保健体检的基础上增加职业健康检查项目，未在总论部分作为原则专门指出。

国家卫生健康委员会将发布新的技术规范，主要涉及以下几方面：①删除体检结论中的复查结论；删除用人单位职业健康监护档案相关内容，增加职业健康检查机构档案及管理内容；增加神经系统常规检查内容。②增加接触甲苯、溴丙烷、碘甲烷、环氧乙烷、氯乙酸、铟及其化合物、煤焦油、煤焦油沥青、石油沥青、β-萘胺、金属及其化合物粉尘（锡、铁、锑、钡及其化合物等）、硬金属粉尘、毛沸石粉尘、低温、激光、森林脑炎病毒、伯氏疏螺旋体、人免疫缺陷病毒作业人员及刮研作业人员的职业健康监护；增加了接触砷、氟及其无机化合物、丙烯酰胺作业人员的应急健康检查；接触苯的氨基与硝基化合物、光气、一甲胺作业人员的在岗期间职业健康检查从推荐性改为强制性；删除结核病防治作业、肝炎病防治作业。③删除上岗前、在岗期间和离岗时职业健康检查中的选检项目，保留应急健康检查中的选检项目；增加复检项目。④在检查项目中补充已颁布的职业性生物接触限值。⑤在附录 B 实验室常规检查及其他特殊检查方法中增加纯音听阈测试。⑥删除附录 C 粉尘作业人员胸部数字 X 射线摄影（DR 摄片）技术要求。

　　《职业健康监护技术规范》仅对放射线以外的其他职业病危害的职业健康检查进行了规范。2011 年，国家卫生和计划生育委员会颁布《放射工作人员职业健康监护技术规范》（GBZ235—2011），作为针对放射有害因素监护配套的技术规范。

　　过去职业健康监护技术服务主要由各级职业病防治院（所）、疾病预防控制中心、大型企业的职业病防治所和综合医院的职业病科承担。2014 年，中央编办、财政部、国家卫生和计划生育委员会联合发布《疾病预防控制中心机构编制标准指导意见》明确指出，疾病预防控制中心是从事基本公共卫生服务的公益性事业单位，不承担一般性医疗服务的职能，这使得在较短时间内一大批疾病预防控制中心不再从事职业健康检查工作。近年来，职业健康检查机构增加迅速，据统计，截至 2017 年底，职业健康检查机构达到 3497 家，新增的主要是民营机构。

二、职业健康监护的目的

　　以预防为目的，根据劳动者的职业接触史，通过定期或不定期的医学健康检查和健康相关资料的收集，连续性监测劳动者的健康状况，分析劳动者健康变化与所接触的职业病危害因素的关系，并及时地将健康检查和资料分析结果报告给用人单位和劳动者本人，以便及时采取干预措施，保护劳动者健康。通过跟踪职业病及职业健康损害的发生、发展规律及分布情况，结合生产环境监测和职业流行病学分析，可以识别新的职业病危害因素和高危人群，评估职业性有害因素接触反应关系，评价预防和干预措施的效果，检验原有的防治措施效果，为制定或修订职业卫生政策和职业病防治对策服务。《中华人民共和国职业病防治法》规定，对从事接触职业病危害因素作业的劳动者，用人单位应当按照国务院卫生行政部门的规定组织上岗前、在岗期间和离岗时的职业健康检查。因此，开展职业健康监护是我国法律规定的保护劳动者健康的重要举措，是用人单位必须履行的责任和义务。

三、职业健康监护的主要内容

　　职业健康监护主要包括职业健康检查和职业健康监护信息管理等内容，它不同于一般意义上的健康监护。一般健康监护是指通过医学手段和方法对受检者进行身体检查，了解受检者健康状况，早期发现疾病线索和健康隐患；而职业健康监护是由企业、事业单位、个体经济组织等用人单位，组织从事接触职业病危害因素作业的劳动者进行的健康检查，目的在于筛查目标疾病。职业健康监护的目标疾病分为职业病和职业禁忌证。职业病是指企业、事业单位和个体经济组织的劳动者在职业活动中，因接触粉尘、放射性物质和其他有毒、有害物质等因素而引起的疾病，是在国家《职业病分类和目录》中规定的疾病，与监护的职业病危害因素有明确的因果关系，并有一定的发病率。职业禁忌证是指劳动者从事特定职业或者接触特定职业病危害因素时，比一般职业人群更易于遭受职业病危害和罹患职业病或者可能导致原有自身疾病病情加重，或者在作业过程中诱发可能导致对他人生命健康构成危险的疾病的个人特殊生理或病理状态。确定职业禁忌证时，应注意为劳动者提供充分就业机会的原则。

　　职业健康检查是职业健康监护的重要内容，是通过医学手段和方法，针对劳动者所接触的职业病危害因素可能产生的健康影响和健康损害进行临床医学检查，了解受检者健康状况，早期发现职业病、职业禁忌证和可能的其他疾病和健康损害的医疗行为。职业健康检查特点是针对性强，比如就业前的健康检查就是针对劳动者即将从事的有害工种的职业禁忌进行的；特殊性强，不同的职业病危害因素造成的健康损害也不同，各有其特点，比如粉尘作业，主要是对呼吸系统的损伤，所以除了常规体检项目，还必须做 X 线胸片和肺功能检查等；政策性强，《中华人民共和国职业病防治法》规定，用人单位必须为劳动者做上岗前、在岗期间和离岗时的职业健康检查，并将体检结果如实告知劳动者，同时还要承担检查费用。

职业健康监护工作涉及临床医学、公共卫生等多学科知识，在实际工作中尤其应注意以下一些方面：①职业健康监护中劳动者个人基本信息资料的采集渠道主要是通过直接询问受检者个人而获得，同时应根据国家有关规定，要求用人单位提供法律规定的必须提供的资料，主要包括受检者的职业接触史、工作场所检测情况等。②在职业健康检查症状询问时要注意系统性和目的性，同时要结合受检者接触的职业性有害因素对健康损害可能产生的症状，突出重点。如果是从事粉尘作业者必须着重询问呼吸系统的自觉症状，如有无咳嗽、咳痰、胸痛、气急等，再兼顾其他系统的症状。③在职业健康检查中检查者应理解某些受检者的期望，了解其确切目的和要求。例如，有的受检者接触某种职业病危害因素，总认为自己患了职业病，希望通过健康检查可给予职业病的诊断；有的受检者则希望能够调到没有职业病危害因素接触的岗位上，故在回答时可能会扩大症状的存在，甚至会过分表达症状的严重性。检查者应尽可能给予理解，但要通过仔细地询问和分析，利用自己的专业知识做出正确的判断和记录，并要告诉受检者关于职业病诊断的法律程序，尽可能让其理解。

职业健康检查结果不仅具有法律效力，而且有时会作为法律证据，因此要求各项检查结果必须正确、可靠，并具有可重复性，其保障措施首先是必须规范各项常规医学检查的方法，尽量做到检查仪器和检查方法统一。根据职业健康监护选择检查方法的原则，检查方法应该是成熟的，可靠的，有明确意义的，也是受检者可以接受的。

四、职业健康检查

职业健康检查主要包括上岗前、在岗期间、离岗时职业健康检查。

（一）上岗前职业健康检查

1. 检查目的　主要目的是发现有无职业禁忌证，建立接触职业病危害因素人员的基础健康档案。上岗前职业健康检查为强制性健康检查，用人单位不得安排没有做上岗前健康检查的劳动者从事接触职业病危害的作业，不得安排有职业禁忌证的劳动者从事其所禁忌的作业。同时，开展上岗前的健康检查必须注意保护劳动者就业权利。

2. 检查对象　包括拟从事接触职业病危害因素作业的新录用人员、变更工作岗位或工作内容的人员；因各种原因较长时期脱离工作又重新返回工作岗位的人员；拟从事有特殊健康要求作业如高处作业、电工作业、职业机动车驾驶作业等的人员。

3. 检查时间　上岗前的健康检查一般应在开始从事接触职业病危害因素作业前完成。主要考虑疾病的潜伏期，而对某些职业病危害因素来说，还可能需要考虑个体的敏感性。

4. 检查项目 职业健康检查方法和检查指标的确定应根据接触职业病危害因素的性质和健康检查的目标疾病确定。一般来说，职业健康检查的方法和检查指标应该是常规的医学检查方法和指标，应主要考虑检查方法的可靠性和劳动者的可接受程度以及伦理道德，检查指标的敏感性、特异性和可重复性，也必须考虑医学经济学的可行性。

（二）在岗期间职业健康检查

1. 检查目的 主要目的是早期发现、早期诊断、早期治疗职业病。早期发现劳动者的其他健康异常改变，及时处理。及时发现有职业禁忌的劳动者，及时调离。通过动态观察劳动者群体健康变化，评价工作场所职业病危害因素的控制效果，为目标干预提供直接依据。

2. 检查对象 长期从事规定的需要开展健康监护的职业病危害因素作业的劳动者，均应进行在岗期间的定期健康检查。

3. 检查时间 在岗期间的定期职业健康检查，其检查周期应根据不同职业病危害因素的性质、工作场所有害因素的浓度或强度、目标疾病的潜伏期等确定，并根据工作场所危害因素的防护和治理情况，随时进行必要的调整。

4. 检查项目 在岗期间的定期健康检查在国家规定的技术规范中分为强制性和推荐性两种。强制性的定期健康检查是法律规定的用人单位必须履行的法律义务和责任。对在岗期间推荐性的定期健康检查项目，用人单位应该认真听取职业健康检查机构和职业卫生专业人员的意见，结合本单位作业场所的实际情况，决定是否开展。本着以人为本和保护劳动力资源持续健康发展的理念，应该鼓励用人单位积极开展在岗期间推荐性定期健康检查项目。在实际操作中可按照我国制定的《职业健康监护技术规范》（GBZ 188—2014）执行。

（三）离岗时职业健康检查

1. 检查目的 主要目的是确定劳动者在停止接触职业病危害因素时的健康状况；结合既往定期健康检查的资料，评价其从事的工作可能对其健康的影响；落实劳动者健康权益，国家规定用人单位对未进行离岗时职业健康检查的劳动者，不得解除或终止与其订立的劳动合同。

2. 检查对象 开展离岗时的健康检查是我国法律法规的要求，因此，对在岗期间进行定期健康检查的劳动者，在准备调离或脱离所从事的接触职业病危害的作业或岗位前，应进行离岗时健康检查，检查对象包括离岗或调岗的人员、解除或终止劳动合同的人员、退休人员；用人单位发生分立、合并、解散、破产等情形时，接触职业病危害因素的全体人员等。

3. 检查时间 离岗时健康检查是劳动者在准备调离或脱离所从事的职业病危害作业或岗位前进行的健康检查，一般应在离岗前的3个月内完成，如在离岗前3个月内曾参加了定期健康检查，可视为离岗健康检查，一般情况下不应再进行离岗健康检查。在考虑需要进行劳动者离岗后的医学随访检查的时间和周期时，需要根据流行病学的特点、该有害因素致病的可能的最长潜伏期以及已患职业病的临床特点来确定。

4. 检查项目 在实际操作中检查项目的确定可按照我国制定的《职业健康监护技术规范》（GBZ188—2014）执行。

第二节　职业健康检查示例

一、粉尘作业人员职业健康检查

（一）生产性粉尘及其分类

生产性粉尘是指在生产过程中形成的并能够长时间飘浮在空气中的固体微粒，它是污染作业环境及影响劳动者健康的重要职业性有害因素，可引起尘肺等多种职业性肺部疾患。生产性粉尘按其性质可分为无机粉尘、有机粉尘和混合性粉尘。

（1）游离二氧化硅粉尘[结晶型二氧化硅粉尘，又称矽尘（游离二氧化硅含量≥10%的无机性粉尘）]；

（2）煤尘；

（3）石棉粉尘；

（4）其他致尘肺病的无机粉尘[根据职业病目录，系指碳黑粉尘、石墨粉尘、滑石粉尘、云母粉尘、水泥粉尘、铸造粉尘、陶瓷粉尘、铝尘（铝、铝矾土、氧化铝）、电焊烟尘等粉尘]；

（5）棉尘（包括亚麻、软大麻、黄麻粉尘）；

（6）有机粉尘：如动物性粉尘（动物蛋白、皮毛、排泄物）、植物性粉尘（燕麦、谷物、木材、纸浆、大豆、咖啡、烟草粉尘等）、生物因素（如霉菌属类、霉菌孢子、嗜热放线杆菌、枯草杆菌、芽孢杆菌等）以及具有半抗原性质的化学物质等形成的气溶胶；

（7）金属及其化合物粉尘（锡、铁、锑、钡及其化合物等）；

（8）硬金属粉尘；

（9）毛沸石粉尘。

（二）目标疾病

1. 职业病　即矽肺、煤工尘肺、石棉肺、石墨尘肺、碳黑尘肺、滑石尘肺、水泥尘肺、云母尘肺、陶工尘肺、铝尘肺、电焊工尘肺、铸工尘肺、其他尘肺。

2. 职业禁忌证

（1）活动性肺结核病：是由结核分枝杆菌引发的肺部感染性疾病，应根据胸部 X 射线影像改变、痰涂片、痰结核杆菌培养和相关临床表现做出判断。

（2）慢性阻塞性肺疾病（简称 COPD）：是常见的呼吸系统疾病，是一种具有气流受限特征的疾病，慢性咳嗽、咳痰、喘息、气短或呼吸困难是 COPD 的典型表现。应依据临床症状、体征、胸部 X 射线影像改变、肺功能及血气分析结果做出判断。

（3）慢性间质性肺病：是一组不同类型主要累及肺间质、肺泡和细支气管的肺部疾病。本组疾病的病变主要发生于肺间质，肺功能表现为限制性通气功能障碍，其主要病理改变为肺间质纤维化。可依据临床症状、体征、胸部 X 射线影像改变结果做出判断。

（4）伴肺功能损害的疾病：呼吸系统疾病一般都伴有不同类型、不同程度的肺功能损害。常见的有尘肺病、活动性肺结核、慢性阻塞性肺疾病、慢性间质性肺病、弥漫性肺纤维化、哮喘、气胸、肺气肿、严重的胸膜肥厚与粘连、胸廓畸形、急性支气管炎、化学性肺炎、间质性肺水肿、肺泡性肺水肿、急性呼吸窘迫综合征、严重的心血管系统疾病、慢性肺源性心脏病等。

（5）致喘物过敏和支气管哮喘：接触有机粉尘如动物性粉尘包括动物蛋白、皮毛、排泄物；植物性粉尘如燕麦、谷物、木材、纸浆、咖啡、烟草粉尘等；生物因素如霉菌属类、霉菌孢子、嗜热放线杆菌、枯草杆菌等引起的过敏性疾病如职业性哮喘、职业性急性变应性肺泡炎等。

（三）尘肺病诊断标准的应用

了解和掌握尘肺病诊断标准，是粉尘作业人员的健康监护工作中的基本要求之一，对于正确评价健康监护结论至关重要。

1. 范围　尘肺病诊断标准规定了尘肺病的诊断原则、尘肺病 X 射线胸片表现分期及处理原则。适用于国家现行职业病名单中规定的各种尘肺病的诊断，即矽肺、煤工尘肺、石墨尘肺、碳黑尘肺、石棉肺、滑石尘肺、水泥尘肺、云母尘肺、陶工尘肺、铝尘肺、电焊工尘肺、铸工尘肺，以及根据本标准可以诊断的其他尘肺。

2. 诊断原则　根据可靠的生产性矿物性粉尘接触史，以技术质量合格的 X 射线高千伏或数字化摄影（DR）后前位胸片表现为主要依据，结合工作场所职业卫生学、尘肺流行病学调查资料和职业健康监护资料，参考临床表现和实验室检查，排除其他类似肺部疾病后，对照尘肺病诊断标准片，方可诊断。

劳动者临床表现和实验室检查符合尘肺病的特征，没有证据否定其与接触粉尘之间必然联系的，应当诊断为尘肺病。

3. 诊断分期

（1）尘肺壹期：有下列表现之一者：

1）有总体密集度 1 级的小阴影，分布范围至少达到 2 个肺区；

2）接触石棉粉尘，有总体密集度 1 级的小阴影，分布范围只有 1 个肺区，同时出现胸膜斑；

3）接触石棉粉尘，小阴影总体密集度为 0，但至少有两个肺区小阴影密集度为 0/1，同时出现胸膜斑。

（2）尘肺贰期：有下列表现之一者。

1）有总体密集度 2 级的小阴影，分布范围超过 4 个肺区；

2）或有总体密集度 3 级的小阴影，分布范围达到 4 个肺区；

3）接触石棉粉尘，有总体密集度 1 级的小阴影，分布范围超过 4 个肺区，同时出现胸膜斑并已累及部分心缘或者膈面；

4）接触石棉粉尘，有总体密集度 2 级的小阴影，分布范围超过 4 个肺区，同时出现胸膜斑并已累及部分心缘或者膈面。

（3）尘肺叁期：有下列前三种表现之一者：

1）有大阴影出现，其长径不小于 20mm，短径大于 10mm；

2）有总体密集度 3 级的小阴影，分布范围超过 4 个肺区并有小阴影聚集；

3）有总体密集度 3 级的小阴影，分布范围超过 4 个肺区并有大阴影；

4）接触石棉粉尘，有总体密集度 3 级的小阴影，分布范围超过 4 个肺区，同时单个或两侧多个胸膜斑长度之和超过单侧胸壁长度的 1/2 或累及心缘使其部分显示蓬乱。

（四）操作要点

粉尘作业人员职业健康监护分为：上岗前、在岗期间、离岗时检查和离岗后健康检查（推荐性）。

1. 上岗前健康检查

（1）主要目的：发现有无职业禁忌证，建立基础健康档案，为强制性职业健康检查，包括新录用人员、转岗人员。

（2）检查内容

1）症状询问：重点询问呼吸系统、心血管系统疾病史、吸烟史及咳嗽、咳痰、喘息、胸痛、呼吸困难、气短等症状。

2）体格检查：内科常规检查，重点检查呼吸系统、心血管系统。

3）实验室和其他检查：

①游离二氧化硅粉尘、煤尘、石棉粉尘、其他致尘肺病的无机粉尘必检项目：血常规、尿常规、肝功能、心电图、后前位 X 射线高千伏胸片或数字化摄影胸片（DR 胸片）、肺功能。

②棉尘、金属及其化合物粉尘、硬金属粉尘、毛沸石粉尘必检项目：血常规、尿常规、肝功能、心电图、胸部 X 射线摄片、肺功能。

③有机粉尘必检项目：血常规、尿常规、肝功能、血嗜酸细胞计数、心电图、胸部 X 射线摄片、肺功能，有过敏史或可疑过敏体质者可选择：肺弥散功能、血清总 IgE、皮肤过敏原试验。

2. 在岗期间定期检查

（1）主要目的：早期发现尘肺病患者、疑似患者、职业禁忌证、动态观察及其他健康异常。

（2）检查内容

1）症状询问：重点询问咳嗽、咳痰、胸痛、呼吸困难及喘息、咯血等症状；

2）体格检查：内科常规检查，重点检查呼吸系统和心血管系统。

3）实验室和其他检查：

①必检项目

a）游离二氧化硅粉尘、煤尘、石棉粉尘、其他致尘肺病的无机粉尘必检项目：后前位 X 射线高千伏胸片或数字化摄影胸片（DR 胸片）、心电图、肺功能。

b）棉尘必检项目：血沉、胸部 X 射线摄片、心电图、肺功能。

c）有机粉尘必检项目：血常规、心电图、血嗜酸细胞计数、血清总 IgE、肺功能、胸部 X 射线摄片（有哮喘症状者可选择）：肺弥散功能、抗原特异性 IgE 抗体、变应原皮肤试验、变应原支气管激发试验。

d）金属及其化合物粉尘、硬金属粉尘必检项目：胸部 X 射线摄片、肺功能。

e）毛沸石粉尘必检项目：后前位 X 射线胸片、心电图、肺功能。

②复检项目

a）游离二氧化硅粉尘、煤尘、其他致尘肺病的无机粉尘、金属及其化合物粉尘复检项目：后前位胸片异常者可选择胸部 CT。

b）石棉粉尘复检项目：后前位胸片异常者可选择侧位 X 射线高千伏胸片、胸部 CT、肺弥散功能。

c）硬金属粉尘复检项目：有过敏史或胸部 X 射线摄片检查异常者可选择胸部高分辨 CT。

d）毛沸石粉尘复检项目：后前位胸片异常者可选择侧位 X 射线胸片、胸部 CT、肺弥散功能。

（3）健康检查周期

1）生产性粉尘作业分级Ⅰ级，2 年 1 次；生产性粉尘作业分级Ⅱ级及以上，1 年 1 次；

2）X 射线胸片表现有尘肺样小阴影改变的基础上，至少有 2 个肺区小阴影的密集度达到 0/1，或有 1 个肺区小阴影密集度到达 1 级，每年检查 1 次，连续观察 5 年，若 5 年内不能确诊为矽肺患者，按 1）执行；

3）矽肺患者原则上每年检查 1 次，或根据病情随时检查。

3. 离岗时健康检查

（1）主要目的：确定其在离岗时粉尘作业人员的健康状况，是否患有目标疾病。

（2）检查内容

1）症状询问：重点询问咳嗽、咳痰、胸痛、呼吸困难，也可有喘息、咯血等症状；

2）体格检查：内科常规检查，重点检查呼吸系统和心血管系统；

3）实验室和其他检查：

必检项目：同在岗期间；

复检项目：同在岗期间。

4. 离岗后健康检查

（1）主要目的：接触生产粉尘的作业人员在脱离接触后仍有可能发生尘肺病，需进行医学随访检查；尘肺病患者在离岗后需进行医学随访检查。

（2）检查内容

1）症状询问：重点询问咳嗽、咳痰、胸痛、呼吸困难、喘息、咯血等症状；

2）体格检查：内科常规检查，重点检查呼吸系统和心血管系统；

3）实验室和其他检查

①检查对象：接触该粉尘工龄 5 年以上的作业人员，游离二氧化硅粉尘、煤尘、其他致尘肺病的无机粉尘必检项目：后前位 X 射线高千伏胸片或数字化摄影胸片（DR 胸片）。

②石棉粉尘（检查对象：石棉作业人员）必检项目：后前位 X 射线高千伏胸片或数字化摄影胸片（DR 胸片）、心电图、肺功能。

复检项目：后前位胸片异常者可选择侧位 X 射线高千伏胸片、胸部 CT。

③毛沸石粉尘（检查对象：毛沸石作业人员）必检项目：后前位 X 射线胸片。复检项目：后前位胸片异常者可选择侧位 X 射线胸片、胸部 CT。

（3）检查时间：接触矽尘工龄在 10 年（含 10 年）以下者随访 10 年，接触矽尘工龄超过 10 年者随访 21 年，随访周期原则为每 3 年 1 次。若接触矽尘工龄在 5 年（含 5 年）以下者，且接尘浓度达到国家卫生标准可以不随访。

二、铅作业人员职业健康检查

(一)常见的职业性铅接触行业

铅矿的开采与冶炼、蓄电池制造、电缆包铅、机械工业铅浴热处理、自来水管道制造、电工仪表元件焊接、火车和汽车的轴承制造、军火工业的子弹制造和放射防护材料等。以上作业中铅以蒸气和烟尘形式逸散。

(二)目标疾病

1. 职业病 职业性慢性铅中毒。

2. 职业禁忌证

(1)中度以上贫血:贫血的诊断标准:男性 Hb<120g/L,RBC<4.0×10^{12}/L,Hct<0.37。女性 Hb<110g/L,RBC<3.5×10^{12}/L,Hct<0.35。贫血程度:极重度,Hb<30g/L;重度,Hb 30~60g/L;中度,Hb 60~90g/L;轻度,Hb 90~120g/L。

(2)卟啉病:卟啉病原称紫质病,大多是因遗传缺陷造成血红素合成途径中有关的酶缺乏导致卟啉代谢紊乱的疾病。临床表现主要有光感性皮肤损害、腹痛及神经精神症状。最可靠的诊断依据是用层析法检测尿中 ALA 及 PBG 的含量。

(3)多发性周围神经病:主要表现为四肢远端对称性感觉障碍、肢体远端对称性感觉障碍、下肢运动神经元瘫痪和自主神经障碍的临床综合征。神经肌电图检查有助于本病的鉴别。

(三)职业性慢性铅中毒诊断标准的应用

职业性慢性铅中毒是由于接触铅烟或铅尘所致的以神经、消化、血液系统功能障碍为主的全身性疾病。

1. 范围 规定了职业性慢性铅中毒的诊断标准及处理原则,适用于职业性慢性铅中毒的诊断及处理,非职业性慢性铅中毒的诊断和处理亦可参照使用。

2. 诊断原则 根据确切的职业史及以神经、消化、血液系统为主的临床表现与有关实验室检查,参考作业环境调查,进行综合分析,排除其他原因引起的类似疾病,方可诊断。

3. 诊断及分级标准

(1)轻度中毒

1)血铅≥2.9μmol/L(600μg/L)或尿铅≥0.58μmol/L(0.12mg/L、120μg/L);且具有下列一项表现者,可诊断为轻度中毒:①尿 δ-氨基-γ-酮戊酸≥61.0μmol/L(8000μg/L);②血锌原卟啉(ZPP)≥2.91μmol/L(13.0μg/gHb);③有腹部隐痛、腹胀、便秘等症状。

2)络合剂驱排后尿铅≥3.86μmol/L(800μg/L)或4.82μmol/24h(1000μg/24h)者,可诊断为轻度铅中毒。

(2)中度中毒:在轻度中毒的基础上,具有下列一项表现者。

1)腹绞痛;

2)贫血;

3)轻度中毒性周围神经病。

（3）重度中毒：具有下列一项表现者。

1）铅麻痹；

2）中毒性脑病。

（四）操作要点

1. 临床检查

（1）症状询问：重点询问有无阵发心悸、胸闷、胸痛、阵发眩晕、晕厥、明显消瘦、便秘、黑便、烦躁易怒、尿频、尿急、尿痛、低热等。可采取开放式提问和诱导式提问方式。

（2）体格检查

1）铅线：铅中毒患者门牙、尖牙及第一臼齿的齿龈边缘上可见灰蓝色微小颗粒，很整齐地排列成宽约 1mm 的带形，有时也在颊黏膜上形成不规则的斑块状，为硫化铅微粒形成。如患者注意口腔卫生，铅线可不明显。

2）消化系统查体：接铅工人早期症状为大便性状的改变，可出现便秘、腹部隐痛、甚至腹绞痛。

3）神经系统常规检查：铅中毒患者检查最常用到的是外周神经检查，包括神经感觉功能和运动功能检查。

2. 实验室和其他检查

（1）上岗前的职业健康检查

1）必检项目：血常规、尿常规、肝功能、空腹血糖、心电图、胸部 X 射线摄片、血铅或尿铅；

2）复检项目：空腹血糖异常或有周围神经损害表现者可选择糖化血红蛋白、神经-肌电图检查。

（2）在岗期间、离岗时职业健康检查

1）必检项目：血常规、尿常规、心电图、血铅和/或尿铅、空腹血糖；

2）复检项目：血铅≥600μg/L 或尿铅≥120μg/L 者可选择尿 δ-氨基-γ-酮戊酸（δ-ALA）、血锌原卟啉（ZPP），空腹血糖异常或有周围神经损害表现者可选择糖化血红蛋白、神经-肌电图检查。

（3）健康检查周期

1）血铅 400～600μg/L，或尿铅 70～120μg/L，每 3 个月复查血铅或尿铅 1 次；

2）血铅＜400μg/L，或尿铅＜70μg/L，每年体检 1 次。

三、苯作业人员职业健康检查

苯是一种良好的有机溶剂，被广泛用于燃料、溶剂、香料、有机合成原料。苯无色透明、有芳香味、易挥发，常温下即可挥发，形成苯蒸气，温度愈高挥发愈大。苯在生产环境中主要以蒸气形式由呼吸道进入人体，经皮肤吸收的量很少。接触苯可引起造血系统损害。对苯作业者进行临床观察发现，慢性低剂量苯接触可导致外周血细胞减少，甚至可影响到造血干细胞的正常造血功能。苯中毒对人体危害是很严重的且治疗效果不佳，最重要的是要做好预防和监测工作。因此，对苯作业人员，应重点加强职业健康监护，寻求简便迅速易行的早期苯中毒检测指标,早期发现可能的不良效应、筛检易感人群。

(一)目标疾病

1. 职业病

(1)职业性慢性苯中毒;

(2)职业性苯所致白血病;

(3)职业性急性苯中毒。

2. 职业禁忌证

(1)血常规检出有如下异常者:白细胞计数低于 $3.5 \times 10^9/L$ 或中性粒细胞低于 $1.8 \times 10^9/L$;血小板计数低于 $125 \times 10^9/L$。

(2)造血系统疾病。

(二)诊断标准的应用

1. 范围 规定了职业性苯中毒的诊断、诊断书写格式及处理原则。适用于职业活动中由于接触苯引起中毒的诊断及处理。接触含苯的工业用甲苯、二甲苯等化学物所引起的苯中毒可采用该标准。

2. 诊断原则

(1)急性苯中毒:根据短期内吸入大量苯蒸气职业史,以意识障碍为主的临床表现,结合现场职业卫生学调查,参考实验室检测指标,进行综合分析,并排除其他疾病引起的中枢神经系统损害,方可诊断。

(2)慢性苯中毒:根据较长时期密切接触苯的职业史,以血液系统损害为主的临床表现,结合现场职业卫生学调查,参考实验室检测指标,进行综合分析,并排除其他原因引起的血象、骨髓象改变,方可诊断。

3. 诊断分级

(1)急性苯中毒

1)轻度中毒:短期内吸入大量苯蒸气后出现头晕、头痛、恶心、呕吐、黏膜刺激症状,伴有轻度意识障碍(见 GBZ 76—2002)。

2)重度中毒:吸入大量苯蒸气后出现下列临床表现之一者:①中、重度意识障碍(见 GBZ 76—2002);②呼吸循环衰竭;③猝死(见 GBZ 78—2010)。

(2)慢性苯中毒

1)轻度中毒:有较长时间密切接触苯的职业史,可伴有头晕、头痛、乏力、失眠、记忆力减退、易感染等症状。在 3 个月内每 2 周复查一次血常规,具备下列条件之一者:①白细胞计数大多低于 $4 \times 10^9/L$ 或中性粒细胞低于 $2 \times 10^9/L$;②血小板计数大多低于 $80 \times 10^9/L$。

2)中度中毒:多有慢性轻度中毒症状,并有易感染和(或)出血倾向。具备下列条件之一者:①白细胞计数低于 $4 \times 10^9/L$ 或中性粒细胞低于 $2 \times 10^9/L$,伴血小板计数低于 $80 \times 10^9/L$;②白细胞计数低于 $3 \times 10^9/L$ 或中性粒细胞低于 $1.5 \times 10^9/L$;③血小板计数低于 $60 \times 10^9/L$。

3)重度中毒:在慢性中度中毒的基础上,具备下列表现之一者:①全血细胞减少症;②再生障碍性贫血;③骨髓增生异常综合征;④白血病。

（三）操作要点

苯作业人员职业健康监护分为：上岗前、在岗期间、离岗时检查和应急健康检查。

1. 上岗前健康检查

（1）症状询问：重点询问神经系统和血液系统病史及症状，如头痛、头晕、乏力、失眠、多梦、记忆力减退、皮肤黏膜出血、月经异常等；

（2）体格检查：内科常规检查；

（3）实验室和其他检查：必检项目：血常规、尿常规、肝功能、心电图、肝脾 B 超、胸部 X 射线摄片。

2. 在岗期间健康检查

（1）检查内容

1）症状询问：重点询问神经系统和血液系统症状，如头痛、头晕、乏力、失眠、多梦、记忆力减退、皮肤黏膜出血、月经异常等；

2）体格检查：内科常规检查；

3）实验室和其他检查：①必检项目：血常规、尿常规、肝功能、心电图、肝脾 B 超；②复检项目：血常规异常者可选择下列检查：血细胞形态及分类、骨髓穿刺细胞学检查。

（2）复查：受检人员血常规异常者应每周复查 1 次，连续 2 次。

（3）健康检查周期：1 年。

3. 离岗时职业健康检查

（1）检查内容

1）症状询问：重点询问神经系统和血液系统症状，如头痛、头晕、乏力、失眠、多梦、记忆力减退、皮肤黏膜出血、月经异常等；

2）体格检查：内科常规检查；

3）实验室和其他检查：①必检项目：血常规、尿常规、肝功能、心电图、肝脾 B 超；②复检项目：血常规异常者可选择下列检查：血细胞形态及分类、骨髓穿刺细胞学检查。

（2）复查：受检人员血常规异常者应每周复查 1 次，连续 2 次。

4. 应急健康检查

（1）症状询问：重点询问短期内大量苯的职业接触史及头晕、头痛、恶心、呕吐、烦躁、步态蹒跚等症状。

（2）体格检查：①内科常规检查；②神经系统常规检查：注意有无病理反射；③眼底检查。

（3）实验室和其他检查：①必检项目：血常规、尿常规、肝功能、心电图、肝脾 B 超；②选检项目：脑电图、头颅 CT 或 MRI。

四、噪声作业人员职业健康检查

职业性噪声聋是由于劳动者于工作场所中长期接触噪声而发生的一种以耳蜗病变为主的渐进的隐形听觉损害，主要症状为进行性听力减退、耳鸣及头晕头痛等症状。随着工业生产的高速发展，噪声污染日趋严重。噪声是目前主要的职业病危害因素之一。除了做好控制噪声源、加强个人防护，还要定期进行职业健康检查。

（一）目标疾病

1. 职业病

（1）职业性噪声聋；

（2）职业性爆震聋。

2. 职业禁忌证

（1）上岗前

1）500Hz、1000Hz 和 2000Hz 中任一频率纯音气导听阈＞25dB *HL* 的永久性感音神经性听力损失；

2）高频段 3000Hz、4000Hz、6000Hz 双耳平均纯音气导听阈≥40dB *HL*，且较好耳语频（500Hz、1000Hz 和 2000Hz）和高频（4000Hz）听阈加权值≥26dB *HL*；

3）任一耳传导性听力损失，语频平均听阈≥41dB *HL*。

（2）在岗期间

1）除噪声外各种原因引起的 500Hz、1000Hz 和 2000Hz 中任一频率纯音气导听阈＞25dB *HL* 的永久性感音神经性听力损失；

2）任一耳传导性听力损失，语频平均听阈≥41dB *HL*；

3）噪声敏感者（上岗前职业健康体检纯音听阈测试各频率听阈均≤25dB *HL*，噪声作业 1 年之内，高频段 3000Hz、4000Hz、6000Hz 中任一耳、任一频率听阈≥65dB *HL*）。

（二）职业性噪声聋诊断标准的应用

1. 范围　规定了职业性噪声聋诊断标准及处理原则。适用于长期接触职业噪声所致劳动者听力下降的诊断及处理。不适用于生产过程中因压力容器、反应釜等爆炸导致的爆震聋的诊断及处理。

2. 诊断原则　根据连续 3 年以上职业性噪声作业史，出现渐进性听力下降、耳鸣等症状，纯音测听为感音神经性聋，结合职业健康监护资料和现场卫生学调查，进行综合分析，排除其他原因所致听觉损害，方可诊断。

3. 诊断分级　符合双耳高频（3000Hz、4000Hz、6000Hz）平均听阈≥40dB *HL*，根据较好耳语频（500Hz、1000HZ、2000HZ）和高频 4000Hz 听阈加权值进行诊断和诊断分级。

（1）轻度噪声聋：26～40dB；

（2）中度噪声聋：41～55dB；

（3）重度噪声聋：≥56dB。

（三）操作要点

噪声作业人员职业健康监护分为：上岗前、在岗期间、应急健康检查和离岗时检查。

1. 上岗前健康检查

（1）检查内容

1）症状询问：①有无中、外耳疾患史，如流脓、流水、耳鸣、耳聋、耳源性眩晕等症状；②可能影响听力的外伤史、爆震史；③药物史，如链霉素、庆大霉素、卡那霉素、新霉素、妥布霉素、万古霉素、多黏菌素、氮芥、卡伯、顺铂、利尿酸、水杨酸类、含砷剂、抗疟剂等；④中毒史，如一氧化碳等中毒；⑤感染史：如流行性脑炎、腮腺炎、耳带状疱疹、伤寒、猩红热、麻疹、风疹、梅毒等疾病史；⑥遗传史，如家庭直系亲属中有无耳聋等病史；⑦有无噪声接触史及个人防护情况。

2）体格检查：①内科常规检查；②耳科常规检查。

3）实验室和其他检查：①必检项目，血常规、尿常规、肝功能、心电图、纯音听阈测试、胸部 X 射线摄片；②复检项目，纯音听阈测试异常者可选择声阻抗声反射阈测试、耳声发射、听觉脑干诱发电位。

2. 在岗期间健康检查

（1）检查内容

1）症状询问：同上岗前健康检查。

2）体格检查：同上岗前健康检查。

3）实验室和其他检查：①必检项目，纯音听阈测试、心电图；②复检项目，纯音听阈测试异常者可选择：声阻抗声反射阈测试、耳声发射、听觉脑干诱发电位、多频稳态听觉电位。

注：听力测试应在受试者脱离噪声环境至少 14h 后进行；语频平均听阈＞40dB HL 者，且听力损失曲线为水平样或近似直线者应复查，复查应在受试者脱离噪声环境至少 48h 后进行。

（2）健康检查周期

1）作业场所噪声暴露等效声级≥85dB $L_{Aeq.8h}$，1 年 1 次；

2）作业场所噪声暴露等效声级≥80dB $L_{Aeq.8h}$，＜85dB $L_{Aeq.8h}$，2 年 1 次。

3. 应急健康检查

（1）检查对象：因意外或事故工作场所易燃易爆化学品、压力容器等发生爆炸时所产生的冲击波及强脉冲噪声可能致中耳、内耳或中耳及内耳混合性损伤，导致急性听力损失或丧失的现场职业接触人群（包括参加事故抢救的人员）。

（2）目标疾病：职业性爆震聋

（3）检查内容

1）症状询问：重点询问爆震接触情况及听力障碍、耳鸣、耳痛等；

2）体格检查：①耳科常规检查，重点检查外耳有无外伤、鼓膜有无破裂及出血等；②合并眼、面部复合性损伤时，应有针对性地进行相关医科常规检查。

3）实验室和其他检查：①必检项目，纯音听阈测试；②选检项目，声阻抗声反射阈测试、耳声发射、听觉脑干诱发电位、40Hz 电反应测听、多频稳态听觉电位、颞部 CT。

4）必要时进行工作场所现场调查；

5）医学观察：①无鼓膜破裂或听骨脱位、听骨链断裂者应在接触爆震后动态观察听力 1～3 个月；②鼓膜修补、鼓室成形以及听骨链重建术者动态观察听力可延长至术后 6 个月；③并发急性中耳炎患者听力观察至临床治愈；④合并继发性中耳胆脂瘤的患者听力观察至手术治疗后。

4. 离岗时健康检查

（1）症状询问：同上岗前健康检查。

（2）体格检查：同上岗前健康检查。

（3）实验室和其他检查：①必检项目，纯音听阈测试、心电图；②复检项目，纯音听阈测试异常者可选择声阻抗声反射阈测试、耳声发射、听觉脑干诱发电位、多频稳态听觉电位。

注：听力测试应在受试者脱离噪声环境至少 14h 后进行；语频平均听阈＞40dB *HL* 者，且听力损失曲线为水平样或近似直线者应复查，复查应在受试者脱离噪声环境至少 48h 后进行。

五、放射工作人员职业健康检查

随着经济的发展和科技的进步，电离辐射技术在工业、农业、医学、核能、国防及科学研究等领域得到广泛的应用。电离辐射在为人类带来巨大利益的同时，也对人类的健康造成不同程度的损害。职业性放射性疾病是指放射工作人员在职业活动中接受超剂量限制电离辐射照射而引起的疾病。加强对放射工作人员的职业健康检查，保证其身体和心理健康以及体质能力足以胜任正常和异常情况下的工作，不至于引发导致危害工作和公众安全与健康的误操作。

（一）目标疾病

1. 职业禁忌证

（1）严重的视觉和（或）听力障碍，例如：伴有明显视力障碍的眼晶体混浊或高度近视、色盲、立体感消失、耳聋等。

（2）严重和反复发作的疾病，使之丧失部分工作能力，例如：严重造血器官疾病、失代偿功能的慢性肺部疾病、未能控制的血糖水平、未能控制的癫痫和暴露部位的严重皮肤疾病等。

2. 疑似职业病 职业性放射性疾病，包括：

（1）外照射急性放射病；

（2）外照射亚急性放射病；

（3）外照射慢性放射病；

（4）内照射放射病；

（5）放射性皮肤疾病；

（6）放射性肿瘤（含矿工高氡暴露所致肺癌）；

（7）放射性骨损伤；

（8）放射性甲状腺疾病；

（9）放射性性腺疾病；

（10）放射复合伤；

（11）根据《职业性放射性疾病诊断标准（总则）》（GBZ 112—2017）可以诊断的其他放射性损伤。

（二）职业性放射性疾病诊断标准的应用

根据《职业性放射性疾病诊断（总则）》，职业性放射性疾病的诊断原则包括：

1. 疾病认定原则。

2. 危害因素判定原则 应有职业照射的受照史；其累积受照剂量（含剂量率）达到各放射性疾病诊断标准中的计量要求，特别是属于确定性的放射疾病；职业性放射性疾病的诊断应依据其相应的诊断标准；在没有相应的诊断标准时参考本标准。

3. 因果关系判定原则 时序性原则、生物学合理原则、生物学梯度原则。

（三）操作要点

参照《放射工作人员职业健康检查项目》，见表6-1。

表 6-1 放射工作人员职业健康检查项目

上岗前检查项目	在岗期间检查项目	离岗时检查项目	应急或事故照射检查项目
必检项目： 医学史、职业史调查；内科、外科、皮肤科常规检查；眼科检查（色觉、视力、晶体裂隙灯检查、玻璃体、眼底）；血常规和白细胞分类；尿常规；血糖；肝功能；肾功能；甲状腺功能；外周血淋巴细胞染色体畸变分析；外周血淋巴细胞微核试验；胸部X射线（在留取细胞遗传学检查所需血样后）；心电图；腹部B超	必检项目： 医学史、职业史调查；内科、外科、皮肤科常规检查；眼科检查（色觉、视力、晶体裂隙灯检查、玻璃体、眼底）；血常规和白细胞分类；尿常规；血糖；肝功能；肾功能；外周血淋巴细胞染色体畸变分析或外周血淋巴细胞微核试验；心电图；腹部B超	必检项目： 医学史、职业史调查；内科、外科、皮肤科常规检查；眼科检查（色觉、视力、晶体裂隙灯检查、玻璃体、眼底）；血常规和白细胞分类；尿常规；血糖；肝功能；肾功能；甲状腺功能；外周血淋巴细胞染色体畸变分析；外周血淋巴细胞微核试验；胸部X射线（在留取细胞遗传学检查所需血样后）；心电图；腹部B超	根据受照和损伤的具体情况，参照相关标准，有针对性地选择必要的检查项目、估算受照射量，适时适当地医学处理
补充检查项目[a]： 耳鼻喉科、视野（核电厂放射工作人员）；心理测试（核电厂操纵员和高级操纵员等对心理素质有较高要求的岗位人员）；肺功能（放射性矿山工作人员，接受内照射、需要穿戴呼吸防护装置的人员）；其他必要的检查	补充检查项目[b]： 胸部X射线（在留取细胞遗传学检查所需血样后）；甲状腺功能；血清睾丸酮；痰细胞学检查（放射性矿山工作人员）；肺功能（接受内照射、需要穿戴呼吸防护装置的人员）；其他必要的检查	补充检查项目： 其他必要的检查	

a：根据职业受照的性质、类型、剂量等和受检者的健康损害状况选检。

b：在岗期间的胸部X射线摄影检查，对铀矿井下工作人员每半年至1年检查1次；对其他工种，主检医师可根据具体情况确定，但间隔时间不宜过长（不长于2~3年）。对于放射工龄长、年龄大的工作人员，应每年进行胸部X射线摄影检查1次，并进行早期发现癌症的必要检查。

六、职业健康检查实例

A公司委托××市职业病防治医院进行××××年度职业健康检查。A公司提出职业健康检查委托意向，并提交用人单位基本情况、工作场所职业病危害因素种类、浓度或强度等相关资料，该职业病防治院根据A公司提供的资料、结合国家的相关法律法规制订职业健康检查方案，双方确认后实施职业健康检查。根据方案，该公司需要提供职业健康检查的人员信息及检查项目，见表6-2。

表6-2 A公司××××年度职业健康检查人员名单及检查项目

序号	姓名	性别	年龄	工种	接害因素	体检大类	体检项目
1	张A	男	47	研磨	粉尘	在岗期间	脉率、血压、内科检查、常规心电图、肺功能、高千伏胸片、肝功八项、血常规、尿常规
2	王B	男	42	气枪	噪声	在岗期间	脉率、血压、内科检查、耳科常规检查、电耳镜检、纯音测听、常规心电图、胸部正位片、肝功八项、血常规、尿常规
3	朱C	男	45		粉尘、噪声	在岗期间	脉率、血压、内科检查、耳科常规检查、电耳镜检纯音测听、常规心电图、肺功能、高千伏胸片、肝功八项、血常规、尿常规
4	赖D	女	45	焊锡	铅及其无机化合物	在岗期间	脉率、血压、内科检查、神经内科检查、常规心电图、血铅、血锌原卟啉、胸部正位片、肝功八项、血常规、尿常规
5	王E	男	37	喷漆	苯	在岗期间	脉率、血压、内科检查、常规心电图、肝胆脾胰B超、胸部正位片、肝功八项、血常规、尿常规
6	张F	男	51		苯、噪声	在岗期间	脉率、血压、内科检查、耳科常规检查、电耳镜检、常规心电图、肝胆脾胰B超、纯音测听、胸部正位片、肝功八项、血常规、尿常规
7	徐G	男	47		放射线	在岗期间	脉率、血压、内科检查、眼科常规、常规心电图、肝胆脾胰B超、胸部正位片、淋巴细胞微核率、淋巴细胞染色体畸变率、血糖、肝功八项、血常规、尿常规、肾功二项
8	谢H	男	48		放射线	在岗期间	脉率、血压、内科检查、眼科常规、常规心电图、肝胆脾胰B超、胸部正位片、淋巴细胞微核率、淋巴细胞染色体畸变率、血糖、肝功八项、血常规、尿常规、肾功二项

　　该职业病防治院对检果结果进行汇总和分析，编制职业健康检查结果报告。若在体检中发现职业禁忌证或疑似职业病，则按国家相关规定上报给行政执法部门和职业病诊断部门。详见表6-3。

表6-3 A公司××××年度职业健康检查目标疾病检查人员一览表

姓名	性别	年龄	危害因素	体检大类	检查结果	检查结论	处理意见	目标疾病
张A	男	47	粉尘	在岗期间	简易肺功能：肺通气功能轻度减退；小气道功能中度异常。胸部正位片：肺下叶支气管扩张、右肺上叶前段小结节	本次检查发现粉尘作业职业禁忌证【伴肺功能损害的疾病（左肺下叶支气管扩张、右肺上叶前段小结节、肺通气功能轻度减退、小气道功能中度异常）】	【伴肺功能损害的疾病（左肺下叶支气管扩张、右肺上叶前段小结节、肺通气功能轻度减退、小气道功能中度异常）】（1）目前不宜从事接触粉尘作业岗位，建议及时调离原粉尘作业岗位；（2）建议结合临床专科随诊，并专科定期复查	粉尘作业职业禁忌证

续表

姓名	性别	年龄	危害因素	体检大类	检查结果	检查结论	处理意见	目标疾病
王 B	男	42	噪声	在岗期间	纯音测听（复查三次）：双耳语频、高频听阈提高；较好耳（左）听阈加权值 29dB HL；双耳高频平均听阈 45dB HL	综合分析三次纯音听阈测试检查结果，需受检者到职业病诊断机构进一步检查	【双耳语频、高频听阈提高；较好耳（左）听阈加权值 29dB HL；双耳高频平均听阈 45dB HL】（1）不宜继续从事噪声作业岗位，请及时脱离原噪声作业岗位；（2）请结合职业接触史（噪声）及其他相关资料，及时到职业病诊断机构进一步检查及诊断	疑似噪声聋
朱 C	男	45	粉尘、噪声	在岗期间	胸部CT：两肺小阴影与之前胸部正位片相似，请结合临床。右肺中叶钙化灶	本次检查发现【两肺小阴影与之前胸部正位片相似）】，需受检者到专科进一步检查诊断	【两肺小阴影（与之前胸部正位片相似）】（1）不应继续从事粉尘作业岗位，请及时脱离原粉尘作业岗位；（2）请结合职业接触史（粉尘）及其他相关资料，及时到职业病诊断机构进一步检查及诊断	疑似尘肺
赖 D	女	45	铅及其无机化合物	在岗期间	血常规（五分类）血红蛋白浓度（Hb）：90g/L，偏低；血小板计数（PLT）：434×10^9/L，偏高	【中度贫血（血红蛋白浓度偏低）】	【中度贫血（血红蛋白浓度偏低）】（1）结合血铅指标正常结果，目前不宜从事接触铅及其无机化合物作业的工作，建议及时铅及其无机化合物调离作业岗位；（2）建议到临床内科就诊	铅及其无机化合物作业职业禁忌证
王 E	男	37	苯	在岗期间	血白细胞计数（WBC）：3.84×10^9/L，偏低	本次检查发现苯作业职业禁忌证【血白细胞计数（WBC）大多偏低于苯工作人员职业健康标准】	【血白细胞计数（WBC）大多偏低于苯工作人员职业健康标准】不宜继续从事苯作业岗位，及时脱离原苯作业岗位	苯作业职业禁忌证
张 F	男	51	苯、噪声	在岗期间	三次血常规结果：首次：血白细胞计数（WBC）：3.69×10^9/L，偏低；血中性粒细胞绝对值（GRAN#）：1.98×10^9/L，偏低；复查一：血白细胞计数（WBC）：3.67×10^9/L，偏低；	根据本次检查结果，需受检者到职业病诊断机构进一步检查及诊断	【血白细胞计数（WBC）偏低、血中性粒细胞绝对值偏低）】（1）不宜继续从事苯作业岗位，请及时脱离原苯作业岗位；（2）请结合职业接触史（苯）及其他相关资料，及时到职业病诊断机构进一步检查及诊断	苯作业疑似职业病

续表

姓名	性别	年龄	危害因素	体检大类	检查结果	检查结论	处理意见	目标疾病
					血中性粒细胞绝对值（GRAN#）：1.80×10⁹/L，偏低；复查二：血白细胞计数（WBC）：3.46×10⁹/L，偏低；血中性粒细胞绝对值（GRAN#）：1.41×10⁹/L，偏低			
徐G	男	47	放射线	在岗期间	血常规（五分类）血白细胞计数（WBC）：3.88×10⁹/L，偏低；淋巴细胞绝对值（LYMPH#）：0.92×10⁹/L，偏低	本次检查发现放射线作业职业禁忌证【血白细胞计数（WBC）低于放射工作人员健康标准】	【血白细胞计数（WBC）低于放射工作人员健康标准】（1）结合个人放射线剂量检测结果（0.02mSv＜探测水平0.03）和淋巴细胞微核率检查正常结果，目前不宜从事接触放射线作业岗位，建议及时调离作业岗位；（2）建议临床动态观察随诊	放射线作业职业禁忌证
谢H	男	48	放射线	在岗期间	辨色力：绿色盲	本次检查发现与绿色觉相关的放射线作业职业禁忌证【绿色盲】	【绿色盲】（1）不宜从事与绿色觉有关的放射线作业工作（在一定限制条件下可从事放射工作）；（2）属先天异常，无特殊处理	放射线作业职业禁忌证

第三节 职业健康检查报告格式与内容

职业健康检查机构应根据相关规定与用人单位签订职业健康检查委托协议书，按时向用人单位提交职业健康检查报告。职业健康检查结果报告包括个体结论报告、总结报告和职业健康监护评价报告三种类型。职业健康检查结果的报告和评价应遵循法律严肃性、科学严谨性和客观公正性。

一、职业健康检查个体结论报告

（一）定义

每个受检对象的职业健康检查个体结论报告应由主检医师审阅后填写体检结论并签名。个体报告应在规定的时间内以书面形式送交用人单位，用人单位应当将劳动者个人职业健康检查结果及职业健康检查机构的建议等情况以书面形式告知劳动者。根据职业健康检查结果，对劳动者个体健康检查结论可分为以下4种：

1. 目前未见异常 职业健康检查各项检查指标均在正常范围内。

2. 疑似职业病 健康检查发现劳动者可能患有职业病,应提交职业病诊断机构进一步明确诊断。

3. 职业禁忌证 健康检查发现有职业禁忌的患者,需写明具体疾病名称。

4. 其他疾病或异常 除目标疾病之外的其他疾病或某些检查指标的异常。

(二)个体结论报告的基本内容

个体结论报告,基本内容主要包括以下几个方面:

1. 劳动者个人基本信息 包括体检编号、姓名、性别、年龄、工号、居民身份证号码、所在单位及部门、体检日期、接触的(或拟接触的)职业病危害因素、检查种类、总工龄、接害工龄、个人联系电话、家庭住址、邮政编码、单位联系电话等。

2. 职业史 包括接触职业病危害因素起止日期、工作单位及部门、工种、有害因素、防护措施等,该部分内容由受检者本人填写并签名及注明填写日期,用人单位确认盖章。

3. 既往病史 包括病名、诊断日期、诊断单位、是否痊愈等。

4. 月经史及生育史。

5. 烟酒及其他嗜好史。

6. 家族史。

7. 其他相关内容。

8. 症状 尤其与职业接触有害因素相关的症状必须填写。

9. 体征 包括一般状况、脉搏、血压及相关专科检查所见,检查医师需签名并填写检查日期。

10. 实验室检查和其他项目检查结果及小结,检查人员需签名并填写出具报告的日期。

11. 体检结果汇总。

12. 由主检医师做出的检查结论及处理建议。

13. 主检医师签名并加盖职业健康检查机构专用公章。

二、职业健康检查总结报告

(一)定义

职业健康检查总结报告是职业健康检查机构给委托单位(用人单位)的书面报告,是对本次职业健康检查的全面总结和一般分析,内容应包括:受检单位、职业健康检查种类、委托健康检查人数、实际检查人数、检查时间和地点,健康检查工作的实施情况,发现的疑似职业病、职业禁忌证和其他疾病的人数和汇总名单、处理建议等。个体职业健康检查结果可以一览表的形式列出。

(二)基本内容

1. 封面内容 体检总结报告的封面内容应包括职业健康检查机构名称、报告编号、受检单位名称、检查种类、检查人数、检查日期、报告日期、检查机构专用章等,也可附带其他相关信息,如检查机构详细地址、资质证书编号、联系电话、传真号、邮编等。

2. 正文内容 职业健康检查总结报告的基本编写内容主要包括以下几个方面：

（1）委托检查单位的基本情况：主要包括委托检查单位的名称、地址、邮政编码、经济类型、联系人、联系电话、委托检查职业病危害因素及接触人数的分布、职业病危害因素检测、现场防护情况等内容。

（2）职业健康检查实施基本情况：主要包括检查时间、地点、项目负责人、主检医师、委托检查人数、实际受检人数、受检率以及职业健康检查项目、涉及目标疾病等内容。

（3）职业健康检查结果统计情况：需按照委托检查的危害因素及检查种类分别统计委托检查人数、实际检查人数以及疑似职业病、职业禁忌证、与目标疾病有关的复查、部分必检项目缺检、特征性改变、其他疾病或异常的人数及检出率等。这部分内容一般以统计表的形式显示，见表6-4。

表6-4 职业健康检查结果统计表

职业病危害因素	检查种类	委托检查人数	实际检查人数	发现疑似职业病		发现职业禁忌证		与目标疾病有关复查		部分必检项目缺检		特征性改变		其他疾病或异常	
				人数	%	人数	%	人数	%	人数	%	人数	%	人数	%

（4）职业健康检查结果总结：职业健康检查结果总结是报告的核心部分，应严格依照现行《职业健康监护技术规范》有关内容、相关职业病诊断标准以及其他相关规范与标准的有关内容，针对检出的目标疾病、复查、补检结果以及其他相关内容，做出相应的结论和处理建议。这部分内容需逐一编写，要求文字简洁、层次分明、表述清晰、结论准确、建议可行，主要编写的内容包括：

1）职业健康检查主要依据的规范和标准，检查机构及用人单位名称、体检时间等；

2）职业健康检查总体受检情况，包括委托检查人数、实际检查人数、受检率等；

3）疑似职业病情况、相关异常结果、结论及处理建议；

4）职业禁忌证情况、相关异常结果、结论及处理建议（包括岗位适任性建议、临床医学建议和其他健康指导性建议）；

5）需复查情况、相关异常结果及复查处理建议（需写明复查时间、地点、具体复查项目、复查注意事项等）；

6）需补检情况及补检处理建议（需写明补检时间、地点及补检项目等）；

7）除上述检出人员外，其余未发现目标疾患者员的检查结论、岗位适任性建议及防护建议；

8）针对出现特征性改变人员（如噪声作业员工出现单纯高频听力异常）提出有效的职业病防护建议；

9）针对某些异常率高的指标的简单分析及防护措施建议；

10）对出现其他疾病或异常的人员提出相应的医学建议或健康指导性建议；

11）根据体检的总体情况，对用人单位提出相关的要求和建议，主要包括：需及时将检查结果告知员工本人，妥善安排职业禁忌证及疑似职业病患者，按规定及时安排复查和补检等职业健康检查后续工作等要求；以及加强职业病防护设施、个人职业病防护用品等建议。

（5）编制本次所有受检对象职业健康检查汇总表。

（6）报告编制人、技术审核人、科室负责人签名以及相应签字日期、职业健康检查机构专用公章、签发日期等。

（7）附件

1）《职业健康检查表》《职业健康检查总结报告（或职业健康监护评价报告）》送达函；

2）个体职业健康检查复查（补检）通知书；

3）单位职业健康检查复查（补检）通知书；

4）个体职业禁忌证告知卡；

5）有毒有害工人职业健康监护报告卡等。

三、职业健康监护评价报告

职业健康监护评价报告是根据收集到的历年职业健康检查结果、工作场所监测资料及职业健康监护过程中收集到的相关资料，通过分析劳动者健康损害和职业病危害因素的关系，以及导致职业危害的原因，预测健康损害的发展趋势，对用人单位劳动者的职业健康状况做出总体评价，并提出综合改进建议。职业健康检查机构可根据受检单位职业健康监护资料的实际情况及用人单位的委托要求，共同协商决定是否出具职业健康监护评价报告。

（冯文艇　黄红英　杜建伟　李智民　刘玉梅　燕　贞）

第七章 职业病诊断与鉴定

第一节 概 述

一、职业病诊断管理制度的发展

早在 1956 年，为及时了解和掌握厂矿企业职业中毒和职业病的发病情况，卫生部与劳动部联合发文，以行政规定形式制定了《职业中毒和职业病报告试行办法》。该办法明确了厂矿医疗机构或其指定医疗机构、卫生防疫站的调查、统计、报告时限，报告责任与程序，建立了基本的职业病信息报告制度。但该办法并未涉及法定职业病诊断相关问题，仅作为一类特种医学疾病预防控制而进行的疾病报告。

1957 年，卫生部首次颁布了《职业病范围和职业病患者处理办法的规定》，该规定明确了职业病的范围，即劳动者在生产劳动及其他职业性活动中，因接触职业性有害因素所引起的疾病；确定了 14 种法定职业病以及职业病的确定方式。但该规定中并未制定相应统一的职业病诊断标准，也未要求设立专门的职业病诊断机构。

1963 年，卫生部、劳动部、中华全国总工会联合公布的《矽尘作业工人医疗预防措施实施办法》中规定："为了统一矽肺的诊断工作，省（自治区）、市卫生主管部门和大型企业应组织有关专业人员分别成立省（自治区）、市和企业的矽肺诊断指导小组，负责解决本地区、本企业诊断矽肺的疑难问题。地方卫生主管部门和大型企业应指定有条件的医疗卫生机构负责矽肺的诊断（其他医疗卫生机构在门诊遇到矽肺患者时，应介绍到指定的医疗卫生机构），当确诊有困难时，可送请矽肺诊断指导小组进行最后确诊"，"矽肺患者的劳动能力鉴定和安置应由企业的医疗卫生机构提出意见，经企业有关部门组成的劳动能力鉴定委员会研究决定。如企业单位未成立劳动能力鉴定委员会，则应组织有关部门共同研究决定。矽肺患者经过诊断分期后，再进行劳动能力鉴定"。这些规定与当时国有计划经济体制相适应，反映三个重要特点：首先，矽肺的诊断与劳动能力鉴定的主体单位是企业；第二，矽肺的诊断、鉴定引入了指定医疗卫生机构机制，而指定权归地方主管部门及大型企业；第三，成立独立的诊断专业技术指导小组，技术指导小组对疑难问题享有最后的确定权。但需要注意的是，这种最后确定的申请权并不在于劳动者，而是指定的医疗卫生机构。该规定奠定了我国职业病诊断鉴定制度的基本架构。

1984 年，卫生部发布了我国首部关于法定职业病诊断的文件，即《职业病诊断管理办法》。在该办法中明确规定了职业病诊断原则、诊断机构及其职责、职业病诊断报告程序、对职业病诊断不服的救济途径、职业病诊断证明书的要求及其效力等。首次确定了职业病诊断的集体诊断原则，指定了专门的职业病诊断机构及诊断专家组，明确界定了职业病诊断是职业病类工伤认定的前提。此外，还特别规定了对职业病诊断不服的处理方式，即"就诊人员对职业病诊断不服，且有正当理由的可以向上一级职业病诊断机构提出复诊要求"。

1988 年，为掌握劳动卫生职业病发病情况，卫生部颁布实施《职业病报告办法》，规定了职业病报告的范围、责任单位、报告时限和汇总统计要求，进一步规范了职业病报告工作。

2002 年，随着《职业病防治法》的颁布实施，《职业病目录》《职业病诊断与鉴定管理办法》及系列职业病诊断标准等配套的法规和诊断标准相继颁布实施，标志着我国职业病管理从传统的行政管理与经验管理成功地向依法监督管理进行转型。建立了法定职业病实行"一级诊断二级鉴定"，"工伤认定"、"劳动能力鉴定"的体制模式，卫生部门负责职业病诊断和鉴定，社会保障部门负责工伤认定和劳动能力鉴定。

《职业病防治法》实施多年后，职业病诊断难、鉴定难的问题日益凸显，引起媒体和大众的广泛关注。2011 年，第十一届全国人民代表大会常务委员会第二十四次会议对《职业病防治法》进行了第一次修订，并于 2011 年 12 月 31 日正式施行。本次修订主要涉及职业病诊断与鉴定相关内容。修改后的《职业病防治法》更加明确了职业病防治相关部门在职业病诊断中各自承担的职责，强化了在职业病诊断过程中对职业病患者应有的保护性措施，因此，修订后的《职业病防治法》更有利于维护劳动者及职业病患者的健康权益。

2018 年，第十三届全国人民代表大会常务委员会第七次会议对《职业病防治法》进行了第四次修订。本次修订主要涉及职业病诊断与职业病患者保障有关内容。修订后的《职业病防治法》规定，开展职业病诊断的医疗卫生机构将不再需要经省、自治区、直辖市人民政府卫生行政部门批准，仅需取得《医疗机构执业许可证》，同时具有与开展职业病诊断相适应的医疗卫生技术人员，具有与开展职业病诊断相适应的仪器、设备，具有健全的职业病诊断质量管理制度即可开展职业病诊断工作。卫生行政部门负责对职业病诊断工作进行规范管理。

二、职业病定义

（一）国际职业病的定义

国际劳工组织（International Labour Organization，ILO）是联合国专门机构中以国际劳工标准处理有关劳工问题的机构。ILO 在两个国际劳工法规中均对职业病进行了明确的定义，其中，在主要用于赔偿目的时将职业病界定为："各会员国应在规定的条件下把由在工作过程、从事某行业或职业中接触有害物质或危险条件所致的疾病认定为职业病"（《1964 年工伤津贴建议书（第 121 号 ）》）；在主要用于登记报告目的时则将职业病界定为："任何由接触工作活动中产生的有害因素所致的疾病"（《1981 年职业安全与卫生条约（第155 号) 的 2002 年议定书》）。

ILO 在确定用于赔偿目的、登记报告和预防目的的职业病名单方面做出了大量的工作。ILO 早在 1925 年就以《工人（职业病）赔偿公约》确立了第一份职业病名单，这也是历史上第一次将职业病名单列入对缔约国有法律约束力的国际公约。ILO 职业病名单是全球唯一的国际职业病名单，对所有成员国的职业病发现、认定、预防、登记、报告和赔偿政策和实践有重要影响。将疾病列入国际职业病名单，意味着向全球范围内发起防控这些疾病的号召，呼吁政府、企业等相关机构和群体开展职业卫生研究、加强职业性危害因素监测和健康监护工作。

随着科技的进步与发展，以及诊断学和流行病学的不断发展，逐渐发现和确定了新的致病因素所致职业病。由于被认可的新的职业病病种逐年增多，要求用于赔偿和预防目的的国家职业病病种范围也随之逐年扩大。1934 年、1964 年国际劳工大会又先后讨论并通过了第 42 号、121 号公约，每一份公约中的职业病名单均在前一份职业病名单的基础上进行了扩充。1964 年以前，ILO 通过修订公约或制定新公约的方式更新了职业病名单，由于其程序较烦琐，所以职业病名单的修订速度也相对较缓慢。随着科学和技术的进步，诊断学和流行病学的发展，逐渐发现和确定已存在的致病因素可导致新的职业病，而新化学物质的发明和国际贸易的增加又导致产生了新的职业性危害因素，ILO 原来更新职业病名单的方式就滞后于职业病新病种发现的速度，已不能适应全球社会经济发展水平和技术。

因此，1964 年国际劳工大会在第 121 号公约中专门设置了一条职业病名单修订程序，即国际劳工大会可以在任意一届会议列入修订该公约所附的职业病名单的议程，若该职业病名单获得国际劳工大会 2/3 以上票数支持即获得表决通过。1980 年的国际劳工大会就使用了这项程序并更新了职业病名单，该名单含有 29 类职业病。国际劳工大会于 2002 年 6 月的第 90 届会议上进一步对职业病名单的更新程序进行了简化。该会议通过了《2002 年职业病名单建议书（第 194 号）》及其附录中的职业病名单，并规定 ILO 理事会负责修订建议书所附的职业病名单，理事会应定期组织政府、雇主和工人三方专家召开会议，对职业病名单进行审查与更新，按照该程序产生的职业病名单由理事会通过后即可取代前一份职业病名单，而无须通过国际劳工大会进行表决。国际劳工大会于 2002 年还通过了新的职业病名单，将新的职业病名单按有害因素（化学、物理、生物）所致职业病、靶器官系统职业病、职业癌和其他等四类进行分类，且在每类职业病中均列入了开放性条款，即对于没有列入名单的疾病，只要能确认是由职业接触有害因素所致，即可认定为职业病。

2010 年 3 月召开的 ILO 理事会第 307 届会议上，批准了最新版的职业病名单。2010 版国际职业病名单分为四类：由物质和因素导致的疾病（化学、物理和生物因素所致的疾病）；靶器官系统的疾病（呼吸系统、皮肤、肌肉-骨骼系统和精神与行为疾病）；职业癌；其他疾病。具体如下：

1. 接触职业性有害因素（化学类、物理类、生物类）所致的疾病

（1）化学因素所致的职业病：包括重金属、类金属、有机溶剂、刺激性气体、窒息性气体、杀虫剂等所致的疾病共 41 种，其中第 41 种为开放性条目；

（2）物理因素所致的职业病：包括噪声、振动、高气压或低气压、电离辐射等所致的疾病共 7 种，其中第 7 种为开放性条目；

（3）生物因素和传染病或寄生虫病：布鲁氏菌病、肝炎病毒、艾滋病病毒、破伤风、结核病、炭疽、钩端螺旋体病等 9 种，其中第 9 种为开放性条目。

2. 按靶器官系统分类的职业病

（1）呼吸系统疾病：包括尘肺病、矽肺结核、铁尘肺、由棉尘等引起的支气管肺病、职业性哮喘等 12 种，其中第 12 种为开放性条目；

（2）皮肤病：包括接触性过敏皮炎和接触性荨麻疹、职业性白斑等 4 种，其中第 4 种为开放性条目；

（3）肌肉-骨骼系统疾病：包括重复性运动、外力作用和腕部极端姿势所致的手腕部慢性腱鞘炎、肘部长时间压力所致鹰嘴滑囊炎等 8 种，其中第 8 种为开放性条目；

（4）精神和行为障碍：包括创伤后应激障碍和 1 个开放性条目。

3. 职业癌　包括石棉、联苯胺及其盐类、二氯甲醚、六价铬化合物、氯乙烯、苯等 21 种因素所致的恶性肿瘤，其中第 21 种为开放性条目。

4. 其他疾病　矿工的眼球震颤和 1 个开放性条目。

2010 版职业病名单中每大类均有一个综合性条目，这些综合性条目使得该名单成为一个全面开放性名单，允许各大类里没有列举的疾病，只要有科学证据证明或由政府主管部门根据本国情况和实践以适当方法确定工作活动和工人罹患疾病之间存在直接的关系，均可被认定为职业病。2010 版职业病名单还首次纳入了肌肉-骨骼系统疾病与精神和行为障碍，并均设有开放性条目。2010 年职业病名单的发布不但为各国制定、修订职业病名单提供了范例和样板，也对各国的职业病防治工作提出了更高的要求和挑战。

（二）国内职业病的定义

《中华人民共和国职业病防治法》第二条将职业病定义为："职业病是指企业、事业单位和个体经济组织等用人单位的劳动者在职业活动中，因接触粉尘、放射性物质和其他有毒、有害因素而引起的疾病"，并明确"职业病的分类和目录由国务院卫生行政部门会同国务院劳动保障行政部门制定、调整并公布"。该定义包含了构成职业病的四个基本要素：患病主体为存在劳动用工关系的用人单位的劳动者；劳动者在职业活动过程中接触致病因素，即职业病危害因素；所患疾病是在职业活动中罹患的疾病，即存在明确的因果关系；所患疾病应当是《职业病分类和目录》所列的职业病。疾病是否纳入法定职业病名单，遵循以下原则：有明确的因果关系或剂量反应关系；对疾病有可靠的医学认定方法；能够明确（或通过限定条件）界定职业人群或非职业人群；该病患者大多为职业人群，即存在特异性；有一定数量的接触人群。职业性有害因素与疾病之间的因果关系是法定职业病定义首要强调的因素。

在我国，根据不同时期社会经济发展水平以及医学科学技术水平的不断提高，参考国际通行做法，不断调整职业病的范围，使之与经济社会协调发展，严格控制严重危害劳动者身体健康的主要职业病。1957 年，卫生部公布了《职业病范围和职业病患者处理办法的规定》，首次在我国将职业病列入工伤保险范围，确定了 14 种法定职业病，至此才真正确立了法定意义的职业病。1962 年增添了"皮毛工人布氏杆菌病"，1964 年增添"煤矿井下工人滑囊炎"，1974 年补充碳黑尘肺列为尘肺病的一种。1987 年 11 月经卫生部、劳动人事部、财政部、中华全国总工会联合发布《职业病范围和职业病患者处理办法的规定》，将职业中毒、尘肺、物理因素职业病、职业性传染病、职业性皮肤病、职业性肿瘤和其他职业病等 9 类共 99 种列入职业病名单。2002 年，卫生部、劳动保障部根据《职业病防治法》第二条的规定发布了《职业病目录》，列入了尘肺、职业性放射性疾病、职业中毒、物理因素所致职业病、生物因素所致职业病、职业性皮肤病、职业性眼病、职业性耳鼻喉口腔疾病、职业性肿瘤、其他职业病共 10 大类 115 种。

现行的《职业病分类和目录》，由国家卫生和计划生育委员会、人力资源和社会保障部、国家安全生产监督管理总局、中华全国总工会四部门于 2013 年 12 月 23 日联合印发。该分类和目录将职业病分为 10 类 132 种（含 4 项开放性条款）：

1. 职业性尘肺病及其他呼吸系统疾病　包括尘肺病类的矽肺[①]、煤工尘肺、石墨尘肺、碳黑尘肺等 13 种，以及其他呼吸系统疾病类的过敏性肺炎、棉尘病、哮喘等 6 种。

2. 职业性皮肤病　包括接触性皮炎、黑变病、白斑等 9 种。

3. 职业性眼病　包括化学性眼部灼伤、电光性眼炎、白内障 3 种。

---

①全国科学技术名词审定委员会称"硅肺"。

4. 职业性耳鼻喉口腔疾病 包括噪声聋、铬鼻病、牙酸蚀病、爆震聋4种。

5. 职业性化学中毒 包括铅及其化合物中毒、甲醛中毒、苯中毒、正己烷中毒、有机磷中毒等60种。

6. 物理因素所致职业病 包括中暑、减压病等7种。

7. 职业性放射性疾病 包括外照射急性放射病、放射性皮肤疾病、放射性肿瘤等11种。

8. 职业性传染病 包括炭疽、森林脑炎等5种。

9. 职业性肿瘤 包括联苯胺所致膀胱癌、苯所致白血病等11种。

10. 其他职业病 包括金属烟热、滑囊炎（限于井下工人）等3种。

三、职业病诊断的意义和特点

职业病诊断是指具有职业病诊断条件的医疗卫生机构，根据《职业病防治法》《职业病诊断与鉴定管理办法》和相关职业病诊断标准，以及劳动者的职业史、职业病危害因素接触史、工作场所职业病危害因素情况、临床表现和辅助检查结果等，进行综合分析，对接触职业病危害因素的劳动者做出是否患有法定职业病的诊断结论的行为。其中劳动者的职业史、职业病危害因素接触史、临床表现和辅助检查结果为主要依据，还需结合劳动者的既往病史、工作场所职业病危害因素检测评价资料、职业健康监护资料、同工种工人职业健康监护情况等资料，综合分析劳动者的疾病特征和发展变化是否符合相应职业病的患病特点、发病规律以及流行病学规律。

（一）职业病诊断的意义

职业病诊断是职业病防治工作的重要组成部分。职业病诊断使劳动者及早发现职业损害，能得到及时干预和治疗；同时根据有关法律法规精神，职业病患者可以得到用人单位和工伤保险基金的赔偿，或者获得民政部门的救济。职业病诊断的正确与否关系到劳动者健康权益的保障和劳动保护政策方针的贯彻落实；关系到职业病患者是否能依法享受国家规定的职业病待遇，关系到用人单位是否需履行用工义务和保障劳动者健康权益的义务，关系到工伤保险基金是否能安全、有效使用。职业病诊断亦是评价工作场所职业病防控措施是否有效的客观指标之一，也是研制和修订工作场所职业卫生标准的重要参考依据。

职业病诊断也属于预防医学"三级预防"的范畴，对已得病者，做出正确诊断，及时处理，包括及时脱离接触，进行治疗，防止恶化和并发症，促进康复，有助于将职业病危害因素对劳动者的健康损害降至最低。

（二）职业病诊断的特点

职业病诊断不同于普通疾病的临床诊断，只有具备职业病诊断条件的医疗卫生机构才能开展职业病诊断工作。职业病诊断是一项政策性、科学性、技术性和专业性很强的工作，同时需要符合法定程序。职业病诊断有以下几个特点：

1. 政策性强 职业病诊断涉及问题较多，必须严格根据《职业病防治法》《职业病诊断与鉴定管理办法》等法律法规开展工作。

2. 原则性强 凡是已颁发国家诊断标准的职业病，其诊断原则及诊断分级指标须严格执行。

3. 诊断报告制度 必须执行职业病报告制度，以便使相关单位进行一系列执法，以及做好预防工作。

四、职业病诊断基本原则

职业病诊断工作应当按照《职业病防治法》《职业病诊断与鉴定管理办法》的有关规定及国家职业病诊断标准进行，遵循科学、公正、及时、便民的原则。开展职业病诊断，应当遵循以下基本原则：

（一）综合分析原则

职业病诊断的核心问题是明确职业病危害因素与所患疾病是否有确切的因果关系，因此开展职业病诊断。应当综合分析用人单位、劳动者和有关机构提供的以下资料：患者确切可靠的职业史、职业病危害接触史和现场危害调查与评价结果、临床表现及辅助检查结果等资料。如分析职业病危害因素的危害作用与患者的临床表现是否相符，接触危害因素的浓度（强度）与疾病严重程度是否一致，接触危害因素的时间、方式与疾病发病规律是否相符，患者发病过程、病情进展、临床表现等与拟诊断疾病的规律是否相符等，做出综合判断。

（二）归因诊断（责任推定）原则

没有证据否定职业病危害因素与患者临床表现之间的必然联系的，应当诊断为职业病。这就是归因诊断原则。

现代科学发展水平对职业病危害仍有许多未知领域，某些职业病危害因素与劳动者健康损害可能有关，但必然联系又未被证明或列入诊断标准，客观上造成难以明确诊断。为避免职业病漏诊，在没有足够证据否定劳动者所接触的职业危害因素与健康损害之间的必然联系时，为保护劳动者健康权益，在综合分析的基础上，应当诊断为职业病。

（三）专家判定原则

职业病诊断医师应当独立分析、判断，提出诊断意见，任何单位和个人无权干预。有些病例支持职业病诊断和排除职业病诊断的依据都不充分，难以明确诊断，职业病诊断医师容易产生意见分歧；如果参加诊断的执业医师对职业病诊断结论有意见分歧的，以多数人的一致意见形成诊断结论，这就是专家判定原则。对不同意见，应当如实记录在案。职业病诊断证明书应当由参与诊断的取得职业病诊断的执业医师签署。

为了达成上述职业病诊断原则，需要收集、整理以下资料：

1. 职业史 患者的职业史包括工作单位、参加工作时间、车间、工作岗位（工种）、接触的职业病危害因素种类、日接触时间和频率、防护设施和个体防护用品、职业病危害因素的浓度（强度）等。

2. 职业卫生现场调查 职业病危害接触史和现场危害调查与评价，包括了解历年工作场所空气中有毒物质浓度的监测资料、有害物理因素强度的监测资料、相应的职业病防护措施、职业健康监护执行情况等，同车间工人健康状况，以补充或修正职业史中的不足或错误之处。

3. 症状与体征　详细询问现病史，了解症状的性质和轻重程度，注意症状的发生、发展和工作的关系，并询问既往病史、家族史、服药史等。根据患者所接触的职业病危害因素种类，对应的阴性症状也需描述，以供鉴别诊断排除其他致病因素。按常规要求做详细、系统的体格检查，并根据患者所接触的职业病危害因素种类进行有针对性的特殊检查，以发现对应的主要靶器官受损的体征。对阳性体征，必须结合病史、实验室检查结果进行综合分析、判断，方可正确评价其临床意义及其与疾病主要诊断的关系。

4. 辅助检查　有害因素作用于人体后，吸收、分布、排泄等有一定的规律性，可通过生物学监测指标等提供诊断依据。

（1）职业病危害因素对机体作用的接触指标：金属容易蓄积在体内，如铅、镉、汞等均可从血样、尿样中检测出其超出正常水平的现象；

（2）生物材料中毒物代谢产物的检测：如铅中毒检测血锌原卟啉、尿 δ-氨基-γ-酮戊酸，接触三氯乙烯检测尿三氯乙酸，正己烷中毒检测尿 2, 5-己二酮，急性苯胺、硝基苯类中毒检测高铁血红蛋白，氰化物中毒检测尿硫氰酸盐等；

（3）器官损伤的检查：噪声聋的纯音听阈测试和客观听力检查听力下降，尘肺病的 X 线胸片肺纤维样影像学改变，手臂振动病的冷水复温试验等现象；

（4）非特殊效应指标检查：检查项目的选择和结果评价与一般疾病相同，如血、尿常规，肝、肾功能、心电图、脑电图、肺功能等检查。检查的结果对病因学诊断无特殊意义，但可作为人体健康受损部位及严重程度的评价指标。

五、职业病诊断基本方法

（一）病因诊断

有明确的病因是职业病的特点之一，具有典型或特异症状和体征的职业病容易诊断。对职业史、职业病危害接触史，工作场所职业病危害因素检测、评价资料，职业健康监护资料，职业流行病学调查资料，临床表现、辅助检查等资料，进行分析、评价和整理，对职业接触史、疾病的主要临床表现及特点、疾病的演变情况等有清晰明确的认识，寻找疾病与职业性有害因素关系的线索，做出病因诊断。

一些职业病呈急性发展，如急性中毒、化学性皮肤灼伤、电光性眼炎等，职业性有害因素接触与疾病的发生间隔时间较短，患者所接触的有害因素种类、性质、损伤作用及其靶器官比较容易发现而确诊。而慢性职业病接触史通常容易被忽视。有些疑难职业病的职业因素并不一定就是病因，在实际工作中较难确定因果关系，需要通过职业史的进一步调查而得到确诊。

（二）定位诊断

诊断职业病应根据临床表现做出病变和病变部位的诊断，即定位诊断。重症职业病、急性职业病多有明显的症状，容易诊断。对于症状较轻的职业病，主要依靠实验室检查指标做出诊断，如慢性铅中毒可根据尿铅、血铅、血锌原卟啉等指标做出诊断。根据临床表现可定位出病变所在系统，如神经系统、血液系统、泌尿系统等。

（三）职业流行病学调查

病因诊断一时不能明确者，可进行职业流行病学调查，调查病因线索。当某一工作群体有多人发生相同或类似疾病症状和体征而病因不明时，通过流行病学调查常可找到病因线索。如国内某些地区玩具厂工人发生原因不明的昏迷，经流行病学调查证实患病与接触黏胶剂有关；再通过理化检测、毒理学实验，查出黏胶剂中含有二氯乙烷，昏迷是由于亚急性二氯乙烷中毒性脑病所致。当职业病危害因素检测资料缺失时，也可通过流行病学调查，分析同工种工人的健康监护资料，进而明确因果关系。

六、职业病鉴定的意义和特点

职业病鉴定是当事人对职业病诊断结论有异议时，向相应的卫生行政部门提出复议，并获得相同或不同结果的过程。当事人应在接到职业病诊断证明书之后的规定时间内，向职业病诊断机构所在地区的市级卫生行政部门申请首次鉴定。当劳动者或用人单位对职业病首次鉴定结论不服时，可以在接到职业病鉴定书之后的规定时间内，向原鉴定组织所在地省级卫生行政部门申请鉴定。省级职业病鉴定结论为最终鉴定结论。

职业病鉴定的最终目的也是对当事人职业健康权益责任的裁决，保障劳动者健康及其相关合法权益，促进企业平稳生产、经济顺利发展，维护社会和谐稳定，即确认劳动者的病患是否由职业病危害因素引起，明确工作场所职业病危害因素与劳动者的健康损害是否存在因果关系。

职业病鉴定与职业病诊断一样，都是在现有法律法规框架下，根据职业病认定条件、法定职业病范围、诊断原则、诊断标准等要素，以医学科学为基础，裁定劳动者的病患是否与职业病危害因素构成因果关系，用人单位是否应对劳动者病患负责，因此具有相似的特点，如政策性强、专业性强等特点，也必须执行职业病报告制度。当鉴定结论与诊断结论或者首次鉴定结论不一致时，职业病鉴定办事机构应当及时向相关卫生行政部门报告。

第二节　职业病诊断案例

一、职业性尘肺病

（一）案例介绍

1. 职业病诊断申请　患者，男，1974 年 6 月出生，从事宝石加工作业 24 年。2017 年 5 月体检时数字化摄影（DR）胸片检查发现双肺多发小阴影；肺功能检查显示肺通气功能轻度减退，小气道功能中度障碍；疑似职业性尘肺病，于 2017 年 9 月申请职业病诊断。

2. 职业史及职业接触史　患者 1992 年 3 月至 2014 年 3 月先后在 4 家珠宝加工和设计企业从事打磨、抛光工作，2015 年 6 月至 2017 年 5 月在某珠宝公司从事抛光、切石工作，以上工作均接触粉尘，佩戴口罩。

3. 临床表现及辅助检查　患者主诉为活动后气促。2017 年 5 月肺功能检查显示肺通气功能轻度减退，小气道功能中度障碍；DR 胸片检查双肺见多发小阴影，双上肺小阴影聚集，周围见条索状，局部胸膜粘连，左肺门上提，双侧肺门可见钙化灶，右膈见胸膜粘连。2017 年 9 月复查 DR 胸片，结果与 5 月胸片比较双肺小阴影相仿，右上肺野小阴影聚集，左上肺野见大小约 30mm×25mm 大阴影形成。CT 影像学检查支持 DR 检查结果。

4. 职业健康监护情况及流行病学资料　未提供职业健康监护情况及流行病学资料。

5. 职业病诊断及鉴定情况 根据患者 24 年明确的珠宝粉尘接触史、DR 胸片及 CT 检查尘肺样表现，依据《职业性尘肺病的诊断》（GBZ 70—2015），诊断为职业性矽肺叁期。

（二）诊断思路及诊断过程

患者从事宝石打磨、抛光、切割工作 24 年，有明确粉尘接触史。2017 年 5 月和 9 月两次 DR 胸片动态检查，可见肺部有典型尘肺样改变。集体阅片结果：q 影为主，总体密集度为 3 度，左上肺大阴影形成，右上肺小阴影聚集。

（三）诊断要点

1. 明确的职业粉尘接触史 24 年。

2. 影像学改变 DR 胸片动态检查呈典型尘肺样胸片改变，q 影为主，大阴影形成，CT 影像学检查支持诊断。

3. 临床主要表现为呼吸系统症状，无其他疾病临床表现和体征，无其他疾病的既往病史。

二、铅及其化合物中毒

（一）案例介绍

1. 职业病诊断申请 患者，女性，36 岁，在某蓄电池有限公司从事包板工作 1 年 3 个月。因反复出现上腹部胀痛，要求进行职业健康检查。当地街道预防保健所职业健康检查发现血铅浓度超标，于 2017 年 12 月申请职业病诊断。

2. 职业史及职业接触史 患者于 2016 年 6 月至 2017 年 9 月在某蓄电池有限公司从事包板工作，接触铅尘、铅烟，每天工作 8 小时，穿长袖工作服、围裙，戴口罩、手套。2016 年 12 月，当地市级职业病防治院对该厂进行检测，包板工位空气中铅烟、铅尘短时间接触浓度均超过国家职业卫生标准，铅烟浓度最高为 0.139mg/m³，铅尘浓度最高为 0.170mg/m³。

3. 临床表现及辅助检查 患者自述 2017 年 4 月起无明显诱因出现食欲不振、上腹部胀痛，2～3 次/天，不剧烈，按揉可减轻，疼痛不向他处放射，可自行缓解，伴有头昏、乏力、恶心，无呕吐，无明显腹绞痛，无口腔金属异味感，无关节肌肉疼痛，无肢体远端手套、袜套样感觉异常及垂腕等。2017 年 10 月下旬入住当地职业病防治院。入院检查：神志清晰，牙龈无铅线，腹平软，中上腹部轻压痛，无反跳痛及肌紧张，神经系统未见异常。

辅助检查：2017 年 10 月当地市级职业病防治院检查血铅为 2.49μmol/L；络合剂驱排后尿铅为 12.84μmol/24h；血锌原卟啉为 12.72μmol/L；血常规，红细胞为 $3.74×10^{12}$/L、血红蛋白为 103g/L。

4. 职业健康监护情况及流行病学资料 2017 年 9 月当地预防保健所职业健康检查，检测血铅：649μg/L；血锌原卟啉：30.3μg/gHb，血 Hb 91g/L。另有 8 名从事包板或组装工作的员工也存在乏力、腹痛表现，职业健康检查血铅、血锌原卟啉升高，贫血。

5. 职业病诊断情况 根据患者职业接触史、临床表现和实验室检查，依据《职业性慢性铅中毒的诊断》（GBZ 37—2015），排除其他疾病后，诊断为职业性慢性中度铅中毒。

（二）诊断思路及诊断过程

1. 诊断分析　患者在蓄电池有限公司从事包板工作 1 年 3 个月，有铅尘、铅烟职业接触史；作业场所空气检测铅尘、铅烟浓度超出国家卫生标准限值；血铅≥2.9μmol/L，诊断性驱铅试验后尿铅≥3.86μmol/L，血锌原卟啉（ZPP）≥2.91μmol/L，有腹胀痛、贫血；依据《职业性慢性铅中毒的诊断》，符合职业性慢性中度铅中毒的诊断。

2. 鉴别诊断　患者有轻度贫血，需注意与缺铁性贫血、巨幼细胞贫血、G-6-PD 缺乏症、自身免疫性溶血性贫血、慢性病性贫血、再生障碍性贫血、阵发性睡眠性血红蛋白尿、系统性红斑狼疮等免疫性疾病引起的贫血等鉴别。可检测血清铁、转铁蛋白、总铁蛋白结合力、血清维生素 B_{12}、叶酸水平，G-6-PD 活性，红细胞 CD55 及 CD59，免疫相关抗体，必要时可行骨髓常规细胞学检查及特殊染色排除其他血液系统疾病。铅中毒性腹痛，临床易误诊为"胃炎""肠炎"等，询问职业史，了解确切的"铅接触史"及"血铅""尿铅"检测是鉴别诊断的关键。

（三）诊断要点

1. 在蓄电池有限公司从事包板工作，工作车间存在铅尘、铅烟。
2. 表现为食欲不振、上腹胀痛，伴有头昏、乏力、恶心。
3. 贫血，血铅、红细胞锌原卟啉及驱铅试验尿铅含量均增高。
4. 同工种和相似工种员工血铅含量升高。

三、苯　中　毒

（一）案例介绍

1. 职业病诊断申请　患者，女，36 岁，在某集装箱制造有限公司从事油漆工作 5 年余，2016 年职业健康检查及复查血常规发现白细胞减少，考虑与职业接触有机溶剂有关，报告疑似职业性慢性苯中毒，并于 2016 年 10 月申请职业病诊断。

2. 职业史及职业接触史　患者于 2011 年 3 月至 2016 年 7 月在某集装箱制造有限公司生产车间从事油漆工作，接触油漆、天那水、开油水。2011 年、2013 年、2014 年当地职业病防治机构均对该公司进行作业场所职业病危害因素检测，报告显示患者所在车间检测结果：2011 年空气检测苯的时间加权平均浓度<0.03mg/m³；2013 年空气检测苯的时间加权平均浓度为 0.35mg/m³，2014 年空气检测苯的时间加权平均浓度为 0.06 mg/m³。

3. 临床表现及辅助检查　患者因"体检发现白细胞减少 3 年余"，于 2016 年 8 月在当地职业病防治机构住院进行医学检查。患者自觉下肢乏力、睡眠欠佳、头痛、头晕、易疲劳、记忆力下降、易"感冒"，无牙龈出血，无发热、胸骨压痛等不适。患者血常规检查结果大部分低于正常，见表 7-1。

表 7-1　2016 年 9 月至 2016 年 11 月血常规检查列表　　　（单位：×10⁹/L）

检查日期	白细胞计数	中性粒细胞计数	血小板计数
2016-09-02	3.69	2.09	315
2016-09-14	3.28	1.88	261
2016-09-26	3.62	2.12	246

检查日期	白细胞计数	中性粒细胞计数	血小板计数
2016-10-28	4.26	2.69	259
2016-11-14	3.23	1.82	299
2016-11-29	3.30	1.83	235

住院期间辅助检查：骨髓穿刺检查示增生活跃骨髓象；甲状腺功能六项、腹部B超、肝功能、类风湿因子、风湿十一项、贫血三项、乙肝两对半、丙肝抗体、戊肝抗体、HIV抗体等检查均未见明显异常。

4. 职业健康监护情况及流行病学资料 2013年职业健康检查，血常规检查：白细胞3.73×10^9/L，中性粒细胞2.18×10^9/L。2016年职业健康检查，血常规检查：白细胞3.15×10^9/L，中性粒细胞1.78×10^9/L；多次复查血常规白细胞仍偏低，遂发出疑似职业性苯中毒报告。2017年，该公司另有2名接触有机溶剂的喷油工和美装工被诊断为职业性慢性苯中毒。

5. 职业病诊断情况 根据患者职业接触史、临床表现及实验室检查，结合职业流行病学调查，依据《职业性苯中毒的诊断》（GBZ 68—2013），诊断为职业性慢性轻度苯中毒（白细胞减少症）。

（二）诊断思路及诊断过程

患者有自觉乏力、头晕等临床表现和存在白细胞数减少的事实。按诊断标准要求规范地复查6次血常规，大多数血常规的检测结果显示白细胞计数低于4.0×10^9/L。鉴别诊断检查未发现致白细胞数降低的其他疾患。有明确的苯职业接触史：患者从事油漆工作5年余，接触油漆、天那水、开油水；且连续两年工作场所空气检测存在一定浓度的苯。另外，该公司已有2名同工种或类似工种员工被诊断为职业性慢性苯中毒，有流行病学意义。综合分析，患者临床症状、实验室检查和职业接触史等均支持职业性接触苯所致血白细胞减少，依据《职业性苯中毒的诊断》（GBZ 68—2013），诊断为职业性慢性轻度苯中毒（白细胞减少症）。

（三）诊断要点

1. 接触油漆、天那水、开油水5年。
2. 有明确的苯作业职业接触史，作业场所空气检测存在一定浓度的苯。
3. 临床症状、实验室检查支持诊断。
4. 流行病学资料支持诊断。
5. 未发现致白细胞数降低的其他疾患。

四、苯所致白血病

（一）案例介绍

1. 职业病诊断申请 患者，女，45岁，在某印刷有限公司丝印车间从事移印工作5年余。因皮肤黏膜瘀斑1个月在某医院就诊，被诊断为：急性髓系白血病，肺部感染。考虑与工作中接触毒物有关，于2018年3月申请职业病诊断。

2. 职业史及职业接触史 2012年4月至2017年12月在某印刷有限公司丝印车间从事移印工作，工作中接触"天那水、开油水、PP水、抹字水、去污水、医用酒精"，每天工作8～10小时，佩戴普通口罩和手套。

用人单位提交历年的作业场所卫生检测报告资料显示：2012年丝印车间喷油岗位空气检测苯的短时间接触浓度为0.7mg/m³；2016年丝印车间空气检测苯浓度范围为0.7~1.4mg/m³。2018年3月，患者工作中所接触到的有机溶剂进行主要挥发性有机组分分析，报告显示：开油水含苯0.4%，天那水含苯0.24%，PP水、抹字水、去污水、医用酒精未检测出苯。

3. 临床表现及辅助检查　患者主诉"皮肤黏膜瘀斑1月，咽痛18天"，体力下降，于2018年2月7日入住某区级医院检查治疗。住院期间辅助检查：外周血涂片：白细胞见部分原始及幼稚细胞，成熟红细胞大小不一，血小板少见。骨髓细胞学检查图文报告示：此次骨髓象增生欠活跃，考虑为急性髓系白血病骨髓象（AML-M2a）。免疫分型结果示：提示急性髓系白血病。骨髓活检：幼稚细胞增生伴局灶骨髓纤维化，考虑急性白血病。胸部CT平扫提示双肺感染，纵隔及双侧腋窝淋巴结轻度增大，双侧少量胸腔积液。临床诊断：急性髓系白血病M2型，肺部感染。

4. 职业健康监护情况及流行病学资料　用人单位未能提供上岗前体检资料和定期职业健康检查资料。

5. 职业病诊断及鉴定情况　根据职业接触史、临床症状及免疫分型、骨髓活检等相关检查，依据《职业性肿瘤的诊断》（GBZ 94—2017），诊断为职业性肿瘤（苯所致白血病）。

（二）诊断思路及诊断过程

患者有典型的临床症状、体征，经实验室骨髓活检和免疫分型检查急性髓系白血病明确。未发现有放射线等其他致病因素。患者职业接触有机溶剂达5年余，作业场所空气浓度检测和使用的有机溶剂成分分析均检测存在一定量的苯，现有资料不能排除工作过程中有过量苯接触的可能。综合分析患者临床资料、职业接触史等均符合职业性接触苯所致白血病，依据《职业性肿瘤的诊断》（GBZ 94—2017），诊断为职业性肿瘤（苯所致白血病）。

（三）诊断要点

1. 有超过6个月的苯作业职业暴露史。
2. 潜隐期超过2年。
3. 临床诊断急性髓系白血病明确。
4. 未发现有放射线等其他致病因素。
5. 作业场所检测存在一定量的苯。

五、噪　声　聋

（一）案例介绍

1. 职业病诊断申请　患者，男，45岁，在某汽车制造有限公司从事电焊工作8年余。2016年职业健康检查发现双耳语频、高频听阈提高，体检机构复查2次纯音测听，发出疑似职业性噪声聋报告，于2017年11月申请职业病诊断。

2. 职业史及职业接触史　2008年6月至2017年2月在某汽车制造有限公司制作车间从事电焊工作，接触噪声、电焊烟尘，每天工作8小时。用人单位称电焊工岗位为非噪声作业岗位，未纳入有毒有害工作岗位进行工作场所噪声检测，未能提供工作场所噪声检测资料，也没要求员工工作时佩戴护听器。2017年12月，职业病诊断人员进行工作场所现场调查，调查现场当事双方确认：2008 年 6 月至 2017 年 2 月期间，患者在设备部制作车间从事电焊作业，每天工作 8 小时；其中以电焊作业为主，约 2 小时，打磨、切割和钣金作业大概各占 1 小时。作业场所常年需要开启风机。现场模拟作业检测：未作业时开启风机的基础噪声为 78.2 dB（A），电焊作业岗位噪声强度 85.6 dB（A），打磨作业岗位噪声强度为 95.4 dB（A），切割作业岗位噪声强度 98.8 dB（A），钣金作业岗位噪声强度为 88.6 dB（A）。

3. 临床表现及辅助检查　患者因"双耳听力减退 1 年余，伴耳鸣、间断头晕"于 2017 年 10 月 9 日至 10 月 31 日在某市职业病防治院进行听力检查。患者诉耳鸣，无耳痛，间断有头晕，无头痛，否认耳疾病史。查体：双侧耳郭无畸形，外耳道通畅，双侧鼓膜内陷，光锥消失，乳突部无红肿。

多频稳态诱发电位示 0.5、1、2、4kHz：右耳听阈值为 10、20、40、70dB *HL*，左耳阈值为 20、20、30、50dB *HL*。40Hz 相关电位示 0.5、1、2、4kHz：右耳阈值为 30、30、50、60dB *HL*，左耳听阈值为 30、30、40、50dB *HL*。脑干听性反应检查示：右耳听阈值为 55dB *HL*，左耳听阈值为 50dB *HL*。耳声发射示：右耳各频率均未引出有意义的 DPOAE；左耳 0.75kHz 可引出 DPOAE，余频率未引出有意义的 DPOAE。声导抗及多频率镫骨肌反射试验示：双耳鼓室图为 A 型；双耳镫骨肌反射同侧 0.5、1、2、4kHz、对侧 0.5、1、2kHz 可引出；耳声反射衰减试验：双耳 0.5、1kHz 同侧、对侧阴性。言语测听结果见表 7-2。2017 年 10 月 16 日至 10 月 30 日进行 3 次纯音听阈测试结果见表 7-3（经年龄校正，单位 dB *HL*）。

表 7-2　言语测听结果

耳别	平均听阈值（dB *HL*）	刺激声强（dB *HL*）	最大言语识别率（%）	最大言语接受阈（%）	言语最适响度（dB *HL*）	言语不适阈（dB *HL*）
右耳	35	65	100	25	40	60
左耳	32	62	100	22	40	60

表 7-3　纯音听阈值测试结果　（单位：dB *HL*）

检查日期	耳别	频率					
		0.5kHz	1kHz	2kHz	3kHz	4kHz	6kHz
2017-10-16	右耳	18	23	57	64	77	101
	左耳	23	23	42	54	77	91
2017-10-23	右耳	23	23	57	59	77	96
	左耳	18	23	37	54	87	81
2017-10-30	右耳	18	18	52	64	72	91
	左耳	23	23	32	49	77	86

4. 职业健康监护情况及流行病学资料　2011 年 4 月职业健康检查，纯音听阈测试结果示双耳语频、高频听阈提高，双耳高频平均听阈值为 68dB *HL*。2014 年 5 月职业健康检查纯音听阈测试结果示右耳语频、高频听阈提高；左耳语频听阈正常，高频听阈提高；双耳高频平均听阈值为 72dB *HL*。2016 年 8 月职业健康检查，纯音听阈测试结果示双耳语频、高频听阈提高，较好耳（左）听阈加权值为 31dB，双耳高频平均听阈值为 75dB；复查纯音听阈测试后发出疑似职业病报告。用人单位没有提供同工种员工的职业健康检查总结报告。

5. 职业病诊断情况　根据职业接触史、临床症状、听力检测结果和现场卫生学调查资料，依据《职业性噪声聋的诊断》（GBZ 49—2014），诊断为职业性轻度噪声聋。

（二）诊断思路及诊断过程

患者有长达 8 年余的噪声作业职业接触史，作业时没佩戴防噪声耳塞；经现场模拟作业检测，作业场所噪声强度最高接近 100dB（A）。患者近年来出现了听力下降，伴头晕、耳鸣表现，多次纯音听阈测试结果重复性较好，听力损失呈高频下降型，符合噪声聋的特征；较好耳（左耳）听阈加权值为 30dB *HL*，双耳高频平均听阈值为 72dB *HL*。综合分析，依据《职业性噪声聋的诊断》（GBZ 49—2014），诊断为职业性轻度噪声聋。

（三）诊断要点

1. 有确切的多年（超过 3 年）噪声作业职业接触史。
2. 作业场所噪声强度超过国家卫生标准限值 85dB（A）。
3. 有自觉的听力损失和耳鸣症状。
4. 听力损失呈高频下降型，较好耳听阈加权值为 30dB *HL*，双耳高频听阈值为 72dB *HL*。

第三节　职业病诊断与鉴定文书的内容与格式

一、职业病诊断文书的内容与格式

（一）办理职业病诊断须知

1. 了解职业病诊断的程序、要求和当事人责任。
2. 填写《职业病诊断就诊登记表》。
3. 提交以下与职业病诊断有关证据材料：

（1）诊断对象职业史和职业病危害接触史（包括在岗时间、工种、岗位、接触的职业病危害因素名称等）；

（2）劳动关系证明材料：如劳动合同、劳动关系仲裁裁决书或法院判决书、用人单位证明等可以证明劳动关系的证明材料；

（3）健康损害证明：包括历年职业健康体检结果（上岗前、在岗期间、离岗时）、门诊和住院的病历、检查结果、疾病诊断证明书等（验原件、留复印件，复印件需原件保存方盖公章或签名）；

（4）工作场所历年职业病危害因素检测结果，并由诊断对象和用人单位在检测资料上注明哪些检测点是诊断对象的工作岗位；

（5）诊断对象身份证复印件，委托代理人代为办理的，应同时提交委托书和代理人身份证复印件；

（6）用人单位指定单位方具体负责人，填写《授权委托证明书》并提交被委托人身份证复印件；

（7）与诊断有关的其他资料，如有疑似职业病告知卡应提交。

4. 用人单位对劳动者的职业健康检查结果、职业病危害因素检测结果承担主要举证责任；劳动者对本人健康损害承担主要举证责任。承担主要举证责任的当事人故意隐瞒或不能在规定时间内提交材料，将承担举证不力后果。如无法补充有关材料，应提供书面材料说明理由。

5. 当事人提供的材料应当客观、真实、准确。当事人对所申报和提供的材料的客观性、合法性、真实性负责。当事人提供的材料越详尽、完整，越有利于及时做出诊断结论。

6. 当事人在《职业病诊断就诊登记表》中填写的电话及地址是诊断过程中联系及寄送文书的途径，如有变更，请及时通知；如因相关信息登记错误导致不能联系或送达的，后果自负。

7. 当事人对劳动关系、工种、工作岗位或在岗时间有争议的，请依法向当地劳动人事争议仲裁委员会申请仲裁。

（二）职业病诊断就诊登记表

职业病诊断就诊登记表，见图 7-1。

职业病诊断就诊登记表

编号：

姓名		性别		年龄		联系电话		
身份证号码		联系地址						
用人单位名称			用人单位联系人			联系电话		
用人单位地址						邮政编码		
既往病史								

职业史	起止时间	工作单位	工种/岗位	每天工作时间	接触的危害因素	防护情况

如有以下资料，请一并提供（请在相应资料后打"√"）：

（一）劳动者职业史和职业病危害接触史（包括在岗时间、工种、岗位、接触的职业病危害因素名称等）　　　　　　　　　　　　　　　　　　　　（　　）
（二）劳动者职业健康检查结果　　　　　　　　　　　　　　　　　　　　（　　）
（三）工作场所职业病危害因素检测结果　　　　　　　　　　　　　　　　（　　）
（四）个人剂量监测档案（限于接触职业性放射性危害的劳动者）　　　　　（　　）
（五）与诊断有关的其他资料　　　　　　　　　　　　　　　　　　　　　（　　）

本人认可所提供资料是客观的、真实的。同时，本人申明近期没有在其他职业病诊断机构进行诊断。

当事人：（签名或签章）

日期：　　年　　月　　日

代理人姓名		与当事人关系		身份证号码		联系方式	

代理人签名：　　　　　　　　　　　　　　　　日期：　　年　　月　　日

注：1. 当事人应当提交身份证复印件和劳动关系相关证明材料等，并在复印件上签名确认；
　　　委托代理的，还应当提交当事人委托书和代理人身份证复印件。
　　2. 当事人应当在所提交的资料首页上签名确认，并注明页数。
　　3. 如果提供的材料是复印件，应注明"此件与原件相符"并签名，单位加盖公章。
　　4. 当事人在职业病诊断中所提交的所有材料一概不予退还，请自留备份。
　　5. 劳动者如有相关资料的，请一并提供。

图 7-1　职业病诊断就诊登记表

（三）职业病诊断过程记录

职业病诊断过程记录，见图 7-2、图 7-3。

职业病诊断过程记录（一）

诊断对象 姓　名		性　别		身 份 证 号　码	
用人单位 名　称					
诊断时间			诊 断 地 点		
	姓　名	职　称	诊断资格证书编号		备　注
参加诊断 医师名单					
特邀专家 名单					

办理诊断病名：

办理职业病诊断原因：

诊断所用资料的名称和数目：

一、讨论：

参加诊断人员签名：

记录人签名： 共 **2** 页　第 **1** 页

图 7-2　职业病诊断过程记录（一）

职业病诊断过程记录（二）

诊断对象 姓　名		用　人 单　位	

二、诊断依据：

1.职业史、职业病危害接触史：

2.现场卫生学资料：

3.职业健康检查资料：

4.临床表现：

5.实验室检查：

6.流行病学资料：

7.依据的法律法规标准：《中华人民共和国职业病防治法》《职业病诊断与鉴定管理办法》

三、表决情况：

诊断结论：

处理意见：

参加诊断人员签名：

备　注：

记录人签名：　　　　　　　　　　　　　　　　　共 2 页　　第 2 页

图 7-3　职业病诊断过程记录（二）

（四）职业病诊断证明书

职业病诊断证明书，见图 7-4。

职业病诊断证明书

编号：

姓名		性别		身份证号码	
用人单位名称					
职业病危害接触史					

诊断结论：

处理意见：

诊断医师：   诊断机构：

（签名）   （公章）

　　年　　月　　日   　　年　　月　　日

注：如对本诊断结论有异议，可以在接到本证明书三十日内向＿＿＿＿＿＿＿＿省（市）

＿＿＿＿＿＿＿市（设区的）职业病鉴定委员会审请市级职业病鉴定。

图 7-4　职业病诊断证明书

（五）尘肺病报告卡

尘肺病报告卡，见图7-5。

尘肺病报告卡

20___ 年

表 号：卫统46-1表
制定机关：国家卫生计生委
批准机关：国家统计局
批准文号：国统制〔2015〕166号
有效期至： 年 月

姓名： 身份证号： 联系电话：

卡片序号	省（自治区、直辖市） 地、市 县 乡镇 □□□□□□□□□□□□□□□□□□		
用人单位基本信息	名称 组织机构代码□□□□□□□□-□		
	通讯地址 邮编		
	联系人 联系电话		
	经济类型		
	行业		
	企业规模 1大型□ 2中型□ 3小型□ 4微型□ 5不详□		
报告类别 1新病例□ 2死亡病例□ 3首次晋期病例□ 4再次晋期病例□			
性别 1男□ 2女□	出生日期 年 月 日	开始接尘日期 年 月 日	
统计工种	尘肺种类	实际接尘工龄 年 月	
诊断壹期 年 月 日	合并症* 1.肺结核□ 诊断日期 年 月 日		
	2.肺及支气管感染□ 诊断日期 年 月 日		
诊断贰期 年 月 日	3.自发性气胸□ 诊断日期 年 月 日		
诊断叁期 年 月 日	4.肺心病□ 诊断日期 年 月 日		
	5.肺癌□ 诊断日期 年 月 日		
死亡日期 年 月 日	死因		
诊断机构			

报告单位（盖章）：_____ 单位负责人：_____ 填表人：_____
填表人联系电话：_____ 填表日期：__年___月___日

填报说明：1.本卡报告单位为承担职业病诊断的医疗卫生机构及用人单位。
2.尘肺病新病例、近期诊断病例由依法承担职业病诊断的医疗卫生机构报告，在做出诊断15天内填卡网上直报。职业病死亡病例由用人单位或死亡者近亲属向本行政区域内职业病防治机构报告，由职业病防治机构进行网络报告。疑难转诊病例一律由转诊单位进行报告。
3.同年度4月、7月、10月和下一年度1月10日之前完成上一个季度数据的汇总统计分析。
4.*收集尘肺患者的合并症信息进行填报。

图7-5 尘肺病报告卡

（六）职业病报告卡

职业病报告卡，见图7-6。

职业病报告卡

（不含职业性尘肺病、放射性疾病）

20＿＿＿年

表　　号：卫统46-2表
制定机关：国家卫生计生委
批准机关：国家统计局
批准文号：国统制[2015]166号
有效期至：　　年　　月

姓名：　　　　　　　　　身份证号：　　　　　　　　　联系电话：

卡片序号	省（自治区、直辖市）　　地（市）　　县　　乡镇 □□□□□□□□□□□□□□□□□□	
用人单位基本信息	名称　　　　　　　　　　　　组织机构代码 □□□□□□□□-□	
	通讯地址　　　　　　　　　　邮编	
	联系人　　　　　　　　　　　电话	
	经济类型	
	行业	
	企业规模　1 大型□　　2 中型□　　3 小型□　　4 微型□　　5 不详□	
性别　1 男□ 2 女□	出生日期　　年　　月　　日	
职业病种类：	具体病名	
中毒事故编码	同时中毒人数	
接触时间　　天　　小时　　分　（适用于专业工龄不足1个月者的急性职业病患者）		
统计工种	专业工龄　年　　月　　日	
发生日期　年　　月　　日	诊断日期　年　　月　　日	
死亡日期　年　　月　　日	诊断单位	
死因 本病 □　其他 □ ＿＿＿＿＿＿＿＿＿＿＿＿＿ 死因不明 □		

报告单位（盖章）：＿＿＿＿＿　　单位负责人：＿＿＿＿＿　　填表人：＿＿＿＿＿

填表人联系电话：＿＿＿＿＿　　填表日期：＿＿＿年＿＿月＿＿日

填报说明：1.填报单位为承担职业病诊断的医疗卫生机构。

2.急性职业病病例确诊1天内，慢性职业中毒和其他职业病确诊15天内，由承担职业病诊断的医疗卫生机构进行网络报告。

3.同年度的4月、7月、10月和下一年度1月10日之前完成上一季度数据的汇总统计分析。

图7-6 职业病报告卡

二、职业病鉴定文书的内容与格式

（一）职业病鉴定过程记录

职业病鉴定过程记录，见图 7-7、图 7-8。

职业病鉴定过程记录（一）

鉴定对象 姓　　名		性　别		身份号码	
用人单位 名　　称					
原诊断机构				诊断结论	
首次鉴定 机　　构				首次鉴定 结　　论	
本次鉴定 时　　间				本次鉴定 地　　点	
参　加 鉴　定 专　家	姓　名	工作单位		职　务	备　　注
邀　请 专　　家					

申请职业病诊断鉴定原因：

职业史、既往史：

鉴定所用资料的名称和数目：
1. 职业病诊断申请书　　　　份；
2. 职业病诊断证明书　　　　份；
3. 职业史、既往史　　　　份；
4. 职业健康监护档案　　　　份；
5. 职业健康检查结果　　　　份；
6. 工作场所历年职业病危害因素检测、评价资料　　　　份；
7. 用人单位证明该劳动者为该单位职工的资料　　　　份；
8. 当事人身份证复印件　　　　份；
9. 其他必要的有关材料　　　　份。

共 2 页　第 1 页

图 7-7　职业病鉴定过程记录（一）

职业病鉴定过程记录（二）

鉴定对象姓名		用 人单 位	
鉴定委员会专家意见：			
表决情况：			
鉴定结论：			
参加鉴定人员签名：			
备 注：			

记录人签名：　　　　　　　　　　　　　　　　　　共 **2** 页　第 **2** 页

图 7-8　职业病鉴定过程记录（二）

（二）职业病鉴定书

职业病鉴定书，见图7-9。

职业病鉴定书

编号：

姓名		性别		身份证号码	
用人单位名称					
职业病危害接触史					

申请鉴定主要理由：

鉴定依据：

鉴定结论：

职业病诊断鉴定委员会

（公章）

年　月　日

注：1. 根据《中华人民共和国职业病防治法》的规定，如对设区的市级职业病鉴定结论有异议，可以在接到职业病鉴定书十五日内向＿＿＿＿＿＿省（自治区、直辖市）卫生机构厅（局）申请省级职业病鉴定。

2. 省级职业病鉴定结论为最终鉴定。

图7-9　职业病鉴定书

（郭美琼　朱德香　李智民　光在省）

第八章　职业病防护设施检测

第一节　概　　述

职业病防护设施是指消除或者降低工作场所的职业病危害因素的浓度或者强度，预防和减少职业病危害因素对劳动者健康的损害或者影响，保护劳动者健康的设备、设施、装置、构（建）筑物等的总称。

职业病防护设施检测是按照国家有关标准、规范和方法的规定，对职业病防护设施的技术参数进行检测。通过检测气流状态参数来确定职业病防护设施性能是否达到了设计要求，捕捉风速与实际风量是否达到了预期目标。同时，这些检测结果也可以作为判定职业病防护设施是否满足法律、法规要求的依据。

职业病防护设施检测内容主要包括新风量、通风量与换气次数；局部排风罩罩口风速、风量和控制风速；通风系统风速、风量、风压、阻力及除尘效率等。

本章主要介绍局部排风罩罩口风速、风量和控制风速以及通风系统风速、风量、风压的检测方法。

第二节　职业病防护设施检测示例

一、局部排风罩罩口风速及控制风速的检测

（一）局部排风罩罩口风速的检测

罩口风速检测方法包括定点检测法和匀速移动法。

1. 定点检测法　检测仪器：热电式风速仪（计）。

检测方法：

（1）根据排风罩罩口形式及罩口尺寸确定检测点位置：①对于矩形排风罩，按罩口断面的大小，把它分成若干个面积相等的小块，在每个小块的中心外测量其气流速度。断面面积大于 $0.3m^2$ 的罩口，可分为 9～12 个小块测量，每个小块的面积小于 $0.06m^2$，见图 8-1（a）所示；断面面积小于或等于 $0.3m^2$ 的罩口，可取 6 个检测点测量，见图 8-1（b）所示。②对于条缝形排风罩，在其高度方向至少应有两个检测点。沿条缝长度方向根据其长度可以分别取若干个检测点，检测点间距小于或等于 200mm，见图 8-1（c）所示。③对于圆形排风罩，则至少取 4 个检测点，检测点间距小于或等于 200mm，见图 8-1（d）所示；

（2）将风速仪的探头置于检测点处，风速仪上的方向指示点应迎着风的方向，风速仪数值稳定后的风速为该检测点的风速。最少检测三次，至少取得三组数据，罩口风速为至少三组数据分别求得风速的平均值。

2. 匀速移动法　检测仪器：叶轮式风速仪，检测范围为 0.3～40m/s。

检测方法：对于开口面积小于 $0.3m^2$ 的排风罩口，可将风速仪沿整个罩口断面按图 8-2 所示的路线慢慢地匀速移动，移动时风速仪不得离开检测平面，此时测得的结果是罩口平均速度。此法最少检测三次，取其平均值，每次检测误差应在 ±5% 以内。

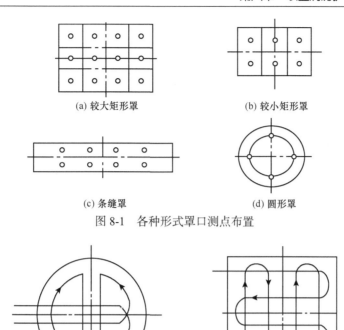

(a) 较大矩形罩   (b) 较小矩形罩

(c) 条缝罩   (d) 圆形罩

图 8-1 各种形式罩口测点布置

图 8-2 罩口平均风速检测路线

3. 排风罩罩口平均风速和排风量计算方法

（1）排风罩罩口平均风速按下列公式计算：

$$\overline{V}=\frac{V_1+V_2+\text{L}+V_n}{n} \tag{8.1}$$

式中，$\overline{V}$：罩口平均风速（m/s）；V_1, V_2, V_n：罩口各测点的风速（m/s）；n：检测点总数。

（2）风罩风量可按下列公式进行计算：

$$Q=3600F\overline{V} \tag{8.2}$$

式中，Q：伞形罩排风量（m³/h）；F：罩口面积（m²）；$\overline{V}$：罩口平均风速（m/s）。

另外，排风罩还可以通过检测排风罩连接风管内检测断面的平均风速（动压法）和静压（静压法）并通过计算获得。

（二）排风罩控制风速的检测

检测条件：控制风速应在生产和通风系统正常运行且稳定后进行检测；在测点处尽量避免干扰气流。

检测点选择：距排风罩罩口最远的有害物放散点即为排风罩控制点，排风罩控制点即为检测点。排风罩控制面应按《排风罩的分类及技术条件》GB/T16758—2008的规定确定控制面上的检测点。控制点位置选择参照图8-3～图8-7。

检测仪器：具有方向性的风速仪。

检测方法：将风速仪的探头置于检测点处，风速仪上的方向指示点应迎着风的方向，风速仪数值稳定后的风速为该检测点的风速。各检测点的风速至少检测3次，取其算数平均值作为该检测点的平均风速。控制点的控制风速检测结果为检测点的平均风速；控制面的控制风速检测结果应为各检测点平均风速的最小值。

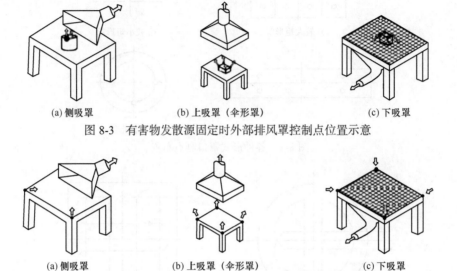

(a) 侧吸罩　　　　　　(b) 上吸罩（伞形罩）　　　　　(c) 下吸罩

图 8-3　有害物发散源固定时外部排风罩控制点位置示意

(a) 侧吸罩　　　　　　(b) 上吸罩（伞形罩）　　　　　(c) 下吸罩

图 8-4　有害物发散源多或不固定时外部排风罩控制点位置示意

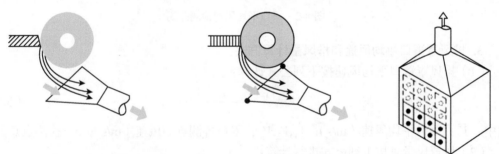

图 8-5　接受式排风罩控制面位置示意　　图 8-6　接受式排风罩控制面最远点位置示意　　图 8-7　排风柜控制面位置示意

注：黑点所在开口面为排风柜的控制面

（三）电子微风仪测量实验室通风柜开口面风速及风量

目前我们常用的电子微风仪主要有 QDF 型热球式电风速计、EY3-2A 型电子微风仪和数字式风速计（仪），下面就以开口面积为 900mm×300mm 的通风柜为例，使用 QDF 型热球式电风速计（图 8-8）、EY3-2A 型电子微风仪（图 8-9）和数字式风速计（图 8-10）对其风速及风量进行检测。

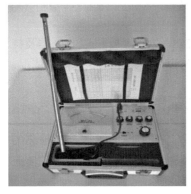

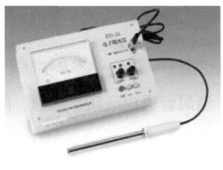

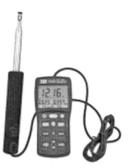

图 8-8　QDF 型热球式电风速计　　　图 8-9　EY3-2A 型电子微风仪　　图 8-10　数字式风速计

1. 检测前准备

（1）测量通风柜开口尺寸（罩口尺寸）；

（2）检测点确定：根据计算开口面积为 0.27m²，小于 0.3m²，可取 6 个检测点检测，把开口面积分成 6 个相等的小块，在每个小块的中心处测量其气流速度；

确定检测点间隔位置，并标记检测点间隔位置，用细线分成 6 个面积相等的小块，每个小块的中心处即为检测点；

（3）检测仪器校正：①QDF 型热球式电风速计：使用前观察电表的指针是否指于零点，如有偏移可轻轻调整电表上的机械调零螺丝，使指针回到零点。"校正开关"置于"满度"的位置，慢慢调整"满度调节"旋钮，使电表指针在满度刻度位置。"校正开关"置于"零位"的位置，慢慢调整"粗调"和"细调"两个旋钮，使电表指针指在零点的位置；②EY3-2A 型电子微风仪：使用前观察电表的指针是否指于零点，如有偏移可轻轻调整电表上的机械调零螺丝，使指针回到零点。按下"电源"直键调节"放大器调零"，电位器使指针指于零点。按下"1m/s"直键开关调节"零点调节"，电位器使指针指于零点。预热 10min，并重复上述步骤，方可进行测量。风速超过 1m/s，按下"30m/s"直键开关即可读数；③数字式风速计：仪器使用时，请先调零。调零方法：按下仪器开关"POWER"键，旋上探头帽，经 2min 预热后，仪器稳定，显示为 0.00，若不在"0"点，可调整仪器左侧的调零"ZERO"键电位器，直到显示为 0.00。

2. 检测

（1）QDF 型热球式电风速计、EY3-2A 型电子微风仪：轻轻拉动螺塞，使测杆露出，即可进行检测，检测时测头上的红点对准风向，风速仪数值稳定后从电表上读出风速的大小，根据电表读数，查阅仪器的校正曲线查出被测风速。

数字式风速仪：测量时拉出拉杆，旋下探头帽，即可进行检测，检测时测头上的红点对准风向，此时屏幕上显示的数值即为所测风速值。为读数方便，仪器设有保持功能"HOLD"键，按下此键可得到一稳定读数。

（2）在检测若干分钟后，将测杆螺塞旋紧，使探头密闭，进行仪器校正，以保证测量的准确性。

（3）各检测点的风速至少检测 3 次，取其算数平均值作为该检测点的平均风速。控制面的控制风速检测结果应为各检测点平均风速的最小值。

（4）结果计算：按照式（8.1）计算排风罩罩口平均风速，按式（8.2）计算排风罩风量。

局部排风罩罩口风速及控制风速的检测主要以 GB/T16758—2009《排风罩的分类及技术条件》和 AQ/T4274—2016《局部排风设施控制风速检测与评估技术规范》为检测依据。

二、通风管道内风压、风速、风量的检测

管道中气体的压力（全压、静压、动压）是通风系统中基本的物理量。根据所检测的全压（或静压）可以计算管道系统中的压力损失、除尘器的阻力等参数，而管道中气体流动的动压是计算气流流速、流量的最常用和最基本的参数。

（一）检测点位置、检测孔和检测点数量的规定

1. 检测点位置　检测点位置应选择在气流平稳的直线管道内，距弯头、变径管等干扰源下游方向大于 6 倍当量直径，上游方向大于 3 倍当量直径。位置选择时应优先考虑直管段，当条件受限不能满足上述要求时，应尽可能选择气流稳定的断面，并适当增加检测点数量和测试频次。检测点前直管段的长度必须大于检测点后直管段的长度。

2. 检测孔

（1）静压检测孔的构造如图 8-11 所示，孔的轴线应与管道垂直，孔径为 2mm，周边不得有毛刺。静压接头为内径 6mm、长 30mm 的管嘴，与管壁的焊缝不得漏气。

（2）风速、风量、风压和粉尘浓度测孔的构造如图 8-12 所示。

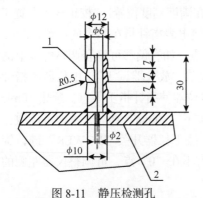

图 8-11　静压检测孔
1. 测静压接头；2. 管壁或器壁（单位：mm）

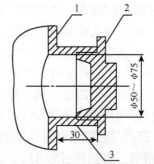

图 8-12　风速、风量、风压和粉尘浓度测孔
1. 管壁；2. 丝堵；3. 短管（单位：mm）

3. 检测点数量

（1）圆形管道检测点：在选定的测试断面上，设置相互垂直的两个测孔，同时把管道断面分成一定数量的等面积同心圆环，通过测孔沿该断面的直径方向，在各等面积圆环上各取四个点作为检测点。如图 8-13 所示。检测点数量按表 8-1 确定，原则上检测点数量不超过 20 个。

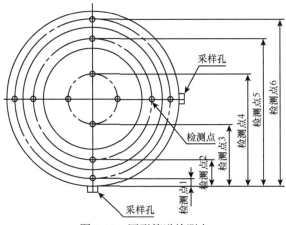

图 8-13　圆形管道检测点

表 8-1　圆形管道等面积圆环和检测点数量

管道直径（m）	分环数	检测点数量（两孔共计）
<0.2	—	1
0.2~0.6	1~2	2~8
0.6~1.0	2~3	8~12
1.0~2.0	3~4	12~16
2.0~4.0	4~5	16~20
>4.0	5	20

注：对管道直径小于 0.2m，管道内流速分布均匀的小管道，可取管道中心作为检测点。

　　检测点的位置可用检测点距管道内壁距离表示，采样孔入口端至各检测点管道直径的倍数见表 8-2。当检测点距管道内壁距离小于 25mm 时，取 25mm。

表 8-2　圆形截面管道检测点距管道内壁的距离（以管道直径倍数计）

检测点号	环数				
	1	2	3	4	5
1	0.146	0.067	0.044	0.033	0.022
2	0.854	0.250	0.146	0.105	0.082
3		0.750	0.294	0.195	0.145
4		0.933	0.706	0.321	0.227
5			0.854	0.679	0.344
6			0.956	0.805	0.656
7				0.895	0.773
8				0.967	0.855
9					0.918
10					0.978

　　（2）矩形管道检测点：将管道断面分成若干个等面积小矩形，使小矩形相邻两边之比接近 1，每个小矩形的中心即为检测点。如图 8-14 所示。检测点数量按表 8-3 确定，原则上检测点数量不超过 20 个。

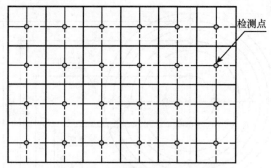

图 8-14　矩形管道检测点位置

表 8-3　矩形管道的分块及检测点数量

管道断面积/m²	等面积小块长边长度/m	检测点数量
<0.1	<0.32	1
0.1~0.5	<0.36	1~4
0.5~1.0	<0.50	4~6
1.0~4.0	<0.57	6~9
4.0~9.0	<0.75	9~16
>9.0	<1.0	≤20

注：管道断面积小于 0.1m²，流速分布比较均匀时，可取断面中心作为检测点。

（二）管道内气体压力的检测

1. 检测仪器　皮托管和压力计。

（1）皮托管：皮托管分为"L 型"（标准型）和"S"形。

"L 型"（标准型）是一个弯成 90°的双层同心圆管，尾端直连接头连通的内管是全压，侧接头连通的外管是静压。标准皮托管校正系数近似等于 1，检测孔很小。"L 型"皮托管只适用于较清洁管道气体的测量，若用于风道内含尘气体的测量，容易堵塞。

"S"形皮托管是由两根同样的金属管组成，检测端做成方向相反的两个互相平行开口，检测时一个开口面向气流，另一个开口背向气流，面向气流的开口测得值为全压，背向气流开口测得值相当于静压。由于背向气流的开口上有涡流的影响，测得的压差值较实际的动压值大，因此每根"S"形皮托管在测量前，必须进行校正，不同的"S"形皮托管它们的校正系数是不同的，即使同一根"S"形皮托管在不同的流速范围内，校正系数也是不相同的。

（2）压力计（压差计）：压力计目前常用的主要有倾斜式微压计、"U 型"压力计、便携式数字微压计。如图 8-15~图 8-17。

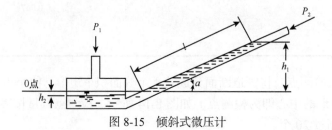

图 8-15　倾斜式微压计

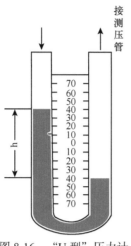

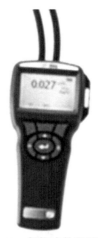

图 8-16 "U 型"压力计   图 8-17 便携式数字微压计

2. 检测方法 通风管道内的压力（全压、静压与动压）可用皮托管与不同测量范围和精度的压差计配合测得。皮托管与压差计连接方式如图 8-18～图 8-20。皮托管的管头应迎向气流，轴线应与气流平行。按照不同形状管道检测点布置原则，使用皮托管检测各检测点全压、静压与动压，取其算数平均值。如使用 "S" 形皮托管检测，应以其校正系数修正。管道内静压的检测，除用皮托管外，也可用直接在管壁上开凿的小孔测得，如图 8-18 所示。

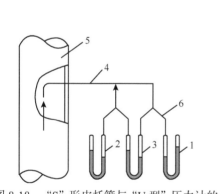

图 8-18 "S" 形皮托管与 "U 型"压力计的连接

1. 测全压；2. 测静压；3. 测动压；4. 皮托管；5. 风道；6. 橡皮管

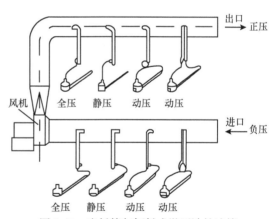

图 8-19 皮托管与倾斜式微压计的连接

3. 检测步骤

（1）测试前，按照仪器设备操作维护规程或说明书，对检测仪器设备进行调整、校正和检查，然后根据检测内容将测压管（皮托管）与压力计连接；

（2）在皮托管上标出各检测点应插入采样孔的位置；

（3）将皮托管插入采样孔。使用 "S" 形皮托管时，应使开孔平面垂直于测量断面插入；

（4）在各测点上，使皮托管的全压测孔对准气流方向，其偏差不得超过 10°，分别测出各点的全压、静压和动压，分别记录在表中。重复检测 3 次，取平均值。

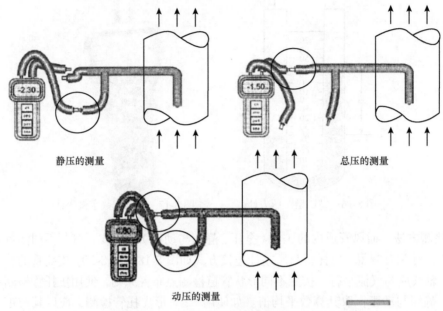

静压的测量　　　　　　　　　　　　　　　　　　　总压的测量

动压的测量

图 8-20　皮托管与便携式数字微压计的连接

（三）管道内风速、风量的检测

1. 管道内风速的检测　检测仪器：皮托管和压力计。

检测方法：使用皮托管测量各检测点的动压，然后按式（8.3）计算各检测点的气体流速，按式（8.4）计算管道平均流速。对于较清洁的排气管道，可使用标准皮托管测量动压，对于含尘管道，应使用"S"形皮托管测量动压。

$$V_i = K_v \sqrt{\frac{2P_d}{\rho}} \qquad (8.3)$$

式中，V_i：各检测点的气体流速（m/s）；K_v："S"形皮托管的风速校正系数，标准皮托管校正系数近似等于 1；P_d：测点的动压（Pa）；ρ：管道内空气的密度（kg/m³）。

$$V_p = K_v \sqrt{\frac{2}{\rho} \left[\frac{\sqrt{p_{d1}} + \sqrt{P_{d2}} + \cdots + \sqrt{P_{dn}}}{n} \right]} \qquad (8.4)$$

式中，V_p：平均流速，断面上各测点定点流速的平均值（m/s）；n：检测点总数（个）。

2. 管道内流量的计算

检测平均风速后，可按式（8.5）计算管道内的风量。

$$L = 3600V_p F \qquad (8.5)$$

式中，L：风量（m³/h）；F：管道断面面积（m²）。

（四）示例

自动烟尘/气测试仪检测通风管道内气体压力、风速和风量该仪器设备基于皮托管平行等速采样原理，吸收了国际同类仪器的先进技术，可自动跟踪烟气流速等速采样，具有操作简单、适应性强、跟踪精度高等特点。

该仪器可用于烟道排气参数（动压、静压、温度、流速、标干流量、含湿量）的检测以及烟道内粉尘浓度、有害气体的检测。

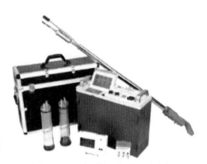

图 8-21　自动烟尘/气测试仪

1. 整机构造介绍　整机构造如图 8-22。整机连接示意见图 8-23。

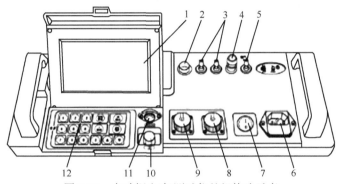

图 8-22　自动烟尘/气测试仪整机构造示意

1. 显示屏　采样中显示各种信息及数据,角度可调整；2. T_s/T_{sw} 信号接口　外接温度探头/含湿量检测器信号线；3. ΔP 接嘴　有 "+"、"–" 两个,用于连接皮托管,测量烟气压力状况；4. 烟尘入口　烟尘吸入口,外接干燥筒,用于采集烟尘和测量含湿量；5. 烟气入口　烟气吸入口外接烟气取样管测量含氧量和有害气体浓度；6. 交流电源插座；7. 电源开关；8. DC12V 输出；9. DC12V 输入；10. 对比度调节旋钮；11. RS232 接口　可外接微型打印机打印检测数据表；12. 键盘　功能说明

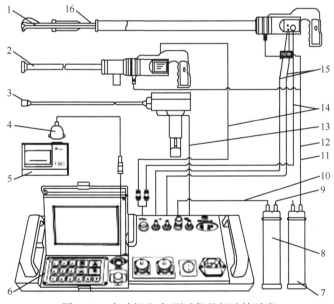

图 8-23　自动烟尘/气测试仪整机连接示意

1. 烟尘多功能取样管；2. 烟尘含湿量温度检测器；3. 烟气取样器；4. 打印机连线；5. 微型打印机；6. 烟尘（气）测试仪主机；7. 干燥筒；8. 缓冲器；9. 缓冲器与干燥器连接管；10. 主机与缓冲器连接管；11. 烟尘连接管；12. 含湿量温度检测器连接管；13. 烟气取样器连接管；14. 信号连接线；15. 压力连接管；16. 温度探头

注：11、12 可以分别连接烟尘连接器和含湿度温度检测器连接管，进行烟尘和含湿度、温度的检测。

2. 检测方法及步骤

（1）检测前准备

1）滤筒前处理和称重：用铅笔将滤筒编号，在 105～110℃烘箱内烘烤 1 小时，取出滤筒放入干燥器中冷却至室温。用感量 0.1mg 天平称量，两次重量之差不超过 0.5mg，放入专用容器中保存（如检测管道内粉尘浓度）。

2）干燥剂的装填：将干燥筒底盖旋开，加入约 3/4 体积的具有充分干燥能力的变色硅胶（颗粒状），然后将干燥筒盖旋紧即可。

3）检查仪器功能：确认电源为 220V 后，接通电源线，面板开关指示灯亮，打开电源开关，工作指示灯亮，检查显示器、键盘、采样泵等是否正常。

（2）仪器连接

1）选择干燥、避阳光处，将仪器放置平稳。

2）连接取样管与主机

①将主机面板上的两个"ΔP"接嘴用橡胶管与取样管上的"皮托管接嘴"相连：皮托管面向气流方向的接嘴连接到"+"端，背向气流方向的接嘴连接到"–"端。

②将缓冲器的一个接嘴与面板上标有"烟尘"的接嘴相连；另一个接嘴用橡胶与干燥筒的一个接嘴相连；干燥筒的另一个接嘴用橡胶管与烟尘取样管的气路接嘴相连。

③记下滤筒编号，将滤筒装入取样管，旋紧压盖（如检测管道内粉尘浓度）。

④确认电源为 220V 后，面板电源开关上的绿色指示灯应点亮，指示工作电源接入正常。

⑤将仪器显示屏打开，旋转到适合观看的位置。

（3）开机：确认连接正常后，打开仪器电源开关，面板上的工作指示灯点亮，仪器进入初始状态，进行自检，完成后，自动进入主菜单，显示菜单条、图标和对应的提示行，按光标键移动菜单条，选中相应菜单按确定键执行，或直接按菜单条对应的数字键，即可进行相应操作。

（4）参数设置：选中主菜单"设置"，用户可进行必要的参数设置，包括日期、时间、大气压。欲修改哪一项内容则应选中相应的菜单项，仪器进入参数修改状态，出现闪烁的光标，用户可按数字键完成修改后按确定保存。若输入错误，可按取消键，重新输入。

（5）采样布点：选择主菜单"布点"按确定键，仪器进入布点菜单。

1）如烟道为圆形，请选择"圆形烟道"按确定键，按提示输入管道直径，操作完毕后，选择"计算距离"按确定键，屏幕显示每一检测点距管外端距离，使用胶布在取样管上做出标记，即可根据每一检测点距管外端距离进行采样布点。按确定键返回"主菜单"。

2）如烟道为矩形，请选择"矩形烟道"按确定键，按提示输入烟道边长，操作完毕后，选择"计算距离"按确定键，屏幕显示每一检测点距管外端距离，使用胶布在取样管上做出标记，即可根据每一检测点距管外端距离进行采样布点。按确定键返回"主菜单"。

3）如烟道为其他类型，请选择"其他类型"按确定键，按提示输入烟道截面积，操作完毕后，选择"完毕"或按确定键返回"主菜单"。

（6）工况测量：选择主菜单"工况"，按确定键。选"自动调零"，按确定键，仪器自动对各压力传感器进行调零，管标定位在"完毕"菜单上，当数值回到零且比较稳定时，按确定键调零完毕。

（7）测量湿度：选择主菜单"湿度" 按确定键，选择"测量湿度"，确认气路连接好，将含湿量温度取样器的信号线插入 T_s/T_{sw} 信号接口。直接按确定键，仪器自动测量干、湿球温度，从而计算出烟气温度，待湿度稳定在一定数值上，按确定键返回"主菜单"。（如测量管道内湿度）

（8）采样

1）选择主菜单"采样"按确定键，此时光标停留在"采样"上，可按确定键对每点的采样时间进行修改，同样方法可修改采样嘴直径及选择跟踪方式。

2）确认采样气路等准备好后，选择"准备采样"菜单按确定键，输入滤筒编号，完毕后按确定键。如需修改设置，可选择"滤筒号""采样设置"菜单进行相应修改（如检测管道内粉尘浓度）。

3）选择"开始采样"菜单按确定键，仪器自动跟踪烟气流速进行采样。如需暂停采样请按"暂停"确定键，仪器将暂停采样，再按确定键，将继续采样。

4）采样结束后，屏幕显示采样结果，此时可选择"保存"或"打印"进行数据保存和打印。按确定键后，输入文件号，然后按确定键，数据即被保存。如需继续采样，请按提示重复操作。

5）重复检测 3 次，取平均值。

通风管道内风压、风速、风量的检测主要以 GB/T6719—2009《袋式除尘器技术要求》为检测依据。

第三节　职业病防护设施技术参数检测报告内容与格式

一、职业病防护设施技术参数检测报告内容

职业病防护设施技术参数检测报告内容主要包括标题；样品受理编号，总页数、每页序数；委托方名称或检测单位；受理日期；检测日期；检测项目；检测地点；检测类别；检测编号；检测室名称；检测依据（采用的标准检测方法或非标准检测方法的名称、编号，含年号及检测方法的条款）；检测结果；签发者签字、签发日期；对委托检测应做出"本检测报告仅对当日检测结果负责"的声明等。具体格式内容见附件 A。

发送委托方的检测报告仅有签发者签字及日期；存档检测报告包括 1 份发送委托方的检测报告完全一致的文本，还应有 1 份有检测者、校核者、审核者、签发者的签字及日期的文本。

二、职业病防护设施技术参数检测原始记录内容

职业病防护设施技术参数检测原始记录内容主要包括标题；样品受理编号，总页数、每页序数；委托方名称或检测单位；受理日期；检测项目；检测日期；检测地点；主要仪器设备名称、仪器设备编号、仪器设备状态；检测编号；检测依据（采用的标准检测方法或非标准检测方法的名称、编号，含年号及检测方法的条款）；记录表格和检测点布置示意图；计算和导出数据结果；检测者、复核者签字及日期等。具体格式内容见附件 B。

三、职业病防护设施技术参数检测报告格式

1. 封面

×××ｘ单位职业病防护设施技术参数检测报告

检测机构名称

年　月　日

2. 检测报告

（1）检测报告内容编写，字体为宋体，记录表格名称如"检测报告""原始记录"等使用小二号字并加粗，其余部分均使用五号字。

（2）检测结果的格式可自行确定，检测结果后应紧接"以下空白"字样。

（3）"检测机构（公章）"位于报告右下侧。

（4）对委托检测形式出具的检测报告，在检测结果结束横线的上行注明"本检测报告仅对当日检测结果负责"字样。

（5）存档的检测报告"报告者、年月日"等分两行均匀排列于横线下方，发出的报告"签发者、职务、年月日"分三行位于横线下右侧。原始记录"检测者、年月日"等分两行均匀排列于横线下方

（6）检测报告、原始记录使用 A4 纸竖版排列，其他记录可设计成横排形式。

附件 A

×　×　×　×（单位名称）

检　测　报　告

样品受理编号　　　　　　　　　　　　　第×页　　共×页

委托单位：＿＿＿＿＿＿＿＿＿＿＿＿　　受理日期：＿＿＿＿＿＿＿＿＿＿＿＿＿

检测项目：＿＿＿＿＿＿＿＿＿＿＿＿　　检测日期：＿＿＿＿＿＿＿＿＿＿＿＿＿

检测地点：＿＿＿＿＿＿＿＿＿＿＿＿　　检测类别：＿＿＿＿＿＿＿＿＿＿＿＿＿

检测室名称：＿＿＿＿＿＿＿＿＿＿　　检测编号：＿＿＿＿＿＿＿＿＿＿＿＿＿

检测依据：＿＿＿＿＿＿＿＿＿＿＿＿＿＿＿＿＿＿＿＿＿＿＿＿＿＿＿＿＿＿＿

检测结果：

检测编号　　　　　　　　检测地点　　　　　　　　检测结果（单位）

（以下为空白）

检测机构（公章）

本检测报告仅对当日检测结果负责

检测者：　　　　校核者：　　　　审核者：　　　　签发者：

　　　　　　　　　　　　　　　　　　　　　　　　职　务：

年　月　日　　年　月　日　　年　月　日　　年　月　日

××××（单位名称）

检 测 报 告

样品受理编号　　　　　　　　　　　　　　　　　第×页　　共×页

委托单位：＿＿＿＿＿＿＿＿＿＿＿　　　受理日期：＿＿＿＿＿＿＿＿＿＿＿

检测项目：＿＿＿＿＿＿＿＿＿＿　　　检测日期：＿＿＿＿＿＿＿＿＿＿＿

检测地点：＿＿＿＿＿＿＿＿＿＿　　　检测类别：＿＿＿＿＿＿＿＿＿＿

检测室名称：＿＿＿＿＿＿＿＿＿　　　检测编号：＿＿＿＿＿＿＿＿＿＿

检测依据：＿＿＿＿＿＿＿＿＿＿＿＿＿＿＿＿＿＿＿＿

检测结果　　：

检测编号　　　　　　　　检测地点　　　　　　　　检测结果（单位）

（以下为空白）

检测机构（公章）

本检测报告仅对当日检测结果负责

签发者：

职　务：

年　月　日

附件 B

××××（单位名称）

原 始 记 录

样品受理编号：　　　　　　　　　　　　　　　　第　页　　共　页

委托单位：＿＿＿＿＿＿＿＿＿＿＿　　　受理日期：＿＿＿＿＿＿＿＿＿＿＿

检测项目：＿＿＿＿＿＿＿＿＿　　　检测日期：＿＿＿＿＿＿＿＿＿＿＿

检测地点：＿＿＿＿＿＿＿＿＿＿　　　检测室名称：

主要仪器：　　　　　　　　　　　　仪器编号：

状态：＿＿＿＿＿＿＿＿＿＿＿　　　检测编号：＿＿＿＿＿＿＿＿＿

检测依据：＿＿＿＿＿＿＿＿＿＿＿＿＿＿＿＿＿

罩口尺寸（mm）：

　　　　　　　　　　　××检测项目记录　　　　　单位：

检测次数	检测点编号																	
	1	2	3	4	5	6	7	8	9	10	11	12	13	14	15	16	17	18

1

续表

检测次数	检测点编号																	
	1	2	3	4	5	6	7	8	9	10	11	12	13	14	15	16	17	18
2																		
3																		

注：××检测项目检测点布置示意图

检测者：   复核者：

　　　年　　月　　日　　　　　　　　　　　　　年　　月　　日

（杨　璇　胡　泊　王小舫　赵　容　燕　贞　周　静）

第九章 职业病危害评价

第一节 概 述

为贯彻"预防为主"的职业病防治工作方针，从源头上预防、控制和消除建设项目可能产生的职业病危害，确保建设项目职业危害防护设施与主体同时设计、同时施工、同时投入生产和使用，《中华人民共和国职业病防治法》自 2002 年 5 月 1 日实施以来，明确规定了建设项目职业病危害评价制度，即对新建、改建、扩建项目和技术改造、技术引进项目（以下统称"建设项目"）可能产生职业病危害的，在其可研阶段应当进行职业病危害预评价，设计阶段进行职业病防护设施设计、竣工验收前进行职业病危害控制效果评价。国家根据建设项目可能产生职业病危害的风险程度，将建设项目分为职业病危害一般、较重和严重 3 个类别，职业病危害严重的用人单位，每三年至少进行一次职业病危害现状评价。

一、职业病危害评价分类

职业病危害评价可分为三大类：建设项目职业病危害预评价、建设项目职业病危害控制效果评价和用人单位职业病危害现状评价。

（一）建设项目职业病危害预评价

建设项目职业病危害预评价是指可能产生职业病危害的建设项目，在其可行性论证阶段，对建设项目可能产生的职业病危害因素及其有害性与接触水平、职业病防护设施及应急救援设施等进行的预测性卫生学分析与评价。

建设项目职业病危害预评价的目的是贯彻落实《中华人民共和国职业病防治法》及相关法律、法规、标准、技术规范，从源头上预防、控制、消除职业病危害，保护劳动者健康及其相关权益，促进经济的发展。

通过对建设项目职业病危害预评价，识别和分析该项目可能存在或产生的主要职业病危害因素的种类、环节及其工种/岗位分布，分析主要职业病危害因素预测接触水平，判定职业病危害类别，评价建设项目拟采取的职业病危害防护设施/措施的预期效果，指出建设项目在职业病危害防护方面存在的主要问题，提出科学、可行、有效的职业病危害防护补充措施及建议，并做出客观、真实的职业病危害预评价结论，为建设项目职业病危害分类管理及设计阶段的职业病危害防护设施设计提供科学的技术依据。

（二）建设项目职业病危害控制效果评价

建设项目职业病危害控制效果评价是指建设项目完工后、竣工验收前，对工作场所职业病危害因素及其接触水平、职业病防护设施与措施及其效果等做出综合评价。

建设项目职业病危害控制效果评价的目的是贯彻落实《中华人民共和国职业病防治法》及相关法律、法规、标准、技术规范，从源头上预防、控制、消除职业病危害，保护劳动者健康及其相关权益，促进经济的发展。

通过建设项目职业病危害控制效果评价，识别与分析建设项目存在或产生主要职业病危害因素的种类、环节及其工种/岗位分布，分析主要职业病危害因素接触水平，确定职业病危害类别，评价建设项目采取的职业病危害防护设施/措施的控制效果，提出科学、可行、有效的职业病危害防护补充措施及建议，并做出客观、真实的职业病危害控制效果评价结论，为建设项目职业病防护设施竣工验收以及建设单位职业病防治的日常管理提供科学依据。

（三）用人单位职业病危害现状评价

用人单位职业病危害现状评价是指对用人单位工作场所职业病危害因素及其接触水平、职业病防护设施与措施及其效果等做出综合评价。

职业病危害现状评价的目的是贯彻落实《中华人民共和国职业病防治法》及相关法律、法规、标准、技术规范，预防、控制、消除职业病危害，保护劳动者健康及其相关权益，促进经济的发展。

通过职业病危害现状评价，识别与分析建设项目存在或产生主要职业病危害因素的种类、环节及其工种/岗位分布，分析主要职业病危害因素预测接触水平，评价职业病危害防护设施/措施的控制效果，提出科学、可行、有效的职业病危害防护补充措施及建议，并做出客观、真实的职业病危害现状评价结论，为用人单位职业病防治的日常管理提供科学依据。

二、职业病危害评价依据

职业病危害评价依据主要分四大类：法律、法规、规章依据；标准、技术规范依据；基础依据；其他依据等。

（一）法律、法规、规章

法律、法规、规章依据主要是国家、地方、行业相关现行有效的职业卫生的法律、法规、规章，主要有《中华人民共和国职业病防治法》《中华人民共和国劳动合同法》《使用有毒物品作业场所劳动保护条例》等国家、地方、行业等相关法律、法规、规章等。

（二）标准、技术规范

标准、技术规范依据主要为国家、地方、行业相关现行有效的职业卫生标准、技术规范，主要有 GBZ 1—2010《工业企业设计卫生标准》、GBZ 2.1—2007《工作场所有害因素职业接触限值 第 1 部分：化学有害因素》、GBZ 2.2—2007《工作场所有害因素职业接触限值 第 2 部分：物理因素》、GBZ 158—2003《工作场所职业病危害警示标识》、GBZ/T 159—2004《工作场所空气中有害物质监测的采样规范》等国家、地方、行业相关职业卫生标准、技术规范等。

（三）基础依据

基础依据主要是建设项目或用人单位相关的技术性或立项的相关资料。

职业病危害预评价基础资料包括：建设项目可行性研究报告及相关技术资料、职业病危害预评价合同、委托书和项目的立项批文等。

职业病危害控制效果评价基础资料包括：建设项目竣工验收报告及相关技术资料、职业病危害预评价报告、职业病防护设施设计专篇、职业病危害控制效果评价合同、委托书等。

职业病危害现状评价基础资料包括：最近一次的职业病危害评价报告（控制效果评价或现状评价报告）、最近 3 年的职业健康检查资料和职业病危害因素定期检测资料、用人单位职业卫生管理的相关基础性资料、职业病危害现状评价合同、委托书等。

（四）其他依据

其他依据主要为完成评价报告参阅的国内外文献资料等支持性文件。

三、职业病危害评价原则

1. 贯彻落实预防为主、防治结合的方针。
2. 遵循科学、公正、客观、真实的原则。
3. 遵循国家、地方、行业法律、法规、规章、标准、技术规范的有关规定。

四、职业病危害评价内容

（一）建设项目职业病危害预评价主要内容

建设项目职业病危害预评价主要内容为对拟建项目施工期及运行期可能存在或产生主要职业病危害因素的种类、环节及其工种/岗位分布等进行识别与分析，分析主要职业病危害因素预测接触水平，判定职业病危害类别，分析与评价拟建项目总体布局、生产车间与工艺设备布局、建筑卫生学、卫生工程防护设施、个体防护用品、职业病危害应急救援设施、辅助用室、职业卫生管理措施等职业病危害防护设施/措施的预期效果，指出建设项目在职业病危害防护方面存在的主要问题，提出科学、可行、有效的职业病危害防护补充措施及建议，并做出客观、真实的职业病危害预评价结论。

（二）建设项目职业病危害控制效果评价主要内容

建设项目职业病危害控制效果评价主要内容为对建设项目投产后运行期存在或产生主要职业病危害因素的种类、环节及其工种/岗位分布等进行识别与分析，分析主要职业病危害因素接触水平，确定职业病危害类别，分析与评价建设项目总体布局、生产车间与工艺设备布局、建筑卫生学、卫生工程防护设施、个体防护用品、职业病危害应急救援设施、辅助用室、职业卫生管理措施等职业病危害防护设施/措施的控制效果，指出建设项目在职业病危害防护方面存在的主要问题，提出科学、可行、有效的职业病危害防护补充措施及建议，并做出客观、真实的职业病危害控制效果评价结论。

（三）职业病危害现状评价主要内容

职业病危害现状评价主要内容为对用人单位工作场所存在或产生主要职业病危害因素的种类、环节及其工种/岗位分布等进行识别与分析，分析主要职业病危害因素接触水平，分析与评价建设项目总体布局、生产车间与工艺设备布局、建筑卫生学、卫生工程防护设施、个体防护用品、职业病危害应急救援设施、辅助用室、职业卫生管理措施等职业病危害防护设施/措施的控制效果，指出建设项目在职业病危害防护方面存在的主要问题，提出科学、可行、有效的职业病危害防护补充措施及建议，并做出客观、真实的职业病危害现状评价结论。

五、职业病危害评价方法

职业病危害评价方法通常采用类比法、检查表法、经验对照法、职业卫生调查法、工程分析法、职业卫生检测检验法、职业健康检查法、职业病危害作业分级法、风险评估法等。

（一）类比法

类比法是通过对拟建项目相同或相似工程（项目）的职业卫生调查、工作场所职业病危害因素浓度（强度）、职业健康监护资料及拟建项目工程分析，类推拟建项目可能存在或产生的主要职业病危害种类、环节及其工种/岗位分布、职业病危害因素预测接触水平等，预测拟采取职业病危害防护措施的防护效果。

类比法的优点是比较直观、易于理解、便于参考与借鉴；缺点是如果类比对象选择不当，可能造成错误的结论。

在实际应用中，完全相同的类比对象几乎是不存在的，因此必须结合实际情况进行必要的分析和校正，选择类比项目/工程/现场时把握以下原则：类比项目与类比项目有基本相同或相似的原辅材料及产品、生产设备、生产工艺、生产规模，对于规模较大、工艺复杂的建设项目，难以找到合适的类比对象时，也可以考虑按评价单元、工艺，分别选取合适的类比工程进行评价。

（二）检查表法

检查表法是依据国家有关法律、法规、标准、技术规范等，编制检查表，逐项检查分析建设项目职业卫生有关内容与国家法律、法规、标准、技术规范的符合情况。

检查表法的优点是通常事先编制，可保证评价工作的全面性、完整性，避免草率、疏忽和遗漏；按照法律、法规、标准、技术规范的要求列出检查内容，可使评价工作标准化、规范化；检查表简明易懂、方便适用、易于掌握；缺点是针对不同的需要，须事先编制大量的检查表，工作量大且检查表的质量受编制人员的知识水平和经验影响。

检查表的编制步骤为：分析评价内容、确定评价依据、明确检查项目、编制检查表格。

（三）经验对照法

经验对照法是评价技术人员依据掌握的专业知识和实际工作经验，对照有关职业卫生法律、法规、标准、技术规范，借助于相关经验和判断能力对评价对象的职业病危害进行分析与评价。

（四）职业卫生调查法

职业卫生调查法是指运用现场观察、文件资料收集与分析、人员沟通等方法，了解调查对象相关卫生信息的过程。

职业卫生调查主要内容包括：工程概况；试运行/运行情况；工作制度与劳动定员；物料储运情况；产品、副产品、中间品、原辅材料、分解物及废弃物等化学名称、产量及用量情况；生产工艺；生产设备；各工种/岗位名称、接触职业病危害因素种类、接触环节、接触人数、接触频次、日接触时间、接触方式、接触浓度/强度等职业病危害接触水平；职业病危害因素毒理学特征及对健康的影响；职业病危害因素现场检测与评价情况；职业健康监护；选址、总体布局、生产工艺及设备布局、建筑卫生学、职业病危害工程防护设施、个人防护用品、辅助用室、职业病危害应急救援设施、职业卫生管理设施/措施等职业病危害防护设施情况；急慢性职业中毒事故、职业病发病等情况等内容。

职业卫生调查的内容、方法与步骤详见第一章职业卫生调查中职业卫生基本情况调查的相关内容。

（五）工程分析法

工程分析法是指运用工程分析的思路和方法，在全面、系统分析建设工程概况、建设地点、建设项目所在地自然环境、总体布局、生产工艺与设备布局、生产过程中使用的产品与副产品、中间品、原辅材料、分解物及废弃物化学名称、产量及用量情况、生产工艺；生产设备；各工种/岗位名称、接触职业病危害因素种类、接触环节、接触人数、接触频次、日接触时间、接触方式、接触浓度/强度等职业病危害接触水平情况；职业病危害因素毒理学特征及对健康的影响；职业病危害因素现场检测与评价情况；职业健康监护；选址、总体布局、生产工艺及设备及布局、建筑卫生学、职业病危害工程防护设施、个人防护用品、辅助用室、职业病危害应急救援设施、职业卫生管理设施/措施等职业病危害防护设施情况；急慢性职业中毒事故、职业病发病等情况等内容进行全方位的时空分析。

工程分析法优点是较为全面、系统地识别建设项目/工作场所存在或可能存在的各类职业病危害因素，掌握各类职业病危害因素的分布特征，分析建设项目/工作场所职业病危害特点，并能初步评估其职业病危害因素预测接触水平/接触水平；缺点为评价人员的专业知识水平及其对建设项目生产工艺的了解程度，对系统工程分析结果有较大影响，在经验缺乏、工艺不熟悉情况下，难以准确识别建设项目/工作场所可能存在/存在的职业病危害因素种类及接触水平。

（六）职业卫生检测检验法

职业卫生检测检验法包括职业病危害因素检测检验及职业病危害防护设施防护效果检测，是利用现代检测、检验手段，根据检测规范和方法，对建设项目可能产生的生产性粉尘、有毒化学物质、物理因素、生物因素等职业病危害因素进行定性、定量分析，对防尘、防毒、通风、空调等职业病防护设施的防护效果进行检测。

职业卫生检测检验法优点是能够真实、客观、准确地定量反映评价对象或类比工程存在的职业病危害及其防护效果，是客观评价建设项目职业病危害程度、防护水平等的基础手段；缺点是实施需要有良好的组织，以及细致的前期准备工作，需要评价人员协同检测检验技术人员投入大量人力、物力。

（七）职业健康检查法

职业健康检查法是按照GBZ188—2014等有关规定，对从事职业病危害作业的劳动者进行健康检查，根据健康检查结果评价职业病危害作业的接触水平。

（八）职业病危害作业分级法

职业病危害作业分级法是根据作业场所职业病危害因素的检测（类比检测）结果，按照国家有关职业病危害作业分级标准对不同职业病危害作业的接触水平进行分级。

（九）风险评估法

风险评估法是依据工作场所职业病危害因素的种类、理化性质、浓度（强度）、暴露方式、接触人数、日接触时间、接触频率、职业病危害防护措施、毒理学资料、流行病学等相关资料，按一定准则，对建设项目发生职业病危害的可能性和危害程度进行评估，并按照危害程度考虑消除或减轻这些风险所需的职业病危害防护措施，使其降低到可承受的水平。

我国已于2017年9月30日发布GBZ/T 298—2017《工作场所化学有害因素职业健康风险评估技术导则》，并于2018年4月15日实施。该标准规定了工作场所化学有害因素职业健康风险评估的框架、工作程序、评估方法。适用于对劳动者在职业活动中因接触化学有害因素所导致的职业健康风险进行评估。

六、职业病危害评价程序

建设项目职业病危害预评价、控制效果评价、职业病危害现状评价均分为准备阶段、实施阶段和完成阶段。评价程序见图9-1。

（一）准备阶段

1. 收集有关资料 按照本章第一节评价依据的相关内容收集相应的评价资料，其中建设单位/用人单位技术资料至关重要，直接关系到职业病危害评价是否能顺利进行，甚至直接影响到评价结论的正确与否，因此，在开展职业病危害评价时，应尽早向建设单位/用人单位收集到客观、真实的技术资料。

建设单位/用人单位技术资料主要包括以下内容：

（1）建设项目立项申请或核准批复等文件。

（2）建设项目/用人单位概况，包括建设项目背景、项目单位、项目名称、项目性质、项目地点、自然环境、建设规模、项目组成及主要内容、工作制度与劳动定员、项目利旧内容等。项目背景包括项目由来、建设意义、总投资预算、职业病危害防护设施投资预算等。

（3）建设项目主要产品、副产品、中间品、原料、辅料、分解物及废弃物化学名称、理化特性、产量或用量。

（4）物料储运情况。

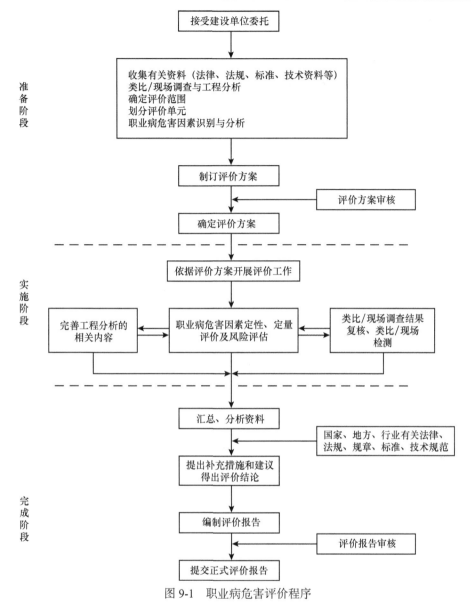

图 9-1 职业病危害评价程序

（5）主要生产工艺，包括外包、检维修工程情况。

（6）主要生产设备情况。

（7）建设项目生产工艺过程、生产环境和劳动过程中存在的主要职业病危害因素情况，包括各主要工种/岗位接触主要职业病危害因素种类，接触环节、接触人数、日接触时间、接触频度、接触方式等及主要职业病危害因素可能对人体健康产生的影响及导致的职业病。

（8）拟采取/采取的职业病防护设施情况，包括总体布局、生产工艺及设备及布局、建筑卫生学、职业病危害工程防护设施、个人防护用品、辅助用室、职业病危害应急救援设施、职业卫生管理设施/措施等，其中职业病危害工程防护设施包括防尘、防毒、防噪、防振、防暑、防寒、防湿、防非电离辐射、防电离辐射、防生物危害等卫生工程防护设施。

（9）拟配备/配备的个体防护用品情况。

（10）拟采取/采取的职业病危害应急救援设施情况。

（11）拟设置/设置辅助用室情况。

（12）拟采取/采取职业卫生管理措施情况。

（13）有关类比现场/现场职业卫生检测资料。

（14）有关劳动者职业健康检查资料。

（15）同类行业急慢性职业中毒事故、职业病发病等资料。

（16）有关设计图纸，包括建设地点位置图、总平面及竖向布置图、生产车间及工艺设备布局图、职业病危害工程防护设施设计图等。

2. 类比/现场调查与工程分析　类比/现场调查是获取职业病危害评价第一手现场资料的重要环节，主要内容为对上述收集的建设单位/用人单位技术资料逐项进行现场核实。

工程分析是在阅读建设单位/用人单位技术资料及类比/现场调查的基础上对相应资料进行全方位分析。

类比/现场调查与工程分析的主要内容：建设项目/用人单位概况；产品、副产品、中间品、原辅材料、分解物及废弃物；物料储运情况；生产工艺；生产设备；建设项目生产工艺过程、生产环境和劳动过程中存在的主要职业病危害因素情况；拟采取/采取的职业病防护设施情况等。具体如下：

（1）建设项目/用人单位概况

包括建设项目背景、项目单位、项目名称、项目性质、项目地点、自然环境、建设规模、项目组成及主要内容、工作制度与劳动定员、项目利旧内容等。

1）项目背景：包括项目由来、建设意义、总投资预算、职业病危害防护设施投资预算等。职业病危害防护设施投资预算包括卫生工程防护措施、职业病危害因素检测及设备、个体防护用品、职业病危害应急救援设施、职业健康检查、职业卫生宣传、教育、培训、建设项目职业病危害预评价及职业病危害控制效果评价等预算经费。

2）项目单位：建设项目的主办单位。

3）项目名称：应与建设单位提供的项目技术资料名称一致，国家重点建设项目的项目名称应与项目申请或核准项目名称一致。

4）项目性质：一般为新建、改建、扩建、技术改造和技术引进。

5）项目地点：建设项目建设地点。

6）自然环境：包括建设项目地形、地貌、气象条件（风向、风速、气温、相对湿度等）、气候特征，以及是否位于自然疫源地、地方病区等情况。

7）生产规模：分别列出产品方案和生产规模。

8）工程组成及工程主要内容：应从工程范围分析生产装置/设备、辅助设施、公用工程、物料储运等工程内容，其中：

①生产装置/设备：分别列出生产装置/设备名称、规格、数量等情况；②辅助设施：列出为生产配套的各生产辅助设施名称；③公用工程：列出给水、排水、供热、供电、供气等工程名称；④物料储运：包括原料、辅料、中间品、产品、副产品储运工程等。

9）工作制度与劳动定员

①工作班制：几班几运转，如四班三运装、三班制等；②劳动定员：包括生产作业人数、辅助岗位人数、管理人员人数及外委作业人员，并根据实际情况分析工种/岗位名称、人数、岗位职责等。

10）项目利旧内容：与建设项目相关的利旧工艺、设备等。

（2）建设项目主要产品、副产品、中间品、原料、辅料、分解物及废弃物化学名称、理化特性、产量或用量。

（3）物料储运情况。

（4）主要生产工艺，包括外包、检维修工程情况。

（5）主要生产设备情况。

（6）建设项目/用人单位生产工艺过程、生产环境和劳动过程中存在的主要职业病危害因素情况，包括各主要工种/岗位接触主要职业病危害因素种类，接触环节、接触人数、接触时间、接触频度、接触方式等及主要职业病危害因素可能对人体健康产生的影响及导致的职业病。

（7）拟采取/采取的职业病防护设施情况，包括调查建设项目/用人单位各类职业病防护设施的种类、数量设置地点及运行维护状况等；针对生产工艺过程、生产环境和劳动过程中存在的职业病危害因素及其特点、可能发生泄漏（逸出）或聚积的工作场所，调查各类应急救援设施的种类、数量、设置地点及运行维护状况等。

1）总体布局情况。

2）生产工艺与设备布局情况。

3）建筑卫生学：建筑卫生学调查包括建筑结构、采暖、通风、空气调节、采光照明、微小气候等建筑卫生学情况。

4）拟采取/采取的防尘、防毒、防噪、防振、防暑、防寒、防湿、防非电离辐射、防电离辐射、防生物危害等卫生工程防护设施情况。

5）拟配置/设置的个体防护用品情况：拟配置/配置的个体防护用品情况调查应结合各接触职业病危害因素的作业岗位及其相关工作地点的环境状况、职业病危害因素的特点、作业人员拟接触状况等，了解各接触职业病危害因素的作业岗位拟配备的个体防护用品的种类、数量、性能参数、适用条件以及拟使用管理制度的执行情况等。

6）拟采取/采取的职业病危害应急救援设施情况：建设项目/用人单位生产过程中存在的可导致急性职业病危害的职业病危害因素及其特点、可能发生泄漏（逸出）或聚积的工作场所，调查各类应急救援设施的种类、数量、设置地点及运行维护状况等情况。

7）拟设置/设置的辅助用室情况。辅助用室调查包括：工作场所办公室、卫生用室（浴室、更/存衣室、盥洗室、洗衣房等）、生活室（休息室、食堂、厕所等）、妇女卫生室等辅助用室的设置及使用情况。

8）拟采取/采取的职业卫生管理措施情况，包括：职业卫生管理组织机构设置及人员配置情况、职业病防治计划与实施方案及执行情况、职业卫生管理制度与操作规程及执行情况、职业病危害因素定期检测制度及执行情况、职业病危害告知情况、职业卫生培训情况、职业健康监护制度及执行情况、职业病危害事故应急救援预案及演练情况、职业病危害警示标识及中文警示说明设置情况、职业病危害申报情况、职业卫生档案管理和职业病危害防治经费等内容。

3. 确定评价范围　评价范围应从"人、机、料、物、环"五个方面来确定：

（1）"人"："人"指作业人员，包括建设项目/用人单位中所有接触职业病危害的劳动者，按工作性质划分，包括生产人员、巡检人员、检/维修人员、管理人员等；按劳动用工形式划分，包括正式工、合同工、临时工、派遣工、外委工等。

（2）"机"："机"狭义指机器和工具等，广义指工艺过程，包括建设项目中所有的生产设备（或工艺）和辅助设备（或工艺）。评价过程中，不仅要关注主要生产工艺过程，如机械加工所涉及的车床、刨床、铣床、磨床等生产设备，同时必须包括辅助及检/维修工艺过程，如刀具维护所使用的磨床等。对于技术改造项目而言，不仅包括新增设备，也要包括利旧设备。不仅要对新增工艺设备进行评价，而且要考虑新增设备与原有设备可能存在相互影响。

（3）"料"："料"指物料，包括建设项目生产过程中使用的所有原料、辅料，生产的产品、联产品、副产品和中间产品、分解物及废弃物等。评价过程中，应当对所有的物料进行识别和分析，避免遗漏。

（4）"物"："物"指建（构）筑物，应包括建设项目中从事各类生产活动的建筑物和构筑物。按用途划分，主要包括生产厂房、辅助生产厂房、动力用厂房、办公用房、生活用房、储存用房、运输用房、其他等；按层数划分，包括单层厂房、多层厂房、混合层次厂房；按生产状况划分，如铸造厂房、机加工厂房、焊接厂房、喷漆厂房、装配厂房等。

（5）"环"："环"指建设项目所在地的周边环境，包括自然环境和社会环境。对于一个建设项目而言，它不是孤立的，不能只考虑围墙内部的自身环境，还必须考虑与其周边环境的联系与影响。

由此，建设项目职业病危害预评价、职业病危害控制效果评价、职业病危害现状评价评价范围具体如下：

（1）职业病危害预评价范围

1）原则上以拟建项目可行性研究报告中提出的建设内容为准，并包括拟建项目建设施工和设备安装调试过程。

2）对于改建、扩建建设项目和技术改造、技术引进项目，评价范围还应包括建设单位的职业卫生管理基本情况以及设备、设施的利旧内容。

3）职业病危害预评价范围还应对建设项目检维修及应急状况下职业病危害及其防护措施进行分析与评价。

（2）职业病危害控制效果评价范围

1）以建设项目实际建设内容为准，并包括建设项目建设施工和设备安装调试过程。

2）对于改建、扩建建设项目和技术改造、技术引进项目，评价范围还应包括建设单位的职业卫生管理基本情况以及设备设施的利旧内容。

3）职业病危害控制效果评价范围还应对建设项目检/维修及应急状况下职业病危害及其防护措施进行分析与评价。

（3）职业病危害现状评价范围：应涵盖用人单位所用生产装置/设备、辅助设施、公用工程、物料储运等所有环节，还应包含用人单位外包（委）工程。

4. 划分评价单元　作为评价对象的建设项目、装置（系统），一般是由相对独立又相互联系的若干部分（子系统、单元）组成，各部分的功能、存在的物质及可能产生或产生的职业病危害因素、危险性和危害性均不尽相同。

在建设项目职业病危害评价的过程中可以在职业病危害因素分析的基础上，根据评价目标和评价方法的需要，将建设项目分成有限、确定范围的单元分别进行评价，再对整个建设项目进行综合评价。如果一个评价单元包含多个工序（工段）或生产单元，可以在评价单元内再细分为多个评价子单元。

通常以工艺特征划分评价单元：如按布置的相对独立性划分、按工艺功能划分、按工艺条件划分评价单元等。

评价单元需要在工程分析之前划分，根据划分的评价单元，再进行工程分析和职业病危害因素的识别与分析，整个评价报告以评价单元为主线进行分析与评价。

5. 职业病危害因素识别与分析　职业病危害因素是指对从事职业活动的劳动者可能导致职业病的各种危害。职业病危害因素包括：职业活动中存在的各种有害的化学、物理、生物因素以及在作业过程中产生的其他职业有害因素。

通常，职业危害因素按其来源可分为三大类：生产工艺过程中产生的有害因素、劳动过程中的有害因素及生产环境中的有害因素。生产工艺过程中产生的有害因素包括化学因素、物理因素及生物因素，化学因素又分为生产性粉尘及化学物质。

劳动过程中的有害因素主要包括劳动组织和劳动制度不合理、劳动强度过大、过度精神或心理紧张、劳动时个别器官或系统过度紧张、长时间不良体位、劳动工具不合理等。

生产环境中的有害因素主要包括自然环境因素、厂房建筑或布局不合理、来自其他生产过程散发的有害因素造成的生产环境污染。

职业病危害因素识别通常采用类比法、经验对照法、职业卫生调查法、工程分析法和职业卫生检测检验法，通过研读建设单位/用人单位技术资料、类比/现场调查及工程分析，依据 GBZ 2.1—2007《工作场所有害因素职业接触限值 第 1 部分：化学有害因素》、GBZ2.2—2007《工作场所有害因素职业接触限值 第 2 部分：物理因素》及国家发布的《职业病危害因素分类目录》等识别与分析建设项目/用人单位接触职业病危害因素的工种/岗位、接触职业病危害因素种类，接触环节、接触人数、接触时间、接触频度、接触方式及对人体健康产生的影响及导致的职业病等。职业病危害因素识别不全或过多，会出现职业病危害防护措施缺失，或误导建设单位职业病危害预防与控制目标或导致职业病危害防护过度。

6. 制订评价方案与审核

（1）评价方案的主要内容

1）评价总则：包括建设项目/用人单位背景、评价目的、依据、范围、内容、方法、程序、评价单元的划分和质量控制措施等。

2）工程分析：包括建设项目/用人单位概况、地理位置与自然条件、工程组成及建设规模、生产制度及劳动定员、产品、副产品、中间品、原料、辅料、分解物及废弃物、物料储运情况、生产工艺和生产设备、生产过程中产生主要职业病危害因素、劳动过程和生产环境中的有害因素、各工种接触的主要职业病危害因素、该项目主要职业病危害因素对人体的危害及可能导致的职业病等分析。

3）类比/现场调查：包括类比企业/现场概况，类比企业/现场可比性分析、类比企业/现场主要职业病危害因素检测、建设项目/用人单位涉及的主要职业病危害因素相关职业卫生标准、主要职业病危害因素类比/现场检测项目及检测点设定等。

职业病危害预评价项目尽可能收集类比企业主要职业病危害因素的最新检测资料，分析明确其职业病危害因素的来源、分布及其浓度（强度）等。收集的检测资料的质量、检测种类和范围应符合要求，引用时应注明检测报告来源。没有可收集的检测资料时，应制订检测方案，并对类比企业进行现场检测。

4）职业健康监护情况分析。

5）拟采取/采取的职业病危害防护措施分析：包括总体布局、生产车间与工艺设备布局、建筑卫生学、卫生工程技术防护设施、个人防护用品、辅助用室、职业病危害应急救援措施、应急救援预案、职业卫生管理措施等合理性与符合性分析。

6）评价组成员及分工。

7）评价工作经费。

8）计划安排。

（2）评价方案审核：评价方案审核是职业病危害评价的重要质量控制环节，评价单位含质量负责人、技术负责人的质量保证小组在研读建设单位/用人单位技术资料、类比/现场调查资料的基础上，按照职业卫生法律、法规、规章、标准、技术规范及本单位质量体系文件的基础上针对职业病危害因素识别、职业病危害因素类比检测/检测方案是否全面、准确等进行溯源审核。

（二）实施阶段

1. 类比/现场调查结果复核、完善工程分析、类比/现场检测　在类比/现场检测过程中对类比/现场调查结果复核、完善工程分析，如果复核结果与现场调查的内容不符或有出入，需要进行补充类比检测/现场检测。

2. 职业病危害因素定性、定量分析与评价及风险评估

（1）职业病危害因素接触水平分析：通过对建设项目/用人单位工程分析、职业病危害防护措施及职业卫生管理措施分析，并结合类比/现场调查、类比/现场检测资料、类比/建设项目单位/用人单位职业健康监护资料及职业病发病情况，对建设项目/用人单位职业病危害接触水平进行分析与评价。

职业病危害预评价对可研条件下职业病危害因素预测接触水平进行分析与评价，职业病危害控制效果评价及职业病危害现状评价对采取了现有职业病危害防护措施后职业病危害接触水平进行分析与评价。

该章应分别从生产性粉尘、有毒物质、物理因素、生物因素及其对劳动者职业病危害预测接触水平分析与评价、职业健康监护情况分析与评价等内容进行分述。

（2）职业病危害防护设施/措施分析与评价

1）总体布局分析与评价：根据工程分析以及职业病危害因素识别与评价的结果，分析可行性研究报告中提出的建设项目/用人单位总体布局情况，并对照 GB50187—2012、GB/T 12801—2008 及 GBZ 1—2010 等相关职业卫生法规标准要求，评价总体布局的符合性。

2）生产车间与生产工艺设备布局分析与评价：根据工程分析以及职业病危害因素识别与评价的结果，分析可行性研究报告中提出的/建设单位/用人单位生产工艺及设备布局情况，并对照 GB 5083—1999 及 GB/T 12801—2008 等相关职业卫生法规标准要求，评价生产工艺及设备布局的符合性，对于改扩建项目还应考虑与既有设备的交互影响。

3）建筑卫生学分析与评价：根据工程分析以及职业病危害因素识别与评价的结果，分析可行性研究报告中提出的/建设单位/用人单位建筑卫生学状况，并对照 GB/T 12801—2008 及 GBZ 1 等相关职业卫生法规标准要求，评价建筑卫生学的符合性。

4）卫生工程防护设施分析与评价：按照划分的评价单元，根据类比现场/现场检测结果以及可行性研究报告中提出的/建设单位/用人单位职业病防护设施，即卫生工程防护设施设置状况,分析建设项目/用人单位在生产或使用后各接触职业病危害因素作业岗位的职业病危害因素浓度（强度）范围,评价拟设置/设置的职业病防护设施的合理性与符合性/符合性与有效性。

职业病危害预评价,对于没有类比检测数据的职业病危害因素,可根据各种定性定量分析方法来推测其职业病危害因素的预期浓度（强度）范围并评价。

当类比现场/现场检测或分析推测作业岗位职业病危害因素的预期浓度（强度）范围超过职业接触限值时,应分析超标原因。

主要包括:各评价单元/评价子单元各工种/岗位可能接触/接触的主要职业病危害因素种类、主要环节、拟采取/采取的主要卫生工程技术防护设施、合理性与符合性/符合性与有效性评价结论、建议。

5）个体防护设施分析与评价:按照划分的评价单元,根据建设项目/用人单位生产或使用后的作业岗位环境状况、职业病危害因素特点、类比现场/现场检测或分析推测结果以及 GB/T 11651、GB/T 18664 等相关职业卫生法规标准要求,分析可行性研究报告中提出的/实际配备的建设单位/用人单位个体防护用品配备状况,预测在可研条件下/实际生产过程中各个主要职业病危害因素的接触水平,评价拟配备/配备的个体防护用品的合理性与符合性/符合性与有效性。

主要包括:运行期各评价单元/评价子单元各工种/岗位可能接触的主要职业病危害因素种类、主要环节、拟采取/采取的主要个体防护用品配备情况、合理性与符合性/符合性与有效性评价结论、建议。

6）职业病危害应急救援设施分析与评价:按照划分的评价单元,分析建设项目/用人单位在建设期和建成投入生产或使用后可能发生急性职业病危害的工作场所以及可行性研究报告中提出的/实际建成的建设单位/用人单位职业病危害应急救援设施的设置状况,根据该工作场所导致急性职业病危害的特点、可能发生暴露的状况以及相关职业卫生法规标准要求等,评价拟设置/设置职业病危害应急救援设施的合理性与符合性/符合性与有效性。

主要包括:运行期各评价单元/评价子单元各工种/岗位可能接触的主要职业病危害因素种类、主要环节、拟采取/采取的职业病危害应急救援设施设置情况、合理性与符合性/符合性与有效性评价结论、建议。

7）辅助用室分析与评价:根据职业病危害因素的识别与评价,确定不同车间的车间卫生特征等级,分析拟建/已建建设单位/用人单位辅助用室设置情况,并对照 GBZ1—2010 等相关职业卫生法规标准要求,评价工作场所办公室、卫生用室（浴室、更/存衣室、盥洗室、洗衣房等）、生活用室（休息室、食堂、厕所等）、妇女卫生室等辅助用室设置的符合性。

8）职业卫生管理措施分析与评价:分析拟建项目可行性研究报告中提出的/已建建设单位/用人单位职业卫生管理机构设置与人员配置、职业卫生培训、职业病危害因素检测、职业健康监护、警示标识设置、职业卫生管理制度和操作规程等内容,根据相关职业卫生法规标准要求,评价拟采取/采取职业卫生管理措施的符合性。

（三）完成阶段

1. 汇总、分析资料 对收集的建设项目/用人单位的技术资料、类比/现场调查、工程分析、职业病危害因素类比检测/检测等资料进行汇总，并加以综合分析。

2. 提出补充措施和建议，得出评价结论

（1）补充措施和建议：在对建设项目/用人单位全面分析与评价的基础上，针对建设项目/用人单位在职业病危害防护措施方面存在的不足，归纳建设项目/用人单位在总体布局、生产车间与生产工艺设备布局、建筑卫生学、卫生工程防护措施、个体防护用品、职业病危害应急救援设施、辅助用室、职业卫生管理措施等方面的防护补充措施与建议。

（2）评价结论：根据建设项目/用人单位可能产生/产生的主要职业病危害因素及其来源与分布、可能对人体健康产生的影响及导致的职业病等，确定建设项目/用人单位的职业病危害风险类别；给出建设单位/用人单拟采取/采取补充职业病危害工程防护及个体防护措施后，接触职业病危害主要工种/岗位职业病危害因素浓度（强度）范围和接触水平，明确其是否能满足国家和地方对职业病防治方面法律、法规、标准的要求。

职业病危害评价结论应客观、真实。

职业病危害评价结论应分别从该项目可能存在或产生/存在或产生的主要职业病危害关键控制点、职业病危害分类、职业病危害预测接触水平/接触水平分析与评价结论、职业病危害防护措施分析与评价结论、总体评价结论等内容进行分述。

3. 编制评价报告

（1）汇总获取的各种资料、数据，完成建设项目职业病危害预评价/控制效果评价报告与资料性附件的编制。

（2）建设项目职业病危害预评价/控制效果评价主报告应全面、概括地反映建设项目职业病危害预评价/控制效果评价工作的结论性内容，应用术语规范、表述简洁，并单独成册。

（3）资料性附件应包括评价依据、现场调查、职业病危害因素识别与分析、建筑卫生学、职业病防护设施性能参数的检测过程、数据计算过程以及其他评价内容的调查与分析过程，除此之外，还应包括建设项目立项文件、地理（区域）位置图、总平面布置图等原始资料和其他与建设项目有关的资料。

4. 评价报告的主要内容

（1）职业病危害评价主报告章节设定与主要内容

1）职业病危害预评价主报告（正文）章节设定与主要内容：

①建设项目概况：包括拟建项目名称、拟建地点、建设单位、项目组成及主要工程内容、工作制度与劳动定员、主要产品、副产品、中间品及原辅材料情况、主要物料储运情况、主要生产工艺、主要生产设备等。对于改建、扩建建设项目和技术引进、技术改造项目，还应阐述建设单位的职业卫生管理基本情况以及工程利旧情况，并确定评价范围，划分评价单元。

②职业病危害因素及其防护措施评价：概括拟建项目可能产生的职业病危害因素及其存在的作业岗位、接触人员、接触时间、接触频度，可能对人体健康产生的影响及导致的职业病等。针对可能存在的职业病危害因素，给出拟设置的职业病防护设施及其合理性与

符合性结论；针对可能接触职业病危害的作业岗位，给出拟配备的个体防护用品及其合理性与符合性结论；针对可能发生急性职业病危害的工作场所，给出拟设置的应急救援设施及其合理性与符合性结论；按照划分的评价单元，针对可能接触职业病危害的作业岗位，给出在可研条件下各个主要职业病危害因素的预期浓度（强度）范围和接触水平及其评价结论。

③综合性评价：给出拟建项目拟采取的总体布局、生产工艺及设备布局、建筑卫生学、辅助用室、职业卫生管理、职业卫生专项投资等符合性的结论，列出其中的不符合项。

④职业病防护补充措施及建议：提出控制职业病危害的具体补充措施；给出拟建项目建设施工和设备安装调试过程的职业卫生管理措施及建议。

⑤评价结论：确定拟建项目的职业病危害风险类别；给出拟建项目在采取了预评价报告所提防护措施后，各主要接触职业病危害作业岗位的职业病危害因素预期浓度（强度）范围和接触水平，明确其是否能满足国家和地方对职业病防治方面法律、法规、标准、技术规范的要求。

2）职业病危害控制效果评价主报告章节设定及主要内容

①建设项目概况：包括建设项目名称、规模、建设地点、建设单位、主要工程内容、工作制度与劳动定员、主要产品、副产品、中间品及原辅材料情况、主要物料储运情况、主要生产工艺、主要生产设备、试运行情况、职业病防护设施设计执行情况及建设施工和设备安装调试过程等，并确定评价范围，划分评价单元。

②职业病危害评价：按照划分的评价单元，针对职业病危害因素的来源、特点及分布，给出所设置的职业病防护设施及其合理性与有效性评价结论；针对各接触职业病危害因素的作业岗位，给出所配备的个体防护用品及其符合性与有效性评价结论；针对接触职业病危害因素的作业岗位、接触人员、接触时间与接触频度等，给出各主要职业病危害因素的接触水平及其符合性评价结论；针对可能发生急性职业病危害的工作场所，给出所设置的应急救援设施及其合理性与符合性评价结论。给出建设项目所采取的总体布局、生产工艺及设备布局、建筑卫生学、辅助用室、应急救援措施、职业卫生管理、职业健康监护等符合性评价的结论，并列出其中的不符合项。

③职业病防护补充措施及建议：针对建设项目试运行阶段存在的不足，提出控制职业病危害的具体补充对策措施。职业病防护设施方面应尽可能明确其设置地点、设施种类、技术要求等内容，职业卫生管理方面应说明各类制度的具体内容、执行要求等措施，以便建设单位进行整改，并描述建设单位整改情况。

④评价结论：明确建设项目的职业病危害风险类别；明确建设项目当前是否满足国家和地方在职业病防治方面法律、法规、标准、技术规范的要求；在正常生产过程中，采取了控制效果评价报告所提对策措施和建议的情况下，能否符合国家和地方对职业病防治方面法律、法规、标准、技术规范的要求。

（2）职业病危害预评价/控制效果评价报告资料性附件的主要内容：职业病危害预评价/控制效果评价报告资料性附件主要内容除上述内容外，还应包括评价总论、工程分析、类比/现场调查、附录及附件等相关内容。

评价总论包括项目背景、评价目的、评价依据、评价内容、评价方法、评价程序、评价质量控制措施等。

工程分析、类比/现场调查内容与评价方案的主要内容大致相同。

5. 评价报告审核 评价报告审核包括内审及外审，评价报告审核也是职业病危害评价的重要质量控制环节。

评价报告内审要求评价单位（质量负责人、技术负责人）的质量保证小组在研读建设单位/用人单位技术资料、类比/现场调查资料的基础上，按照职业卫生法律、法规、标准、技术规范及本单位质量体系文件的基础上针对职业病危害因素识别、职业病危害因素类比检测/检测是否全面、准确等进行溯源审核。

评价报告外审按照相关要求，属于职业病危害一般或者较重的建设项目，其建设单位主要负责人或其指定的负责人应当组织职业卫生专业技术人员对职业病危害预评价/控制效果评价报告进行评审，对控制效果评价报告进行评审的同时还要对职业病防护设施进行验收，并形成是否符合职业病防治有关法律、法规、规章和标准要求的评审意见/验收意见。属于职业病危害严重的建设项目，其建设单位主要负责人或其指定的负责人应当组织外单位职业卫生专业技术人员参加评审和验收工作，并形成评审和验收意见。

七、质量控制

职业病危害评价工作严格按照国家、地方、行业相关职业卫生法律、法规、规章、标准、技术规范及评价单位质量手册、程序文件和作业指导书等有关规定，建立完善的建设项目职业病危害评价质量体系，评价技术人员、检测技术人员和评价报告书审核、签发人均持证上岗，从建设项目登记、委派、现场调研、评价方案编制、评价方案审核、评价合同的评审、审核与签订、类比现场检测、评价报告（初稿）审核与复核、送审稿审核、建设单位校核、报告质量审核、签发等全过程实施质量管理与控制，确保评价结论客观、真实。

第二节　职业病危害评价示例

本节以第一章职业卫生调查示例中某机械工厂的涂装车间为例重点对职业病危害因素识别、职业病危害因素接触水平分析、职业病危害防护措施分析与评价等内容进行示例，并将控制效果评价报告与预评价的关键性差别进行实例说明。

一、生产制度与劳动定员

1. 生产制度 本项目涂装车间涉及的岗位主要为打磨工、清洗工、调漆工、喷漆工和烘干工5个岗位，涂装车间采用一班制，工作时间为每班8h，年生产时间为280天。

2. 劳动定员 本项目涂装车间涉及的生产工人10人，全部为正式的合同工。生产工人采取一班制，工作时间8：30～17：30，午间休息1小时。劳动定员分布见表9-1。

表 9-1　劳动定员一览表

评价单元	岗位	工作地点	工作内容	接触人数/班（人）	日接触时间（h）	工作方式	主要职业病危害因素
涂装车间	打磨工	打磨室	打磨	2	4	手工操作	砂轮磨尘、稳态噪声、手传振动
	清理工	清理室	清洗	2	4	手工操作	三氯乙烷
	调漆工	调漆室	调漆	2	4.5	手工操作	甲苯、二甲苯、丁醇、乙酸丁酯、2-乙氧基乙基乙酸酯

续表

评价单元	岗位	工作地点	工作内容	接触人数/班（人）	日接触时间（h）	工作方式	主要职业病危害因素
	喷漆工	喷漆室	喷漆	2	5.0	手工操作	甲苯、二甲苯、丁醇、乙酸丁酯、2-乙氧基乙基乙酸酯
	烘干工	烘干室	烘干	2	4.5		甲苯、二甲苯、丁醇、乙酸丁酯、2-乙氧基乙基乙酸酯、高温

二、原辅材料、产品、副产品、中间品等

本项目涂装车间涉及的原辅材料、产品、副产品和中间品主要有涂装过程使用的底漆、中涂、面漆、稀释剂和固化剂等，具体内容详见第一章第三节表1-2。

三、生产工艺分析

本项目涂装车间生产工艺流程及主要职业病危害因素分布见第一章第三节图1-1。

四、生产设备分析

本项目涂装车间主要设备在生产过程中可能产生的主要职业病危害因素见第一章第三节表1-3。

五、生产过程中产生的主要职业病危害因素分析

根据工程分析，该项目涂装车间在生产过程中可能产生的主要职业病危害因素为砂轮磨尘、三氯乙烷、甲苯、二甲苯、丁醇、乙酸丁酯、2-乙氧基乙基乙酸酯等化学因素；稳态噪声、手传振动和高温等物理因素。生产过程中产生的主要职业病危害因素的种类及主要存在环节详见表9-2。

表 9-2　职业病危害因素种类及主要存在环节

评价单元	主要存在环节		可能产生的主要职业病危害因素
	生产环节	工作地点	
涂装车间	打磨	打磨室	稳态噪声、手传振动、砂轮磨尘
	清洗	清洗室	三氯乙烷
调漆	底漆		甲苯、二甲苯、丁醇、乙酸丁酯
	中涂	调漆室	甲苯、二甲苯、丁醇、乙酸丁酯、2-乙氧基乙基乙酸酯
	面漆		甲苯、二甲苯、丁醇、乙酸丁酯
喷漆	底漆		甲苯、二甲苯、丁醇、乙酸丁酯
	中涂		甲苯、二甲苯、丁醇、乙酸丁酯、2-乙氧基乙基乙酸酯
	面漆	喷漆室	甲苯、二甲苯、丁醇、乙酸丁酯
清洗喷枪	底漆		甲苯、二甲苯、丁醇、乙酸丁酯
	中涂		甲苯、二甲苯、丁醇、乙酸丁酯、2-乙氧基乙基乙酸酯
	面漆		甲苯、二甲苯、丁醇、乙酸丁酯
烘干	底漆		甲苯、二甲苯、丁醇、乙酸丁酯、高温
	中涂	烘干室	甲苯、二甲苯、丁醇、乙酸丁酯、2-乙氧基乙基乙酸酯、高温
	面漆		甲苯、二甲苯、丁醇、乙酸丁酯、高温

六、各岗位接触的主要职业病危害因素分布情况分析

本项目运行期各岗位接触的主要职业病危害因素及存在环节分析见表 9-3。

表 9-3　运行期各岗位职业病危害因素分布情况一览表

评价单元	岗位	工作地点	工作内容	接触人数/班	日接触时间（h）	工作方式	主要职业病危害因素	备注
涂装车间	打磨工	打磨室	打磨	2	4	手工操作	砂轮磨尘、稳态噪声、手传振动	其余 4h 摆放工件和查看打磨质量、工间休息和午饭时间
	清洗工	清洗室	清洗	2	4	手工操作	三氯乙烷	其余 4h 为放置工件和查看清洗质量、工间休息和午饭时间
	调漆工	调漆室	调漆	2	4.5	手工操作	甲苯、二甲苯、丁醇、乙酸丁酯、2-乙氧基乙基乙酸酯	调漆工每天调漆时间为4.5h，底漆、中涂和面漆各 1.5h，其余 3.5h 为调漆前准备和查看调漆质量、工间休息和午饭时间
	喷漆工	喷漆室	喷漆、清洗喷枪	2	5.0	手工操作	甲苯、二甲苯、丁醇、乙酸丁酯、2-乙氧基乙基乙酸酯	喷漆工每天喷漆时间为4.5h，底漆、中涂和面漆各 1.5h，下班前 0.5h 为清洗喷枪的时间，其余 3h 为喷漆前准备和查看喷漆质量、工间休息和午饭时间
	烘干工	烘干室	烘干	2	4.5	手工操作	甲苯、二甲苯、丁醇、乙酸丁酯、2-乙氧基乙基乙酸酯、高温	烘干工每天烘漆时间为4.5h，底漆、中涂和面漆各 1.5h，其余 3.5h 为烘干前准备和查看烘干质量、工间休息和午饭时间

七、职业病危害因素对人体的危害及可能导致的职业病

本项目涂装车间存在的职业病危害因素（以甲苯为例）对人体的危害及可能导致的职业病见表 9-4。

表 9-4　职业病危害因素（以甲苯为例）对人体的危害及可能导致的职业病

有害因素名称	对人体健康的危害	所致职业病及诊断标准	体检周期
甲苯	甲苯主要是对神经系统的麻醉作用和对皮肤黏膜的刺激作用。高浓度中毒可引起肾、肝和脑细胞坏死和退行性变。急性中毒表现为中枢神经系统功能障碍和皮肤黏膜的刺激症状，包括眩晕、无力、恶心、呕吐、意识模糊、抽搐和昏迷等，还对呼吸道和眼结膜产生明显刺激作用。慢性作用表现为：神经衰弱综合征，常见头晕、头痛、乏力、恶心等症状，皮肤接触可致慢性皮炎和皲裂，并可引起眼结膜炎 ……	职业性急性甲苯中毒《职业性急性甲苯中毒的诊断》（GBZ 16—2014）	1 年

八、可比性分析

类比现场与拟建项目可比性分析见表9-5。

表9-5 新建项目涂装车间与类比项目涂装车间可比性一览表

对比项目	新建项目	类比项目	
地理位置	××市	××市	—
生产规模	年产124台混凝土泵车、164台汽车起重机	年产120台混凝土泵车、160台汽车起重机	相同
生产工艺	涂装	涂装	相同
主要原料、辅料	钢材、环氧树脂底漆、丙烯酸聚氨酯中涂漆、丙烯酸树脂面漆、甲苯、二甲苯稀释剂、乙酸丁酯固化剂等	钢材、环氧树脂底漆、丙烯酸聚氨酯中涂漆、丙烯酸树脂面漆、甲苯、二甲苯稀释剂、乙酸丁酯固化剂等	相同
主要生产设备	打磨室、清洗室、调漆室、喷漆室、烘干室等	打磨室、清洗室、调漆室、喷漆室、烘干室等	相同
工作制度	一班制，每天工作8小时	一班制，每天工作8小时	相同

由表9-5可知，类比项目与新建项目具有较好的可比性。

九、职业病危害因素及其对劳动者职业病危害（预测）接触水平分析与评价

职业病危害因素对劳动者危害及其接触水平一般按照职业病危害因素的种类分别分析与评价。

（一）生产性粉尘及其对劳动者职业病危害预测接触水平分析与评价

1. 可能接触生产性粉尘的主要工种/岗位分布 本项目涂装车间在生产过程中可能产生的主要生产性粉尘为砂轮磨尘。可能接触生产性粉尘的主要工种见表9-6。

表9-6 可能接触生产性粉尘的工种分布

评价单元	岗位	可能接触的主要生产性粉尘	工作地点	接触人数（人）	日接触时间（h）	接触方式	接触频次
涂装车间	打磨工	砂轮磨尘	打磨室	2	4	手工操作	其余4h摆放工件和查看打磨质量、工间休息和午饭时间

2. 生产性粉尘的职业接触限值 根据《工作场所有害因素职业接触限值 第1部分：化学有害因素》的规定，该项目涂装车间中涉及的生产性粉尘职业接触限值见表9-7。

表9-7 工作场所空气中粉尘职业接触限值

序号	粉尘名称	PC-TWA[①]（mg/m³）		最大超限倍数		备注
		总尘	呼尘	总尘	呼尘	
1	砂轮磨尘	8	—	2	—	—

注：①为时间加权平均容许浓度；**对于粉尘采用超限倍数控制其短时间接触水平的过高波动，在符合8h时间加权平均容许浓度的情况下，任何一次短时间（15min）接触的浓度均不应超过的PC-TWA的倍数值。

3. 生产性粉尘职业病危害预测接触水平分析与评价 本项目涂装车间类比现场生产性粉尘浓度检测值采用××于××××年××月××日对类比现场接触生产性粉尘人员的现场检测结果。各工种可能接触主要生产性粉尘预测接触水平与评价分析见表9-8。

表 9-8 各岗位可能接触主要生产性粉尘预测接触水平分析与评价

评价单元	岗位	可能接触的主要生产性粉尘	工作地点	接触人数（人）	日接触时间（h）	接触方式	类比数据			可研报告条件下采取卫生工程防护设施时预测接触水平			接触频次
							C_{TWA}（mg/m³）	C_{STEL}（mg/m³）	超限倍数	C_{TWA}（mg/m³）	C_{STEL}（mg/m³）	超限倍数	
涂装车间	打磨工	砂轮磨尘	打磨室	2	4	手工操作	1.0[②]	3.2[①]	0.4	<1/2PC-TWA	—	<1/2超限倍数	其余 4h 摆放工件和查看打磨质量，工间休息和午饭时间

注：①为超限倍数对应的短时间接触浓度；②为个体采样结果。

本项目打磨室设有机械排风。

由表9-8可见，预计本项目涂装车间在正常生产，且采取的防尘设施正常运转情况下，涂装车间的打磨工接触的生产性粉尘浓度应能符合国家标准限值的要求。

拟建项目涂装车间在项目实施时，应注意各设备的密闭性及防尘设施的正常运转，定期对设备、管道、阀门等进行定期维护、保养，避免生产性粉尘的泄漏，并保证工作场所的清洁，以降低生产性粉尘对操作人员的健康影响。

（二）有毒物质及其对劳动者职业病危害预测接触水平分析与评价

1. 接触有毒物质的主要工种/岗位分布　本项目涂装车间在生产过程中可能产生的主要有毒物质有甲苯、二甲苯、丁醇、乙酸丁酯、三氯乙烷、2-乙氧基乙基乙酸酯等，可能接触有毒物质的主要工种分布见表9-9。

表 9-9　可能接触化学性职业病危害因素的工种分布

评价单元	岗位	可能接触的主要职业病危害因素	工作地点	接触人数（人）	日接触时间（h）	接触方式	接触频次
涂装车间	清洗工	三氯乙烷	清洗室	2	4	手工操作	其余 4h 为放置工件和查看清洗质量、工间休息和午饭时间
	调漆工	甲苯	调漆室	2	4.5	手工操作	调漆工每天调漆时间为 4.5h，底漆、中涂和面漆各 1.5h，其余 3.5h 为调漆前准备和查看调漆质量、工间休息和午饭时间
		二甲苯					
		丁醇					
		乙酸丁酯					
		2-乙氧基乙基乙酸酯			1.5		
	喷漆工	甲苯	喷漆室	2	5.0		喷漆工每天喷漆时间为 4.5h，底漆、中涂和面漆各 1.5h，下班前 0.5h 为清洗喷枪的时间，其余 3h 为喷漆前准备和查看喷漆质量、工间休息和午饭时间
		二甲苯					
		丁醇					
		乙酸丁酯					
		2-乙氧基乙基乙酸酯			1.5		
	烘干工	甲苯	烘干室	2	4.5	手工操作	烘干工每天烘漆时间为 4.5h，底漆、中涂和面漆各 1.5h，其余 3.5h 为烘干前准备和查看烘干质量、工间休息和午饭时间
		二甲苯					
		丁醇					
		乙酸丁酯					
		2-乙氧基乙基乙酸酯			1.5		

2. 有毒物质的职业接触限值　根据《工作场所有害因素职业接触限值 第 1 部分：化学有害因素》的规定，该项目涂装车间中涉及的有毒物质职业接触限值见表9-10。

表 9-10　工作场所空气中有毒物质职业接触限值

序号	有毒物质名称	MAC（mg/m³）	PC-TWA（mg/m³）	PC-STEL（mg/m³）	最大超限倍数	备注
1	甲苯	—	50	100		皮[①]
2	二甲苯	—	50	100		—

续表

序号	有毒物质名称	MAC（mg/m³）	PC-TWA（mg/m³）	PC-STEL（mg/m³）	最大超限倍数	备注
3	丁醇	—	100	—	1.5	—
4	乙酸丁酯	—	200	300	—	—
5	三氯乙烷	—	900	—	1.5	—
6	2-乙氧基乙基乙酸酯	—	30	—	2.0	皮①

注：①表示可因皮肤、黏膜和眼睛直接接触蒸汽、液体和固体，通过完整的皮肤吸收引起全身效应。

3. 有毒物质职业病危害预测接触水平分析与评价　本项目涂装车间类比现场有毒物质检测采用××于××××年××月××日对类比现场接触有毒物质人员的现场检测结果。各工种可能接触的主要有毒物质预测接触水平分析与评价见表 9-11。

本项目涂装车间的喷漆在喷漆室中进行，喷漆室采用上送下回机械送排风系统，漆雾被来自喷漆室上方经过净化后的强风压入带有漆雾絮凝剂的旋流水中使漆雾得到净化。调漆室采用轴流风机机械排风。

根据类比检测结果，预计本项目在正常生产，且防毒设施正常运转情况下，本项目操作人员接触的有毒物质浓度将能符合国家卫生标准限值的要求。

拟建项目在项目实施时，应注意各设备、管道、阀门的密闭性，以及防毒设施的正常运转，应对以上设备、设施进行定期维护、保养，以降低有毒物质对巡检、操作人员的健康影响。

职业病危害控制效果评价各岗位接触的职业病危害因素的接触水平分析与评价见表 9-12。

（三）物理因素及其对劳动者职业病危害预测接触水平分析与评价

1. 接触物理因素的主要工种/岗位分布　该项目物理因素主要为噪声、手传振动和高温等。可能接触物理因素的主要工作岗位见表 9-13。

2. 物理因素的职业接触限值

（1）噪声职业接触限值：每周工作 5 天（d），每天工作 8h，稳态噪声限值为 85dB（A），非稳态噪声等效声级的限值为 85dB（A）；每周工作 5 天（d），每天工作时间不等于 8h，需计算 8h 等效声级，限值为 85dB（A）；每周工作不是 5 天（d），需计算 40h 等效声级，限值为 85dB（A），见表 9-14。

（2）手传振动职业接触限值：根据《工作场所有害因素职业接触限值 第 2 部分：物理因素》要求，手传振动职业接触限值见表 9-15。在日接振时间不足或超过 4h 时，将其换算为相当于接振 4h 的频率计权振动加速度值。

（3）高温职业接触限值：接触时间率 100%，体力劳动强度为Ⅳ级，WBGT 指数限值为 25℃；劳动强度分级每下降一级，WBGT 指数限值增加 1~2℃；接触时间率每减少 25%，WBGT 限值指数增加 1~2℃，工作场所不同体力劳动强度 WBGT 限值见表 9-16，常见职业体力劳动强度分级见表 9-17。

表 9-11 各工种可能接触有毒物质预测接触水平分析与评价（预评价）

评价单元	岗位	可能接触的主要有毒物质	工作地点	接触人数（人）	日接触时间（h）	接触方式	类比数据				可研报告条件下采取卫生工程防护设施时预测接触水平				接触频次
							C_{MAC} (mg/m³)	C_{TWA} (mg/m³)	C_{STEL} (mg/m³)	超限倍数	C_{MAC} (mg/m³)	C_{TWA} (mg/m³)	C_{STEL} (mg/m³)	超限倍数	
涂装车间	清洗工	三氯乙烷	清洗室	2	4	手工操作	—	34.1	2.4①	0.07	—	<1/10PC-TWA	—	<1/10超限倍数	其余 4h 为前处理和查看质量
		二甲苯	调漆室	2	4.5	手工操作	—	17.4③	56.9	—	—	<1/2PC-TWA	<PC-STEL	—	调漆工每天调漆时间为 4.5h，底漆、中涂和面漆各 1.5h，其余 3.5h 为调漆前准备和查看调漆质量、工间休息和午饭时间
		2-乙氧基乙基乙酸酯 ……	调漆室		1.5	手工操作	—	0.3	2.6①	0.09	—	<1/10PC-TWA	—	<1/10超限倍数	
	喷漆工	甲苯	喷漆室	2	5.0	手工操作	—	3.5③	5.7	—	—	<1/10PC-TWA	<1/10PC-STEL	—	喷漆工每天喷漆时间为 4.5h，底漆、中涂和面漆各 1.5h，下班前 0.5h 为清洗喷枪时间，其余 3h 为喷漆前准备和查看喷漆质量、工间休息和午饭时间
		乙酸丁酯	喷漆室				—	1.3	2.1	—	—	<1/10PC-TWA	<1/10PC-STEL	—	
		2-乙氧基乙基乙酸酯 ……	喷漆室		1.5		—	2.0	3.2①	0.1	—	<1/10PC-TWA	—	<1/10超限倍数	
	烘干工	乙酸丁酯	烘干室	2	4.5	手工操作	—	0.3	0.6	—	—	<1/10PC-TWA	<1/10PC-STEL	—	烘干工每天烘漆时间为 4.5h，底漆、中涂和面漆各 1.5h，其余 3.5h 为烘干前准备和查看烘干质量、工间休息和午饭时间
		2-乙氧基乙基乙酸酯 ……	烘干室		1.5		—	0.3	1.3①	0.1	—	<1/10PC-TWA	—	<1/10超限倍数	

注：① 为超限倍数对应的短时间接触浓度；② 为相应物质的最低检出浓度；③ 为个体采样结果。

表 9-12 各岗位接触主要有毒物质接触水平分析与评价（控制效果评价）

评价单元	岗位	接触的主要有毒物质	工作地点	接触人数（人）	日接触时间(h)	接触方式	检测结果				正常生产后职业病危害接触水平				接触频次
							C_{MAC} (mg/m³)	C_{TWA} (mg/m³)	C_{STEL} (mg/m³)	超限倍数	C_{MAC} (mg/m³)	C_{TWA} (mg/m³)	C_{STEL} (mg/m³)	超限倍数	
涂装车间	清洗工	三氯乙烷	清洗室	2	4	手工操作	—	34.1	2.4①	0.07	—	<1/10PC-TWA	—	<1/10 超限倍数	其余4h为放置工件和查看清洗质量，工间休息和午饭时间
	调漆工	甲苯	调漆室（底漆）	2	1.5	手工操作	—	3.8②	7.2	—	—	<1/10PC-TWA	<1/10PC-STEL	—	调漆工每天调漆时间为4.5h，底漆、中漆和面漆各1.5h，其余3.5h为调漆前准备和查看调漆质量，工间休息和午饭时间
			调漆室（调中漆）		1.5				6.5						
			调漆室（调面漆）		1.5				6.7						
			调漆室（清洗喷枪）		0.5				3.9						
......	喷漆工	二甲苯	喷漆室（底漆）	2	1.5	手工操作	—	5.6②	7.8	—	—	<1/10PC-TWA	<1/10PC-STEL	—	喷漆工每喷漆时间为4.5h，底漆、中漆和面漆各1.5h，下班前0.5h为清洗喷枪的时间，其余3h为喷漆前准备和查看喷漆质量，工间休息和午饭时间
			喷漆室（中漆）		1.5				8.3						
			喷漆室（面漆）		1.5				9.2						
			喷漆室（清洗面漆喷枪）		0.5				6.7						
	烘干工	2-乙氧基乙基乙酸酯	烘干室（烘干中涂）	2	1.5	手工操作	—	4.3	22.9①	0.8	—	<1/2PC-TWA	<1/2PC-STEL	<1/2 超限倍数	烘干工每天烘漆时间为4.5h，底漆、中漆和面漆各1.5h，其余3.5h为烘干前准备和查看烘干质量，工间休息和午饭时间
	......														

注：①为超限倍数对应的短时间接触浓度；②为个体采样结果。

表 9-13　可能接触物理因素的主要工种分布

评价单元	岗位	可能接触的主要职业病危害因素	工作地点	接触人数（人）	日接触时间（h）	接触方式	接触频次
涂装车间	打磨工	噪声 手传振动	打磨室	2	4	手工操作	其余 4h 摆放工件和查看打磨质量、工间休息和午饭时间
	烘干工	高温	烘干室	2	4.5	手工操作	烘干工每天烘漆时间为 4.5h，底漆、中涂和面漆各 1.5h，其余 3.5h 为烘干前准备和查看烘干质量、工间休息和午饭时间

表 9-14　工作场所噪声接触限值

日接触时间	接触限值[dB（A）]	备注
5d/w，=8h/d	85	非稳态噪声计算 8h 等效声级
5d/w，≠8h/d	85	计算 8h 等效声级
≠5d/w	85	计算 40h 等效声级

表 9-15　工作场所手传振动职业接触限值限值

日接触时间	等能量频率计权振动加速度（m/s²）
4 h	5

表 9-16　工作场所不同体力劳动强度 WBGT 限值　　　　　（单位：℃）

接触时间率（%）	体力劳动强度			
	Ⅰ	Ⅱ	Ⅲ	Ⅳ
100	30	28	26	25
75	31	29	28	26
50	32	30	29	28
25	33	32	31	30

注：体力劳动强度分级按 GBZ2.2—2007 第 14 章执行，实际工作中可参考附录 B。

表 9-17　常见职业体力劳动强度分级

体力劳动强度分级	职业描述
Ⅰ（轻劳动）	坐姿：手工作业或腿的轻度活动（正常情况下，如打字、缝纫、脚踏开关等）；立姿：操作仪器，控制、查看设备，上臂用力为主的装配工作
Ⅱ（中等劳动）	手和臂持续动作（如锯木头等）；臂和腿的工作（如卡车、拖拉机或建筑设备等非运输操作等）；臂和躯干的工作（如锻造、风动工具操作、粉刷、间断搬运中等重物、除草、锄田、摘水果和蔬菜等）
Ⅲ（重劳动）	臂和躯干负荷工作（如搬重物、铲、锤锻、锯刨或凿硬木、割草、挖掘等）
Ⅳ（极重劳动）	高强度的挖掘、搬运，快到极限节律的极强活动

3. 物理因素职业病危害预测接触水平分析与评价　本项目涂装车间类比现场噪声、手传振动、高温检测值采用××于××××年××月××日对类比现场的现场检测结果。各工种可能接触主要物理因素预测接触水平分析与评价见表 9-18。

（1）噪声：本项目涂装车间在防噪措施方面拟采取声源治理、传播途径控制、隔声减振、减振降噪等。

结合类比现场噪声强度检测结果及本项目拟采取的防噪声技术措施，预计本项目在正常生产情况下，打磨工接触的 8 小时等效声级噪声强度可能超标。操作人员应佩戴适当的个人防护用品，如耳塞、耳罩等，以降低噪声对操作人员的健康影响。

表 9-18　各工种可能接触主要物理因素预测接触水平分析与评价

评价单元	岗位	工作地点	可能接触的主要物理因素	接触人数（人）	接触时间（h）	接触方式	类比数据	可研报告条件下采取卫生防护设施时预测接触水平	接触频次
涂装车间	打磨工	打磨室	稳态噪声 手传振动	2	4	手工操作	$L_{EX, 8h}$=87.9 dB（A） 等能量频率计权振动加速度检测值：3.2m/s²	$L_{EX, 8h}$=85～90 dB（A） 等能量频率计权振动加速度检测值 <5m/s²	其余 4h 抛光打磨前处理和查看质量
	烘干工	烘干室	高温	2	4.5	手工操作	$\overline{WBGT}$ =30.2℃	$\overline{WBGT}$ <33℃	烘干工每天烘漆时间为 4.5h，底漆、中涂和面漆各 1.5h，其余 3.5h 为烘干前准备和查看烘干质量、工间休息和午饭时间

（2）手传振动：根据类比检测结果，预计本项目在正常生产，且生产设备正常运转情况下，本项目操作人员接触的手传振动将能符合国家卫生标准限值的要求。

（3）高温：根据类比检测结果，预计本项目涂装车间喷漆工作业时接触的高温均符合国家职业接触限值的要求。

十、职业健康监护情况分析与评价

该部分内容应按《中华人民共和国职业病防治法》《用人单位职业健康监护监督管理办法》《职业健康监护技术规范》等法律、法规、标准规范要求，结合各工种接触的职业病危害因素的种类，对职业健康检查结果进行分析与评价，参见本书第六章的相关内容。

十一、职业病危害防护设施分析与评价

该部分内容按照《工业企业设计卫生标准》等分析与评价卫生工程技术防护设施、个体防护设施、职业病危害应急救援设施的合理性和符合性。职业病危害控制效果评价及职业病危害现状评价应对上述设施符合性与有效性进行分析与评价。

（一）卫生工程技术防护设施合理性与符合性分析与评价

本项目涂装车间拟采取的卫生工程技术防护设施合理性与符合性分析与评价见表 9-19。

职业病危害控制效果评价中涂装车间采取的卫生工程技术防护设施符合性与有效性评价见表 9-20。

（二）个人使用的职业病防护用品合理性与符合性分析与评价

本项目涂装车间各岗位个人使用的职业病防护用品合理性与符合性分析与评价见表 9-21。

职业病危害控制效果评价中涂装车间各岗位个人使用的职业病防护用品符合性与有效性评价见表 9-22。

表 9-19　拟采取的卫生工程技术防护设施合理性与符合性分析与评价（预评价）

评价单元	工作场所	生产设备	可能产生的主要职业病危害因素	拟采取的卫生工程技术防护设施	预测接触水平 C_{TWA}（mg/m³）	C_{STEL}①（mg/m³）	超限倍数	合理性评价	符合性评价	超标原因分析	补充工程防护设施	补充个体防护用品
涂装车间	打磨室	手持砂轮打磨机	砂轮磨尘	局部排风装置	<1/2PC-TWA	—	<1/2 超限倍数	合理	符合	—	—	—
			稳态噪声	设备基础减振	$L_{EX,8h}$=85~90dB（A）	—	—	—	—	存在高噪声—设备打磨机	—	打磨工采用适宜的个人防护措施，佩戴耳罩或耳塞
			手传振动	—	打磨工等能量频率计权振动加速度检测值<5 m/s²	—	—	—	—	—	—	—
	清洗室	—	三氯乙烷	—	<1/10PC-TWA	—	<1/10 超限倍数	合理	符合	—	—	—
	调漆室	—	二甲苯	密闭，机械排风	<1/10PC-TWA	<1/10PC-STEL	—	合理	符合	—	—	—
			2-乙氧基乙基酸酯		<1/10PC-TWA	—	<1/10 超限倍数	合理	符合	—	—	—
			……									
	喷漆室	喷枪	甲苯	喷漆室采用上送下回机械送排风系统，漆雾彼采自喷漆室上方经过净化后漆雾强风压人带有漆雾絮凝剂的旋流净化使漆雾得到净化	<1/10PC-TWA	<1/10PC-STEL	—	合理	符合	—	—	—
			乙酸丁酯		<1/10PC-TWA	<1/10PC-STEL	—	合理	符合	—	—	—
			2-乙氧基乙基酸酯		<1/10PC-TWA	—	<1/10 超限倍数	合理	符合	—	—	—
			……									
	烘干室	烘干换热器	乙酸丁酯	密闭，机械排风	<1/10PC-TWA	<1/10PC-STEL	—	合理	符合	—	—	—
			2-乙氧基乙基酸酯		<1/10PC-TWA	—	<1/10 超限倍数	合理	符合	—	—	—

注：①为超限倍数对应的短时间接触浓度。

表 9-20 采取的卫生工程技术防护设施符合性有效性分析与评价（控制效果评价）

评价单元	工作场所	生产设备	产生的主要职业病危害因素	职业病危害因素接触水平			防护设施设置情况			有效性评价
				C_{TWA}（mg/m³）	C_{STEL}①（mg/m³）	超限倍数	名称	数量（套）	合理性评价	
涂装车间	打磨室	手持砂轮打磨机	砂轮磨尘	<1/2PC-TWA	<1/2PC-STEL	<1/2 超限倍数	密闭加强排风	1	合理	符合限值要求，有效
			稳态噪声	$L_{EX,8h}$=85~90dB（A）			设备基础减振	1	不合理	接触噪声时建议采取个人防护措施
			手传振动	打磨工等能量频率计权振动加速度检测值<5 m/s²			—	—	—	符合限值要求，有效
	清洗室	—	三氯乙烷	<1/10PC-TWA	—	<1/10 超限倍数	—	—	—	符合限值要求，有效
	调漆室	—	甲苯 ……	<1/10PC-TWA	<1/10PC-STEL	—	密闭、机械排风	1	合理	符合限值要求，有效
	喷漆室	喷枪	二甲苯 ……				喷漆室采用上送下回机械送排风系统，漆雾被来自喷漆室上方经过净化后的强风压人带有漆雾凝剂的旋流水中使漆雾得到净化	1	合理	符合限值要求，有效
	烘干室	烘干换热器	2-乙氧基乙基乙酸酯	<1/10PC-TWA	—	<1/10 超限倍数	密闭、机械排风	1	合理	符合限值要求，有效
			高温	<1 OELs					合理	符合限值要求，有效

注：①为超限倍数对应的短时间接触浓度。

表 9-21　个人使用的职业病防护用品合理性与符合性分析与评价（预评价）

评价单元	岗位	可能接触的职业病危害因素	主要进入人体的途径	预期接触水平	可研报告中配备的个体防护用品	合理性评价	符合性评价	补充个人防护用品建议
涂装车间	打磨工	砂轮磨尘	呼吸道	符合限值要求	—	不合理	符合限值要求	属于碎屑飞溅作业，需要配备防异物伤害护目镜
		稳态噪声	—	85 dB（A）<L$_{EX,8h}$<90dB（A）	配备护听器 SNR 为 17~34dB 的耳塞或耳罩	合理	符合限值要求	—
		手传振动	—	符合限值要求	—	—	符合限值要求	—
	调漆工	甲苯、二甲苯、丁醇、乙酸丁酯、2-乙氧基乙基乙酸酯	呼吸道	符合限值要求	—	不合理	符合限值要求	属于沾染性毒物作业和吸入性气溶胶毒物作业，需配备防渗透的手套，工作服和护发套以及皮肤保护剂
	喷漆工	甲苯、二甲苯、丁醇、乙酸丁酯、2-乙氧基乙基乙酸酯	呼吸道	符合限值要求	—	不合理	符合限值要求	—
	烘干工	甲苯、二甲苯、丁醇、乙酸丁酯、2-乙氧基乙基乙酸酯	呼吸道	符合限值要求	—	不合理	符合限值要求	—
		高温	—	符合限值要求	—	—	符合限值要求	—
……								

表 9-22　个人使用的职业病防护用品符合性与有效性评价（控制效果评价）

| 评价单元 | 岗位 | 人数 | 主要职业病危害因素 | 个人使用的职业病防护用品 | | | 发放周期 | 符合性评价 | 有效性评价 | 个人使用的职业病防护用品补充措施 |
				名称	型号	性能				
涂装车间	打磨工	2	砂轮磨尘	KN90 级别的防颗粒物呼吸器	3M8210	颗粒性粉尘防护	4 个/月	部分符合	部分有效	补充防异物伤害护目镜
			稳态噪声	耳塞	3M 1100	SNR31dB	随用随换	符合	有效	—
			……							
	调漆工	2	甲苯	防护面具	面具：3M6200 滤毒盒：6001	有机气体及蒸汽	以废换新	部分符合	有效	需要补充防渗透的手套和工作服
			二甲苯	防护面具	面具：3M6200 滤毒盒：6001	有机气体及蒸汽	以废换新	符合	有效	—
			……							
……										

（三）职业病危害应急救援设施合理性与符合性分析与评价

职业病危害应急救援设施合理性与符合性分析与评价见表9-23。

表 9-23　职业病危害应急救援设施合理性与符合性分析与评价

评价单元	可能发生急性中毒的工作场所	引起急性中毒的有毒物质	设置的应急救援设施	作用	评价	
					合理性	符合性
涂装车间	喷漆室	甲苯	事故通风装置及与事故排风系统相连锁的泄漏报警装置；甲苯有毒气体报警装置的警报值和高报值分别为100mg/m³和200mg/m³	事故通风和报警	√	√
			正压式空气呼吸器	隔绝空气	√	√
			急救箱；配备医用酒精、2%碳酸氢钠溶液、2%醋酸溶液或3%硼酸溶液、解毒药品、纱布、云南白药等	现场急救处理	√	√
			应急撤离通道，在车间顶部的醒目位置设有一个风向标	紧急撤离	√	√
		甲苯/2-乙氧基乙基乙酸酯	喷淋洗眼设施	冲洗，防止毒物通过皮肤、黏膜进入人体	√	√
	......					

本项目涂装车间应急救援设施的设置合理，符合国家相关职业卫生法规标准的要求。

职业病危害控制效果评价或用人单位现状评价还需要调查事故应急救援预案及演练情况记录资料，对预案完整性和合理性以及演练有效性进行评价。

十二、综合性评价

1. 总体布局符合性分析与评价

2. 生产工艺与设备布局符合性分析与评价

3. 建筑卫生学符合性分析与评价

4. 辅助卫生用室符合性分析与评价

上述四个方面的调查和评价的内容详见第一章第三节的相关内容。主要通过检查表法进行评价。

根据调查与分析的情况，对照《工业企业设计卫生标准》等相关职业卫生法规标准要求，评价总体布局、生产工艺与设备布局、建筑卫生学、辅助用室的符合性进行分析与评价。检查表的格式参考表9-24。

表 9-24　总体布局的检查内容及评价

序号	检查项目	检查依据	检查情况	检查结果
1	工业企业厂区总平面布置应明确功能分区，可分为生产区、非生产区、辅助生产区。其工程用地应根据卫生要求，结合工业企业性质、规模、生产流程、交通运输、场地自然条件、技术经济条件等合理布局	GBZ1—2010 5.2.1.1	本项目各区功能区分明确，西侧部分以办公、协调、管理为主，东侧部分以加工、装配、调试为主	符合
2	……			

十三、职业卫生管理措施符合性分析与评价

职业卫生管理措施主要按照《中华人民共和国职业病防治法》和《工作场所职业卫生监督管理规定》的相关规定，对职业卫生管理措施进行评价。

十四、职业病防护补充措施及建议

针对评价中存在的问题，有针对性地提出补充措施和建议，提出的补充措施及建议应具有针对性和可行性。尤其在职业病危害防护设施和综合评价中发现不符合要求的应提出明确的补充措施和建议。

职业病危害预评价报告的补充措施及建议应尽可能明确提出各类职业病防护设施、应急救援设施的设置地点、设施种类、技术要求等具体措施建议，以便供建设单位在编写职业病防护设施设计专篇时使用。关于建设施工和设备安装与调试过程职业卫生管理的建议，应从建设单位的发包、施工组织设计、防护设施与主体工程的施工过程以及施工监理等方面，提出原则性的措施建议。

职业病危害控制效果/现状评价补充措施及建议应在对建设项目全面分析、评价的基础上，针对试运行/运行阶段存在的不足，从职业卫生管理、职业病防护设施、个体防护用品、职业健康监护、职业病危害应急救援设施等方面，提出控制职业病危害的具体补充措施与建议。对于建设单位在评价过程中已完成整改内容，应进行复核。

（一）职业病危害防护补充措施

在对拟建项目全面分析、评价的基础上，针对可研报告中存在的不足，提出运行期控制职业病危害的具体补充措施，具体措施如下：

1. 个人使用的职业病防护用品　为涂装车间的打磨工配备护听器 SNR 为 17～34dB 的耳塞或耳罩，防异物伤害护目镜；为调漆工、喷漆工和烘干工配备防渗透的手套和工作服以及相应的皮肤保护剂。

2. 职业卫生管理措施　建设单位应按照《中华人民共和国职业病防治法》和《工作场所职业卫生监督管理规定》（国家安全生产监督管理总局令第 47 号）等法律、法规、标准的相关规定和要求，完善职业卫生管理措施。具体补充措施及建议如下：

（1）完善《职业病危害警示与告知制度》，根据每年的定期检测结果，在工作场所的醒目位置设置职业病危害因素检测结果告知牌。

（2）落实《职业病防治宣传教育培训制度》，新上岗员工必须进行上岗前的职业卫生知识培训，并建立职业卫生培训档案。

（3）完善《职业病防护用品管理制度》，建立职业病防护用品的台账，严格职业病防护用品发放管理制度，防护用品领取及使用人必须签名造册，而且对使用人进行职业病防护用品的使用维护与保养培训，保证员工正确使用和佩戴职业病防护用品。

（4）建立由专人负责的工作场所职业病危害因素日常监测系统，确保监测系统处于正常工作状态。

（5）应当在醒目位置设置公告栏，对产生严重职业病危害的作业岗位，应当在其醒目位置，设置警示标识和中文警示说明。

（二）职业病危害防护措施建议

为进一步做好职业病危害防护，提出本项目运行期职业病危害防护措施建议，具体建议如下：

1. 卫生工程技术防护措施　拟建项目在项目实施时，应注意各设备、管道、阀门的密闭性，以及防尘、防毒排风等防毒设施的正常运转，定期对以上设备、设施进行维护、保养，以降低生产性粉尘、有毒物质对巡检、操作人员的健康影响。

2. 个人使用的职业病防护用品配置

（1）为涂装车间的打磨工配备工作服、安全鞋、防护手套、防护面具、防尘口罩、耳塞、防异物伤害护目镜。

（2）为涂装车间的调漆工和喷漆工配有相应的防有机溶剂滤毒罐的自吸过滤半面罩防毒面具、防护眼镜、工作服、安全鞋、防护手套。

3. 职业卫生管理措施

（1）建设单位应加强监督管理，督促作业人员正确、有效佩戴防噪声个人防护用品，并尽量缩短噪声作业时间。

（2）建设单位在振动工具选择时，尽量选择具有防振功能或带有防振手柄的工具，选择重量较轻的振动工具，以减轻肌肉负荷和静力紧张；劳动组织方面，尽可能缩短连续打磨时间，建议至少每 1h 休息 10min。

十五、评 价 结 论

职业病危害预评价结论应根据拟建项目在建设期及建成投入生产或使用后可能产生的主要职业病危害因素及其来源与分布、可能对人体健康产生的影响及导致的职业病等，确定拟建项目的职业病危害风险类别；给出拟建项目在采取了预评价报告所提防护措施后，主要接触职业病危害作业岗位的职业病危害因素预期浓度（强度）范围和接触水平，明确其是否能满足国家和地方对职业病防治方面法律、法规、标准、技术规范的要求。

职业病危害控制效果评价及职业病危害现状评价结论应在全面分析评价工作的基础上，总结建设项目/用人单位职业病危害的关键控制点，明确建设项目/用人单位的职业病危害风险类别；给出主要职业病危害因素及其接触水平、职业病防护设施、职业卫生管理等各分项评价结论，明确建设项目/用人单位当前是否能够满足国家和地方对职业病防治方面法律、法规、标准、技术规范的要求；明确建设项目/用人单位在正常生产过程中，采取了控制效果评价报告/职业病危害现状评价报告中所提措施和建议的情况下，能否符合国家和地方对职业病防治方面法律、法规、标准、技术规范的要求。

评价结论中主要职业病危害因素关键控制点、职业病危害风险分类、职业病危害接触水平分析与评价结论示例如下。

（一）该项目涂装车间存在或产生的主要职业病危害关键控制点

根据工程分析，该项目涂装车间在生产过程中可能产生的主要职业病危害因素有砂轮磨尘等生产性粉尘；甲苯、二甲苯、丁醇、乙酸丁酯、三氯乙烷、2-乙氧基乙基乙酸酯等有毒化学物质；噪声、振动、高温等物理因素。其存在或产生的主要职业病危害关键控制点详见表 9-25。

表 9-25 主要职业病危害因素关键控制点

评价单元	生产工序/主要设备	可能产生的主要职业病危害因素名称
涂装车间	打磨/手持式砂轮打磨机	砂轮磨尘、稳态噪声、手传振动
	清洗	三氯乙烷
	调漆	甲苯[①]、二甲苯、丁醇、乙酸丁酯、2-乙氧基乙基乙酸酯[①]
	喷漆	甲苯[①]、二甲苯、丁醇、乙酸丁酯、2-乙氧基乙基乙酸酯[①]
	烘干	甲苯[①]、二甲苯、丁醇、乙酸丁酯、2-乙氧基乙基乙酸酯[①]、高温

注：①可因皮肤、黏膜和眼睛直接接触蒸汽、液体和固体，通过完整的皮肤吸收引起全身效应。

（二）职业病危害风险分类

按照《建设项目职业病危害风险分类管理目录（2012 年版）》的规定，本项目属于汽车制造业类别，职业病危害类别属于职业病危害较重的职业病危害项目。本项目在生产过程中主要可能产生砂轮磨尘生产性粉尘，甲苯、二甲苯、丁醇、乙酸丁酯、三氯乙烷、2-乙氧基乙基乙酸酯等化学因素；噪声、振动、高温等物理因素。因此结合本项目实际情况，判定该项目属于职业病危害较重的建设项目。

（三）职业病危害接触水平分析与评价结论

预评价报告：本项目运行期各工种可能接触的主要职业病危害因素分布及职业病危害预测接触水平分析与评价详见表 9-26。

控制效果评价报告：

现场检测各工种接触生产性粉尘，有毒物质浓度、手传振动、高温均符合《工作场所有害因素职业接触限值》规定的要求。

根据该项目所采取的职业病防护设施和措施、管理制度且职业病防护设施正常运转的情况下，结合生产性粉尘、有毒物质、手传振动、高温的检测结果，该项目正常运行时生产性粉尘、有毒物质、手传振动、高温接触水平符合国家职业接触限值的要求。

根据该项目所采取的职业病防护设施和措施、管理制度且职业病防护设施正常运转的情况下，结合噪声检测结果，该项目正常运行时作业人员佩戴耳塞的情况下，噪声接触水平符合国家职业接触限值的要求。

各岗位接触主要职业病危害因素接触水平分析与评价详见表 9-27。

表 9-26 运行期各岗位可能接触主要职业病危害因素分布及职业病危害预测接触水平分析与评价（预评价）

评价单元	岗位	可能接触的主要职业病危害因素	工作地点	接触人数（人）	日接触时间（h）	接触方式	可研报告条件下采取卫生工程防护设施时预测接触水平	采取的补充卫生工程防护设施	采取补充工程设施时预测接触水平	可研条件下采用个体防护用品	采用的补充个体防护用品	采用个体防护措施时预测接触水平
涂装车间	打磨工	砂轮磨尘	打磨室	2	4	手工操作	C_{TWA}、超限倍数<1/2OEL$_s$	—	—	—	—	—
		噪声					$L_{EX,8h}$=85~90dB（A）	—	—	—	配备 SNR 为 17~34dB 的耳塞	$L_{EX,8h}$<85 dB（A）
		手传振动					等能量频率计权振动加速度检测值<5 m/s²	—	—	—	—	—
	清洗工	三氯乙烷	清洗室	2	4	手工操作	C_{TWA}、超限倍数<1/10OEL$_s$	—	—	—	—	—
	调漆工	甲苯	调漆室	2	4.5	手工操作	C_{TWA}、C_{STEL}<1/10OEL$_s$	—	—	—	—	—
		二甲苯					C_{TWA}、C_{STEL}<1/10OEL$_s$	—	—	—	—	—
		丁醇					C_{TWA}、超限倍数≪1/10OEL$_s$	—	—	—	—	—
		乙酸丁酯					C_{TWA}、C_{STEL}<1/10OEL$_s$	—	—	—	—	—
		2-乙氧基乙基乙酸酯			1.5		C_{TWA}、超限倍数≪1/10OEL$_s$	—	—	—	—	—
	喷漆工	甲苯	喷漆室	2	5	手工操作	C_{TWA}、C_{STEL}<1/10OEL$_s$	—	—	—	—	—
		二甲苯					C_{TWA}、C_{STEL}<1/10OEL$_s$	—	—	—	—	—
		丁醇					C_{TWA}、超限倍数≪1/10OEL$_s$	—	—	—	—	—
		乙酸丁酯					C_{TWA}、C_{STEL}<1/10OEL$_s$	—	—	—	—	—
		2-乙氧基乙基乙酸酯			1.5		C_{TWA}、超限倍数≪1/10OEL$_s$	—	—	—	—	—

续表

评价单元	岗位	可能接触的主要职业病危害因素	工作地点	接触人数（人）	日接触时间(h)	接触方式	可研报告条件下采取卫生工程防护设施时预测接触水平	采取的补充卫生工程防护设施	采取补充工程设施时预测接触水平	可研条件下采用个体防护用品	采用的补充个体防护用品	采用个体防护措施时预测接触水平
烘干工	烘干工	甲苯	烘干室	2	4.5	手工操作	C_{TWA}、C_{STEL} < 1/10OEL$_S$	—	—	—	—	—
		二甲苯					C_{TWA}、C_{STEL} < 1/10OEL$_S$	—	—	—	—	—
		丁醇					C_{TWA}、超限倍数 << 1/10OEL$_S$	—	—	—	—	—
		乙酸丁酯					C_{TWA}、C_{STEL} < 1/10OEL$_S$	—	—	—	—	—
		2-乙氧基乙基乙酸酯			1.5		C_{TWA}、超限倍数 << 1/10OEL$_S$	—	—	—	—	—
		高温			1.5		$\overline{WBGT}$ < 1 OEL$_S$	—	—	—	—	—

表 9-27 各岗位接触主要职业病危害因素分布及职业病危害接触水平分析与评价（控制效果评价）

评价单元	岗位	接触的主要职业病危害因素	工作地点	接触人数（人）	日接触时间（h）	接触方式	职业病危害因素检测结果	正常生产时职业病危害接触水平	补充卫生工程防护设施	补充工程防护设施后接触水平	建设单位配备的个体防护用品	补充个体防护用品	采用个体防护用品后接触水平	采用个体防护措施后接触水平
涂装车间	打磨工	砂轮磨尘	打磨室	2	4	手工操作	C_{TWA}: 1.0mg/m³ 超限倍数: 0.4	<1/2OEL$_S$	—	—	—	—	—	—
		噪声				手工操作	$L_{EX,8h}$: 87.9 dB (A)	$L_{EX,8h}$=85~90dB (A)	—	—	耳塞	—	—	<85dB (A)①
		手传振动					等能量频率计权振动加速度检测值: 3.2 m/s²	等能量频率计权振动加速度检测值<5 m/s²	—	—	—	—	—	—
	清洗工	三氯乙烷	清洗室	2	4	手工操作	C_{TWA}: 34.1mg/m³ 超限倍数: 0.03	<1/10OEL$_S$	—	—	—	—	—	—
	调漆工	甲苯	调漆室	2	4.5	手工操作	C_{TWA}: 3.8mg/m³ C_{STEL}: 7.2mg/m³	<1/10OEL$_S$	—	—	—	—	—	—
		......					C_{TWA}: 17.4mg/m³ C_{STEL}: 56.9mg/m³	<OEL$_S$	—	—	—	—	—	—
	喷漆工	甲苯	喷漆室	2	5	手工操作	C_{TWA}: 5.6mg/m³ C_{STEL}: 9.2mg/m³	<1/10OEL$_S$	—	—	—	—	—	—
	烘干工	2-乙氧基乙基乙酸酯	烘干室	2	1.5	手工操作	C_{TWA}: 4.3mg/m³ 超限倍数: 0.8		—	—	—	—	—	—
		高温			4.5		$\overline{WBGT}$=30.2℃	$\overline{WBGT}$ <1 OEL$_S$	—	—	—	—	—	—

注: ①为佩戴建设单位配备的个体防护用品。

第三节 职业病危害评价方案与评价报告格式

一、职业病危害评价方案格式

封页：

×××建设项目职业病危害预评价/控制效果评价方案

方案编号

项目负责人/编写人

评价机构名称

年 月

封二：目录

正文：按照目录内容编写，纸型规格 A4 纸，字体为国标仿宋体，标准 4 号，28 行/页，30 字/行。页眉：×××建设项目职业病危害预评价/控制效果评价方案、方案编号，字体为国标宋体，标准小 5 号。页脚：评价机构名称，页码（第××页 共××页），字体为国标宋体，标准小 5 号。

二、职业病危害评价报告格式

封页：

××××建设项目职业病危害预评价/控制效果评价报告

报告编号

评价机构名称（加盖公章）

年 月

封二：评价机构资质证书影印件

封三：

声 明

×××（评价机构名称）遵守国家有关法律、法规，在××××建设项目职业病危害预评价/控制效果评价过程中坚持客观、真实、公正的原则，并对所出具的《××××建设项目职业病危害预评价/控制效果评价报告》承担法律责任。

评价机构名称：（加盖公章）

法人代表：（签名）

项目负责人：姓名、技术职务、资质证书号、签名

报告编写人：姓名、技术职务、资质证书号、签名

报告审核人：姓名、技术职务、资质证书号、签名

报告签发人：姓名、职务、签名

封四：目录

正文：按照目录内容编写，纸型规格 A4 纸，字体为国标仿宋体，标准 4 号，28 行/页，30 字/行。页眉：××××建设项目职业病危害预评价/控制效果评价报告、报告编号，字体为国标宋体，标准小 5 号。页脚：评价机构名称，页码（第××页 共××页），字体为国标宋体，标准小 5 号。

（李秋香 钟国天 王晓霞 赵 容 刘玉梅 燕 贞 王 辉）

第十章 工作场所健康促进

第一节 概 述

一、工作场所健康促进的历史沿革

工作场所健康促进（workplace health promotion，WHP）或称职业健康促进（occupational health promotion）是指从企业管理政策、支持性环境、职工参与、健康教育与健康促进、卫生服务等方面，采取整合性干预措施，以期改善作业条件、改变不健康生活方式、控制职业病危害因素、降低病伤及缺勤率，从而达到促进职工健康、提高职业生命质量、推动社会和经济持续发展的目的。WHP 的概念和内涵随着历届国际健康促进大会的召开和重要文件的签署和发布而逐步完善和发展。

1986 年，WHO 在加拿大渥太华召开了第一届国际健康促进大会，发表了著名的《渥太华健康促进宪章》。该宪章确定了国际健康促进运动的五个行动领域：制定健康的公共政策；创造健康促进的支持环境；强化社区行动；发展个人健康技能；调整卫生服务方向。《渥太华健康促进宪章》提出的这五个战略领域成为以后历次国际健康促进大会强调的政策要点，同时也被各国政府作为制定健康促进政策、推动健康促进运动的核心内容。1994年，WHO 职业卫生合作第 2 次会议在北京通过了"人人享有职业卫生保健"（Occupational Health for All）的全球宣言。会议认为：劳动生产中的迅速变化既影响到工人的健康，又影响到全世界各国环境卫生，在这种情况下急需发展职业卫生。1995 年 WHO 西太区向其所属成员国推荐了"健康新地平线导则"。在这份导则中，明确提出了预防和控制各种疾病的目标、指标和方法，供各成员国在制定卫生政策时参考。1996 年第四十九届世界卫生大会通过了"人人享有职业卫生保健"的全球战略。该战略推荐了 10 个优先行动领域。在第 3 个优先行动领域中指出了利用工作场所健康促进影响工人健康的重要性。1996 年，WHO 西太区提出了"健康促进工作场所导则"，目的是为促进西太区工作场所健康的开展提供背景信息和方法。1997 年，WHO 第四届国际健康促进大会，通过了《雅加达健康促进宣言》，宣言强调开展综合性的工作场所健康促进极为重要，应考虑到工作场所在内的其他健康场所。1998 年，世界卫生大会第 51 次会议通过了一项关于健康促进的决议，呼吁 WHO 总干事加强组织能力，鼓励成员国建设健康促进城市、岛屿、社区、市场、学校、工作场所（重点加入）和卫生公共设施。2006 年参与第七次 WHP 合作中心关于职业卫生会议的成员，通过了《斯特雷萨宣言》，指出提高工人的健康水平，需要采用一种全面的方法，将职业健康安全、疾病预防、健康促进和健康的社会决定因素相结合，并深入到工人的家庭和社区。2007 年，WHO 第 60 届世界卫生大会通过了"2008—2017 年工人健康全球行动计划草案"，强调工人健康是生产力和经济发展的基本前提，制定了关于工人健康的政策文件，以保护和促进工作场所健康。2010 年，WHO 提出了工作场所健康促进工作的基本框架和理论模型。该框架倡导必须根植于任何健康工作场所计划的全面、参与和授权、跨部门和跨学科合作、社会公正和可持续发展的五项原则。该框架勾画出了持续改进的流程，通过执行该流程，以确保计划的成功和可持续性。该框架提供了在国家、省域和本地层面上的行动计划，并给出了在工作场所开展健康促进的 8 个步骤：确保管理层的支持；建立协调机制；实施需求评估；优化需求级别；建立行动计划；实施计划；评估流程和结果；修改和更新计划。

二、工作场所健康促进在国内外的发展状况

（一）国外

1. 澳大利亚 澳大利亚政府重视国民健康，对 WHP 给予高度关注，倡导"多层次、多方面、众参与、广覆盖、长时间"的健康促进理念。该国法律规定企业必须为员工提供安全卫生的工作场所。非政府组织、社会资助机构以及企业为广泛开展 WHP 创造了良好氛围。1973 年，澳大利亚第 1 次设定了健康促进的内容和目标，并确定了优先干预的项目。1987 年，在全国范围内开展了禁烟运动，多数州建立了健康促进基金会，依据不同时期国民的健康状况开展专题健康促进活动，在工作场所开展了口腔卫生、心理卫生、青年健康等项目。南澳洲健康促进基金会对该州中小型企业的 WHP 状况进行了调查。1988 年，澳大利亚开展了"为了全澳大利亚的健康（Health for all Australians）"的运动，首次将健康促进作为重要的政治任务，被视为该国健康促进发展史上的里程碑。1993 年，澳大利亚提出了新的健康促进目标，强调重在物质、社会、经济方面为健康创造良好的环境，政府要求企业根据自身情况制订实施方案。

2. 欧盟 欧洲的 WHP 活动开始于 20 世纪 70 年代。欧洲生活工作条件促进基金会在 1987 年就开始了 WHP 的项目。1989 年该基金会在欧洲发起了最大的独有的 WHP 研究项目。项目的早期研究包括 WHP 的态度、WHP 立法背景、开展 WHP 的形式、树立地区良好实践模范等。20 世纪 90 年代欧洲的 WHP 活动有了大幅提高，其中表现最显著的是芬兰和英国。1996 年，欧盟正式开通了欧洲工作场所健康促进网（European Net-work for Workplace Health Promotion，ENWHP），总部设在德国，各成员国设有联络处。它是欧盟与各成员国在职业安全和卫生、健康促进和法定社会保险等领域交流的非正式网络。ENWHP 的职能是协调欧洲各国健康促进信息的交流，鼓励和支持各成员国之间的合作，定期召开欧洲区健康促进大会，加强各国在该领域的沟通和交流等。ENWHP 提供了 WHP 质量检查表、公司健康检查表、心理健康检查表、工作场所健康促进导则，围绕四个主题（禁烟、体育活动、营养和压力）的工作场所健康促进方法的效果评估、心理健康促进的效果评估等。ENWHP 针对不同国家、不同组织类型、不同企业规模等，总结了有针对性的良好实践模式，尤其是大型企业、中小型企业和公共管理部门的良好实践模式。

3. 新加坡 新加坡卫生部于 1984 年成立了工作场所健康教育委员会。为了应对经济快速发展及社会经济转型带来的一系列卫生问题，从 1991 年起，该国卫生部把健康促进作为国家的一项基本卫生政策，在全国范围内加以倡导。2001 年，新加坡政府通过了《健康促进委员会法案》，成立了健康促进委员会。该委员会除为国民提供营养、锻炼、减压、戒烟等多方面信息服务外，还针对不同人群进行分类指导。如：为雇主提供 WHP 相关资料，增强对 WHP 重要性的认识，提高参与 WHP 项目的积极性，提醒员工重视自身健康，学会各种健康技能，保持良好的生活习惯，督促雇主改善工作环境。健康促进委员会设立了健康俱乐部，鼓励员工、雇主进行交流，共享 WHP 项目的实践经验。

4. 美国 1971 年，美国设立健康教育总统委员会，它是由总统聘任的有关专家组成的顾问性组织，可单独或共同向总统提出有关健康教育的策略或建议。1974 年，美国设立

健康教育局，负责规划、研究、指导和评价全美国的健康教育工作。1976年，美国成立卫生信息和健康促进局。同年，美国国会正式通过了《健康资讯与健康促进法案》，成为美国联邦、州和地方政府推动健康促进计划的最高准则。20世纪70年代早期，美国的WHP工作主要针对单一疾病或危险因子或改变劳工个人生活习惯或行为，没有关注环境、社会及企业组织等因素对健康的影响。80年代，WHP活动较合理地提升为以健康计划为主，介入了更具有广泛性及多样性的内容，包括健康筛选、压力管理课程、工厂餐厅均衡营养、运动、背痛预防等，但仍局限于个人的行为，缺乏社会经济、环境及企业组织对劳动者健康的影响。至90年代，健康促进逐渐涉及更多学科，越来越认识到劳动者健康受多重因子的影响，考虑到个人因素及组织、环境因素，重新对WHP的内容和理念进行了修正，使其更具整合性与完整性。完全把健康、安康（well-being）与工作场所健康促进计划融为工作场所文化。随着WHP的不断发展和社会需求的增加，美国WHP的内容不断增加，涉及运动、营养、体重控制、烟草控制、自我保健以及与情绪健康有关的压力调整和员工援助等。

5. WHO西太区 1995年，WHO西太区向其所属成员国推荐了"健康新地平线导则"。其中心概念是将健康促进与健康保护作为政策的基础，明确指出："必须将技术和财政资源用于保证持久改进健康状况和更好的生活质量，而不是简单地应付眼前的需要。卫生干预必须以人为中心，而不是以疾病为中心，作为人类发展的一部分，必须将重点放在有利于健康的工作上。"1996年，WHO西太区制定了《健康促进工作场所导则》（简称《导则》）。《导则》包括什么是健康促进工作场所、为什么工作场所需要健康促进、工人健康的决定因素、行动和指导原则框架、如何在工作场所开展健康促进等。《导则》强调了建立区域性工作场所健康促进网络是今后的方向，并在《导则》中介绍了澳大利亚、中国和新加坡开展WHP的成功经验和方法。世界卫生组织西太区办公室于2002年发表《世界卫生组织西太区健康促进区域性框架（2002—2005）》，框架从实施、关键性步骤上，提出了具体要求，明确了在区域内开展健康城市、健康岛屿、健康村庄、健康工作场所、健康商业市场、健康促进学校、健康促进医院活动。

（二）国内

自20世纪80年代末到90年代初，健康促进的概念引进我国，并逐步被业内人士所理解、接受。1993年由WHO西太区支持的上海4个大中型企业率先开展了"工厂健康促进示范项目"。该项目经过几年的探索与实践，取得了许多成功经验，受到WHO西太区的肯定。1996年8月我国在四川省都江堰市召开了"中国健康教育协会工矿企业健康教育委员会暨第二次全国工矿企业健康促进研讨会"。从1997年至1999年，我国5个地区35个中小型企业开展了健康促进试点研究，通过试点总结了开展WHP的经验和模式。1998年2月，中国健康协会工矿企业健康教育委员会公布《中国工矿企业健康促进工程》（简称《工程》）试行方案，总目标是建立适应我国工矿企业职业人群需要的健康促进服务体系，人人享有职业健康教育，人人享有职业卫生服务。1999年4月在北京召开了《工程》试点启动工作会议，并确定了12个企业和3个地级市作为试点单位和地区。卫生部于2000年印发《关于开展工矿企业健康促进工作的通知》，积极开展职业卫生健康教育与健康促进，总结和探索出工作场所健康促进和企业发展的新模式。卫生部于2001年印发《工矿企业健康促进工作试点实施方案》的通知，要求各地结合本地实际情况，开展工矿企业健康促进工作。2005 年 1 月，卫生部下发的《全国健康教育与健康促进工作规划纲要（2005—2010 年）》对工矿企业健康教育与健康促进工作提出了贯彻落实《中华人民共和国职业病防治法》等法律法规，积极推进以"安全-健康-环境"为中心的"工矿企业健康促进工程"，倡导有益健康的生产、生活方式，减少和控制职业伤害、职业病及职业相关疾病的发生。国家职业病防治规划（2009—2015）指出要强化对存在职业病危害的用人单位主要负责人、管理人员和劳动者的培训，积极推进作业场所健康促进；把职业病防治相关法律法规纳入全民普法教育范围，列为健康教育和健康促进的重要内容。2010 年中央编办发《关于职业卫生监管部门职责分工的通知》中明确了卫生部门职能，主要职能之一是组织开展职业病防治法律法规和防治知识的宣传教育，开展职业人群健康促进工作。中国疾病预防控制中心职业卫生与中毒控制所（以下简称"职业卫生所"）李朝林研究员于 1998 年至 2006 年承担了世界卫生组织（WHO）工作场所健康促进人员培训项目，在全国不同行业规模的企业中开展了健康促进工作并培养了大批健康促进专业技术人员；2006 年，职业卫生所编制了《2006—2011 年全国企业健康促进项目规划》，根据"规划"职业卫生所于 2007—2013 年在北京、天津、河北、辽宁、江苏、山东、河南、广东和海南等 9 个省（市）的 23 家企业开展了"健康促进企业"试点工作，该工作自实施以来，得到了各级疾控部门和企业的热烈响应，尤其是受到了企业管理者和员工的欢迎。

三、工作场所健康促进应注意的问题

1. 开发领导层，调动企业参与自主性，建立卫生-工会-人社等多部门合作机制，制定经费投入政策。加大社会宣传力度，营造全社会参与关注职业人群健康促进的氛围。开发领导层，让领导充分认识到提高职工的健康水平，有利于树立企业的良好形象，有利于增强企业的核心竞争力。企业的积极自主参与是保持 WHP 可持续发展根本。制定经费投入政策是开展 WHP 的保证。

2. 建立员工参与机制，按需、科学、有序、持续开展健康促进。员工的主动参与是开展 WHP 的关键。根据员工基本情况及工作场所各种健康相关资料的调查情况，进行需求评估，确定 WHP 的重点和干预目标，指导企业有针对性地开展 WHP，继而根据项目开展情况，进行过程评价和效果评价，推进 WHP 的持续开展。

3. 关注中小企业，关注特殊行业、群体和领域。中小企业的职业卫生问题比较严重，数量居多，需要发展适合中小企业的 WHP 工作模式。关注存在粉尘和有毒作业的重点行业和生产企业。关注接触粉尘（特别是矽尘）、致慢性中毒毒物（苯系物、正己烷、铅、镉等重金属）等高危职业人群，特别是接触有害物质的女工、农民工、中小企业工人及城镇流动人口等特殊群体的健康促进。关注职业人群的心理健康问题。

四、工作场所健康促进的展望

经过多年的努力，我国已经积累了开展 WHP 的宝贵经验，培养了一大批开展 WHP 的专业人才，已具备在全国开展 WHP 的有利条件。在我国开展 WHP 是一项长期的任务，需要长时间的努力与实践。今后的工作中，我们要建立和完善职业健康促进网络，进一步加强信息交流，把已取得的成果、经验、方法进行互相交流，互相学习，互相借鉴，达到共同进步的目的；建立工作场所健康促进的典型案例，推广 WHP 模式，不断推动 WHP

健康全面开展。全球的推动，政府的支持，企业的积极参与，WHP 将会做得更好，更多的企业和员工将享受到 WHP 的成果。

第二节 工作场所健康促进示例

一、企业基本信息

某热电公司是大型股份有限公司，属于电力、热力的生产和供应企业。主要产品为电能和热能，主要原料为煤、水、油、酸、碱、天然气，辅料为尿素、石灰石，副产品为石膏板。公司员工共 547 人，平均年龄 46.9 岁。男性占 76.1%，女性占 23.9%。员工文化程度分布：研究生 1.1%，本科 30.3%，大专 28.8%，中专 10.3%，高中 18.2%，初中 11.3%。工作场所中存在的主要职业病危害因素为：粉尘、高温、噪声和酸碱。236 人至少接触一种职业病危害因素，占员工总人数的 43.1%。其中男性 198 人，女性 38 人。157 人接触高温和噪声，9 人接触高温、噪声和电焊，3 人接触放射线、高温和噪声，9 人接触酸、碱，14 人接触酸、碱、噪声，44 人接触噪声。

公司为员工提供的健康服务：为员工购买基本医疗保险、补充医疗保险、工伤保险等；定期组织员工健康体检、女员工防癌筛查、接触危害因素员工的职业健康体检；定期组织健康生活方式、传染病预防等培训。设立羽毛球馆、网球馆等体育锻炼设施；危险化学品的场所安装应急洗眼器、水喷淋等装置，为员工发放安全帽、耳塞、防尘口罩等个体防护用品。

二、相关组织机构和人员配备

公司成立了以总经理为组长，党委书记、生产副总经理为副组长，各部门经理及安全卫生人员为组员的职业健康促进管理组织机构（图 10-1），明确了各部门的健康促进组织责任。安全、健康、环保（SHE）监察部负责工作场所健康促进的推行与管理，监督各项健康促进计划的落实。

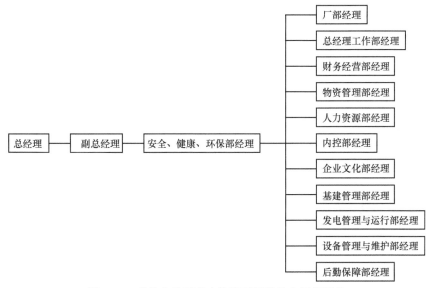

图 10-1 某热电公司安全健康环保委员会组织机构

公司医疗卫生服务来源有内部和外部两个渠道。内部渠道：公司内部卫生所提供日常疾病的诊疗服务。外部渠道：医疗保险及商业保险服务，为员工外部医院就医提供保险及商业保险报销服务。

三、需求评估（基线调查）方式及主要结果

（一）需求评估

1. 基线调查情况 2009 年进行基线调查，调查结果如下：

（1）劳动合同及职业健康体检情况：共调查 358 名员工，其中 97.5% 的被调查员工签订了劳动合同；97.2% 的被调查员工参加了工伤保险；95.5% 的被调查员工回答"企业为其进行了职业健康体检"，体检频次为平均 1 年 1 次。

（2）职业卫生知识知晓情况

1）员工得知职业病危害因素主要是通过上岗前培训、职业病危害警示标识和警示说明、职业病危害告知栏几种方式，依次是 69.3%、67.6%、60.1%，通过高毒物品告知卡得知的最低，为 36.3%。5.3% 的员工不知道《职业病防治法》，31.2% 的员工知道，但不了解具体内容，27.8% 的员工一般了解，35.7% 的员工比较清楚。

2）员工对职业卫生知识的正确认知由高到低依次是毒物进入人体的途径、职业病可预防、职业病概念，知晓率分别为 94.9%、89.9%、79.4%。

（3）一般健康知识知晓情况：员工对一般健康知识的正确认知由高到低依次是吸烟对健康的影响、健康概念、成年人血压正常范围、高血压一定有症状、慢性病预防措施、艾滋病传播途径，知晓率分别为 96.9%、88.5%、87.5%、72.9%、65.4%、62.0%。

（4）职业卫生知识和一般健康知识需求情况

1）员工对各项职业卫生知识的需求较高，需求最高的为职业病和工作有关疾病防治知识，需求率为 85.0%，需求最低的为职业紧张知识，需求率为 58.8%。

2）员工对高血压、糖尿病等慢性病防治的需求率较高，占 76.2%；

（5）吸烟情况：员工的吸烟率为 39.0%。

2. 体检情况 公司女工年龄结构偏大，乳腺增生等疾病的发病率较高；2010 年对噪声接触人员进行听力检查，听力异常检出率为 70.5%；2011 年高血压检出率为 32.3%，体重超标检出率为 56.6%，脂肪肝检出率为 51%。

3. 职业病危害监测情况 定期职业病危害监测是热电公司职业健康管理的重要组成部分，日常化开展。监测分为外部专业检测和内部自行监测两个部分。外部检测：请市疾控中心进行职业病危害检测。内部监测：公司内部开展高温、煤尘、矽尘及噪声的监测，了解日常工况下职业病危害因素的达标情况。输煤廊道是公司主要的煤尘排放场所，虽然年度专业测试煤尘达标率为 100%，但是，在除尘设备故障的前提下，仍然存在煤尘超标的情况。

4. 接触职业病危害人员分布情况 皮带值班员接触煤尘、噪声、高温；锅炉巡操员接触高温、二氧化氮、一氧化碳、二氧化硫、噪声、矽尘、氨；汽机巡检员接触噪声、高温、工频电场；脱硫除尘值班员接触噪声、矽尘、盐酸、石灰石粉尘；化学主值班员接触噪声、盐酸、氢氧化钠；化学站值班员接触氨、高温、盐酸；锅炉点检员接触稳态噪声、高温、矽尘；热工维护专责工接触噪声、矽尘；锅炉维护专责工接触噪声、高温；综合维护专责

工接触电焊烟尘、电焊弧光、臭氧、二氧化氮；通信检修员接触微波。

5. 职业健康管理制度建立情况 公司建立了职业健康标准管理体系，包括《职业健康管理标准》《个体防护用品管理标准》《员工聘用管理标准》《危险化学品管理标准》等 10 余个标准。其内容涵盖了员工聘用身体健康要求，定期体检要求，定期体能监测要求及个体防护等管理规定，根据国家职业卫生标准的更新及时修订。结合电力安全生产标准化审核标准、公司安全管理体系及上级主管单位有关要求不断进行完善，满足公司健康管理需求。

（二）发现的主要问题

公司根据基层调查结果，结合年度职业病危害因素检测结果、体检报告及员工的健康知识需求，全面进行分析，确定健康促进的主要问题：员工对高血压、糖尿病等慢性病防治的需求率较高；职业卫生知识需求率较高；听力异常检出率较高，高血压检出率较高，体重超标检出率较高，脂肪肝检出率较高；吸烟率较高；输煤系统作业环境需进一步改善；女员工身体健康应进一步关注。

四、确定优先干预领域

根据调查及评估结果，公司在全面做好健康管理工作的同时，确定了优先干预的领域：职业卫生知识培训；开展高血压、糖尿病等慢性病防治培训，提高慢性病防治的健康意识，促进健康；加强和监督接触噪声人员护听器的佩戴，增强员工自觉佩戴意识，保护接噪人员的听力；戒烟控烟教育；改善输煤系统作用环境；关注女员工身体健康。

五、实施各项干预措施

针对优先干预领域，采取如下干预措施：

1. 加强职业卫生知识培训 对员工进行职业卫生知识培训，包括职业病防治法宣传教育，职业病及工作相关疾病防治知识培训、个人防护用品培训等。健康培训形式多样化，从外聘专家集体授课、在公司网站上建立健康园地，发放健康常识手册，到专家一对一的健康咨询，受到了员工的好评。

2. 高血压、高血糖人员的干预管理 针对健康体检提示高血压、高血糖发病率较高的情况，改变健康培训方式：常见病培训由原来集中大课培训讲座，改为一对一的健康咨询；各班组发放了血压计，对班组管理员进行了使用培训，便于员工随时测量血压；对于餐前血糖高于诊断标准的人员，逐一电话通知其进一步治疗。2010 年至 2013 年，投入 10 余万元聘请知名专家，对高血压及高血糖人员进行面对面咨询，有效地提高了员工对疾病和用药的认识，部分员工开始用药治疗高血压，部分高血糖员工进一步到医院进行确诊治疗，此项活动受到了员工的广泛好评。

3. 控烟的干预管理 制订了公司《控烟管理实施意见》，发出《全厂控烟行动倡议书》，规定了厂区内指定的吸烟室，厂区内除吸烟室（含临时吸烟区）外，其他区域一律严禁吸烟；公务接待中，不得提供烟草制品，接待人员不吸烟，不劝烟，不敬烟；鼓励员工积极戒烟；对通过开展控烟行动实现的无烟部门、无烟班组等给予命名和奖励等。重点工作是将原来办公楼内吸烟室全部移至办公楼外，减少了楼道二手烟对其他人员的影响。同时，制订了吸烟考核管理办法，明确了控烟的奖励与考核额度，为控烟的良好执行提供了制度保障。

4. 个体防护监督加强　公司内部员工个体防护管理：坚持定期发放，必须佩戴的原则。针对小部分员工不能自觉佩戴护听器及防尘口罩等个体防护用品的行为，确定了检查提示与考核相结合的干预方式。安全、健康、环保部门工作人员每天进行现场检查提示，发现问题记入月度考核，考核不合格罚款 200 元，通过检查与考核逐步提高自觉佩戴率。

加强承包商个体防护管理：根据上级公司要求，在与承包商签订安全、健康、环保协议时明确承包商个体防护用品配备、发放、培训及使用的责任，承包商个体防护用品的发放作为其准入的一部分内容，使承包商个体防护管理得到了进一步完善。

5. 组织女员工防癌筛查　针对女员工年龄结构偏大，女性常见病多发的情况，2009年工会与安全、健康、环保部门沟通，主管领导批准，女员工除参加员工健康体检外，每年"三八"妇女节前组织女员工进行专项防癌筛查，参检女员工包括正式女员工及临时聘用女员工。为保证体检质量，承检单位确定为中国肿瘤医院体检中心。至 2014 年，已组织了六期女员工防癌筛查，受到了女员工的广泛好评。

6. 输煤系统全面治理　2009 年至 2014 年，公司投入 590 余万元对输煤系统的设备进行了不间断治理。对卸煤沟进行全面改造，墙面贴瓷砖；对皮带架构、落煤管、导料槽、胶带及 16 台除尘器进行了更换。通过对输煤系统的综合治理，工作环境明显改善，使工作场所空气中煤尘的浓度全部优于国家标准。

六、确保干预措施得到落实

职业健康管理促进工作杜绝运动式、阶段式管理方式，形成系统性、持续性模式，定期工作日常开展。为确保职业健康管理促进工作的落实，将职业健康管理融入绩效管理、制度管理、计划管理、预算管理、定期内审等企业管理工作中（图 10-2），做到人员配置到位、资金支持、计划监督，保障了各项工作按时完成。

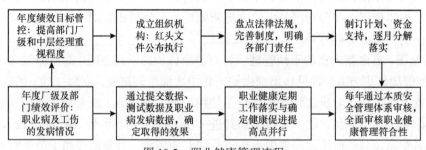

图 10-2　职业健康管理流程

七、主 要 成 效

通过职业健康管理与促进工作开展，员工自我保护意识明显提高，保持了在职员工职业病发病为"0"的记录。职业卫生知识培训率达 100%，员工的职业卫生知识知晓率有所提高。2012 年的调查结果显示，《职业病防治法》的知晓率为 95.2%，员工对各项职业卫生知识的正确认知由高到低依次是毒物进入人体的途径、职业病可预防、职业病概念，知晓率分别为 96.7%、93.2%、87.6%。

1. 个体防护用品耳塞的作用得到体现,接触噪声员工的听力损失未进一步发展(表10-1)。

表 10-1 2010—2013 年度听力异常检出情况

年份（年）	噪声人员（人）	听力异常（人）	检出率（%）
2010	254	179	70.5
2011	282	191	67.7
2012	265	132	49.8
2013	242	118	48.8

2. 高血压等慢性病检出率呈下降趋势，说明员工慢性病治疗率提高（ 表 10-2 ）。

表 10-2 2011—2013 年度高血压、体重超标、脂肪肝检出情况

年份（年）	高血压（%）	体重超标（%）	脂肪肝（%）
2011	32.30	56.60	51.00
2012	31.60	54.80	45.30
2013	18.20	55.10	36.45

3. 职业病危害监测合格率为 100%。
4. 职业健康体检率为 100%。
5. 个体防护用品发放率为 100%。
6. 女员工防癌筛查参与率为 100%。

八、计划、实施和评估过程中遇到的问题及解决方法

职业健康管理与促进工作自 2009 年开展以来，得到公司各级领导高度重视，各项工作有序开展，现场作业环境明显改善，各项体检按时组织与告知，个体防护全面发放，大部分员工的健康意识明显提升，职业病发病率得到良好的控制。但是，体检发现高血糖人员的检出率呈现上升的趋势（表 10-3 ）。

表 10-3 员工的高血糖检出情况

年份	部门	体检人数（人）	高血糖（人）	检出率（%）
2012	运行部	79	17	21.52
	维护部	194	20	10.3
2013	运行部	77	28	36.4
	维护部	173	52	30.1

针对上述问题，2014 年安全、健康、环保部门与工会共同确定高血糖人员的跟踪方案。盘点所有高血糖人员，确定重点治疗监控人员，每周由安全、健康、环保部门对重点人员进行血糖监测与提示。

九、经验与特色

（一）经验

公司领导重视健康促进工作，职业健康管理方面遵循全面管控，注重细节与执行，不

断推进健康促进实践，并在实践中总结了健康促进的经验：

1. 制订指标，计划支撑，资金保障，确保各项工作如期落实。
2. 加强职业健康管理组织机构建设，进一步完善职业健康制度管理体系。
3. 有序开展职业健康监护，有效掌控职业病发病趋势。
4. 职业病危害因素监测日常化，创造健康工作环境。
5. 加强个人防护用品监督检查，配备、发放全面，员工使用到位。
6. 规范健康体检，关注员工个体健康；取得专业技术力量支持。
7. 健康培训多样化、常态化，促进员工健康意识提高。
8. 加强食品卫生监管，保证员工用餐安全可靠。
9. 寓教于乐，缓解工作压力，开展丰富多彩的文体活动。

（二）特色

1. 员工通过公司局域网随时查阅企业内部管理制度。
2. 职业健康体检报告在公司网站体检档案电子版数据库中，员工随时查阅。
3. 对各类体检进行总结分析，局域网公示告知员工。
4. 体检档案查询日志，了解职业健康体检告知状况。
5. 公司网站设立了健康养生网页，员工随时浏览。

（徐金平　王小舫　赵　容　李朝林　刘玉梅　于德娥）

主要参考文献

陈青松. 2015.工作场所噪声的检测与评价. 广州：中山大学出版社.

丁玉兰，程国平. 2013. 人因工程学. 北京：北京理工大学出版社.

杜欢永，张明明，杜会芳. 2013. 职业病危害因素检测. 北京：煤炭工业出版社.

国际放射委员会. 2007. 国际放射防护委员会 2007 年建议书（第 103 号出版物）. 潘自强等校译. 北京：原子能出版社.

何凤生. 1999. 中华职业医学. 北京：人民卫生出版社.

李智民，李涛，杨径. 2018. 现代职业卫生学. 北京：人民卫生出版社.

刘宝龙. 2014. 工业企业防尘防毒通风技术. 北京：煤炭工业出版社.

刘移民. 2010. 职业卫生理论与实践. 北京：化学工业出版社.

刘移民. 2018. 职业卫生检测与检验学. 广州：中山大学出版社.

吕昌银. 2014. 空气理化检验. 2 版. 北京：人民卫生出版社.

潘自强，程建平. 2007. 电离辐射防护与辐射源安全. 北京：原子能出版社.

皮特·L. 施纳尔，马尼·多布森，埃伦·罗斯金. 2013. 工作压力-健康危害与对策. 余善法等译. 郑州：郑州大学出版社.

饶培伦. 2013. 人因工程：Human factors engineering：基础与实践. 北京：中国人民大学出版社.

孙成均. 2014. 生物材料检验. 2 版. 北京：人民卫生出版社.

邬堂春. 2013. 职业卫生与职业医学实习指导. 北京：人民卫生出版社.

邬堂春. 2017. 职业卫生与职业医学. 8 版. 北京：人民卫生出版社.

杨径，李智民. 2012. 职业病诊断实践与案例评析. 北京：人民卫生出版社.

余善法. 2018. 职业紧张评价与控制. 北京：人民卫生出版社.

张文昌，李煌元. 2017. 职业卫生与职业医学实验. 北京：科学出版社.

Pamela McCauley Bush，Bush. 2016. 工效学基本原理、应用及技术. 陈善广译. 北京：国防工业出版社.

Toomingas A，Mathiassen S E，Tornqvist E W. 2011. Occupational physiology. Boca Raton：*Crc* Press